GUÍA DE ALIMENTACIÓN Y ESTILO DE VIDA SALUDABLE EN

THE BIKINI BODY

28 DÍAS

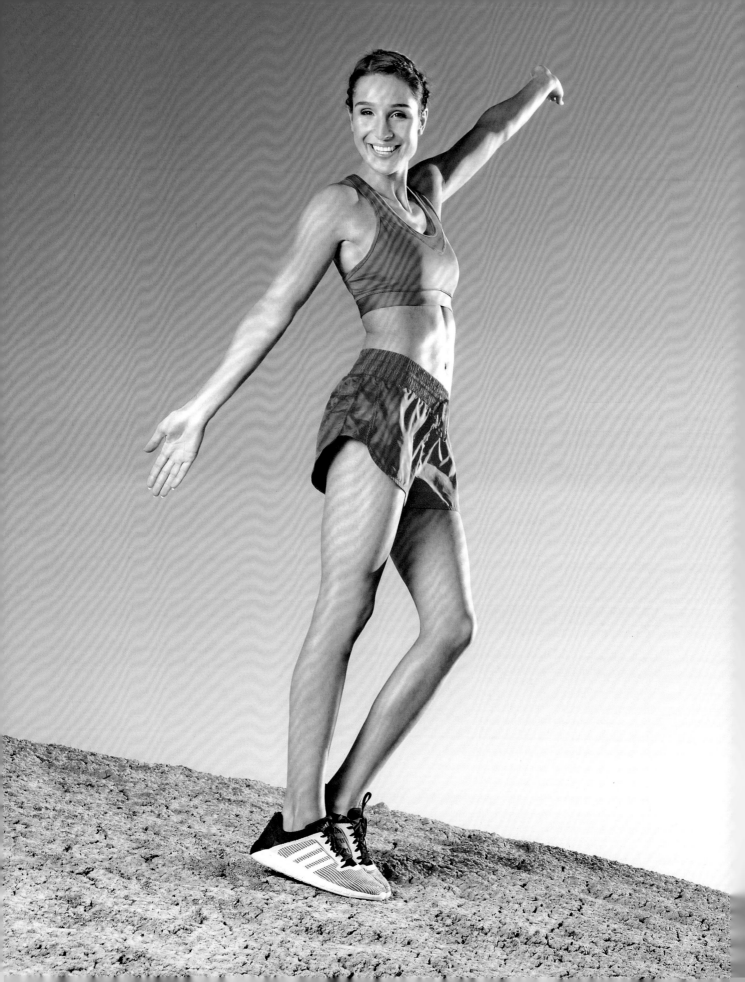

GUÍA DE ALIMENTACIÓN Y ESTILO DE VIDA SALUDABLE EN

THE BIKINI BODY

28 DÍAS

Kayla Itsines

Obra editada en colaboración con Editorial Planeta – España

© 2016, Fotografías: Jeremy Simons
© 2016, Ilustraciones: Anthony Calvert

Diseño: Trisha Garner en DesignPatsy y Elissa Webb
Estilismo de la comida: Michelle Noerianto
Preparación de la comida: Tammi Kwok y Angela Devlin
Trabajo editorial: Miriam Cannell, Rachel Carter y Kathleen
Gandy
Fotocomposición: Obaachaan

© 2016, Texto: Kayla Itsines
© 2018, Traducción: María Luisa Rodríguez Mayol

Publicado originalmente en 2016 en Bluebird, un sello
editorial de Pan Macmillan, una división de Macmillan
Publishers International Limited, con el título The Bikini Body
28-Day Healthy Eating & Lifestyle Guide

© 2018, Editorial Planeta S.A. – Barcelona, España

Derechos reservados

© 2018, Editorial Planeta Mexicana, S.A. de C.V.
Bajo el sello editorial PLANETA M.R.
Avenida Presidente Masarik núm. 111, Piso 2
Colonia Polanco V Sección
Delegación Miguel Hidalgo
C.P. 11560, Ciudad de México
www.planetadelibros.com.mx

Primera edición impresa en España: febrero de 2018
ISBN: 978-84-480-2385-0

Primera edición en formato epub en México: mayo de 2018
ISBN: 978-607-07-4891-2

Primera edición impresa en México: mayo de 2018
ISBN: 978-607-07-4895-0

Impreso en los talleres de Foli de México, S.A. de C.V.
Negra Modelo No. 4 Bodega A, Col. Cervecería Modelo,
C.P. 53330 Naucalpan de Juárez, Estado de México.
Impreso y hecho en México   *Printed and made in Mexico*

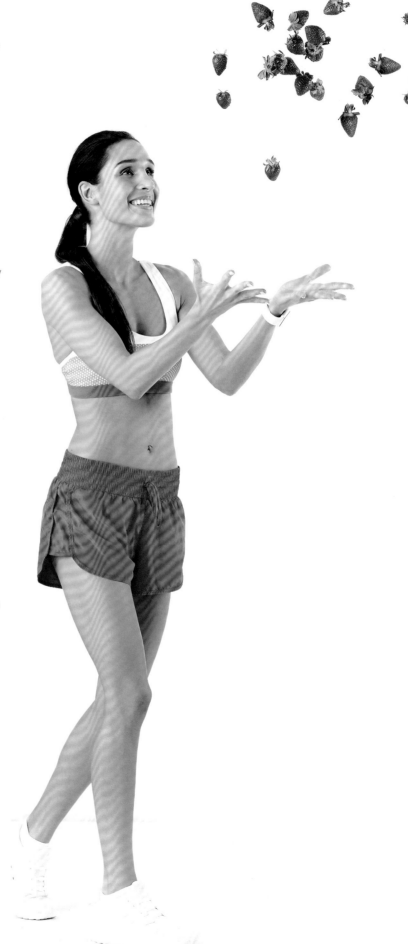

ÍNDICE

¿QUIÉN SOY?

Querida lectora:

Me llamo Kayla Itsines y soy entrenadora personal. Llevo casi diez años trabajando en la industria del *fitness* y elegí mi profesión porque me apasiona ayudar a las personas, sobre todo a las mujeres, a sentirse mejor consigo mismas. De pequeña quería ser estilista porque me gustaba lo bien que el maquillaje hacía sentirse a las mujeres (en cierto momento, cuando era muy joven, también quería dedicarme a cortar el pasto porque me encantaba el modo en que el olor a pasto recién cortado hace sonreír a la gente. ¡Mi padre todavía se ríe de aquello!). Al hacerme mayor, descubrí que el maquillaje solo es un cambio superficial y poco duradero. Me di cuenta de que lo que quería era ayudar a conseguir cambios permanentes en los estilos de vida y en la forma de pensar de las mujeres. Eso solo se consigue mediante cambios significativos en la salud y en el estilo de vida que van más allá de una capa de corrector.

¿MI MISIÓN? QUIERO AYUDAR AL MAYOR NÚMERO DE MUJERES POSIBLE A QUE CONSIGAN SU CUERPO IDEAL, A QUE TENGAN MÁS CONFIANZA EN SÍ MISMAS Y A QUE SEAN MÁS FELICES.

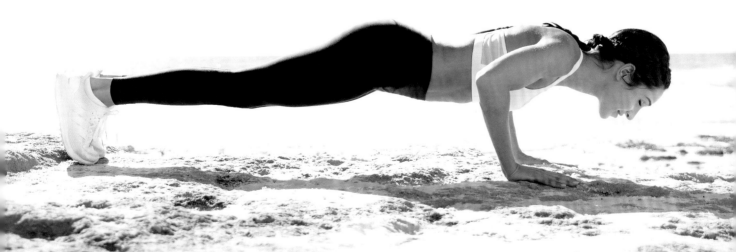

«ESTA NO ES UNA FLEXIÓN DE "CHICO"». «ESTA NO ES UNA FLEXIÓN DE "CHICA"».

No solo me apasiona ayudar a las mujeres a cambiar su vida, sino también me entusiasma el ejercicio en general. Me encanta entrenar a mujeres. Me encanta verlas entrenar duro y sudar, que acaben la sesión con un profundo suspiro y que me miren, agotadas, con una enorme sonrisa de triunfo en la cara. El ejercicio es capaz de hacer que las mujeres se sientan mucho mejor y más fuertes, sin importar la edad, la talla o la complexión física.

Llevo desde 2009 entrenando a mujeres en un estudio solo para mujeres y durante mis viajes con mi franquicia de gimnasio portátil. En 2014 decidí compartir en internet mis consejos profesionales, que se habían convertido en mi estudio de *fitness* personal. Así es como nació la etiqueta #bbg, o THE BIKINI BODY GUIDE (la guía para el cuerpo bikini). Pero el nombre Bikini Body Guide no tiene nada que ver con el aspecto, sino que representa una ideología que creamos Tobi (mi pareja) y yo (ver página siguiente). La comunidad global de *fitness* que hemos formado ya supera los trece millones de mujeres fuertes y no para de crecer. Nuestra misión es que esta comunidad de mujeres increíbles cambie el mundo a uno mejor a través de la salud y del *fitness*, y ahora tú también formas parte de la revolución.

Bss, Kayla

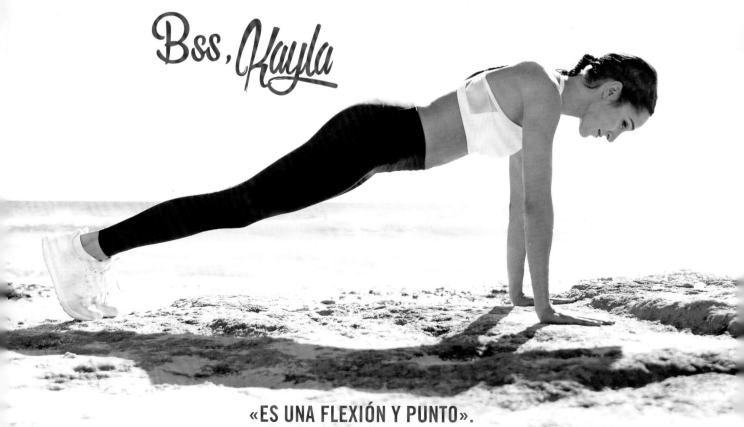

«ES UNA FLEXIÓN Y PUNTO».

FUERTE, SANA Y SEGURA DE TI MISMA

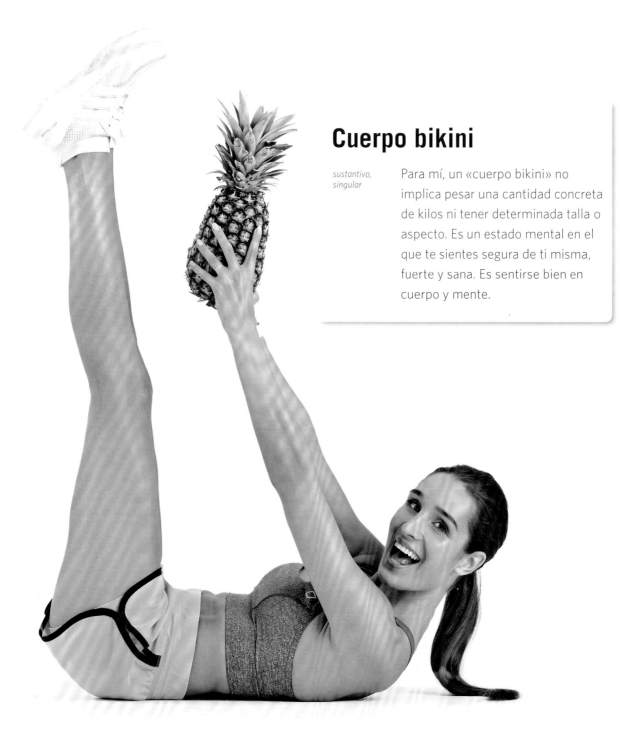

Cuerpo bikini

sustantivo, singular

Para mí, un «cuerpo bikini» no implica pesar una cantidad concreta de kilos ni tener determinada talla o aspecto. Es un estado mental en el que te sientes segura de ti misma, fuerte y sana. Es sentirse bien en cuerpo y mente.

Soy una mujer que ha crecido en la era de los celulares, las redes sociales y las aplicaciones. Lo que significa que la conversación es omnipresente y que los mensajes, buenos y malos, llegan a todas partes. La forma en la que los mensajes se propagan por las redes sociales es impresionante. Por desgracia, a menudo son los mensajes equivocados los que vemos aparecer en nuestro *feed* de noticias.

¿Quién se cree con derecho a decidir lo que vale y lo que no? ¿Por qué tener el aspecto de una famosa tiene que ser el objetivo de nuestra sociedad cuando a menudo su trabajo consiste en tener una apariencia determinada? No pasa nada por idolatrar a una famosa, pero a menudo las chicas jóvenes e impresionables idolatran el cuerpo porque es el modo en el que los medios venden ilusiones.

Además de esta percepción alterada de la belleza, veo con más frecuencia que nunca a gente a la que se humilla y se insulta públicamente en redes sociales no solo por su aspecto, sino por sus deseos de cambiar, de ser mejores y de sentirse mejor. Nadie debería ser blanco de burlas por tratar de mejorar.

NUESTRAS EXPECTATIVAS SOBRE NOSOTRAS MISMAS ESTÁN MUY CONDICIONADAS POR LO QUE VEMOS EN LOS MEDIOS Y EN LAS REDES SOCIALES. AHÍ ESTÁ EL PROBLEMA. NUESTRAS EXPECTATIVAS Y NUESTROS OBJETIVOS DEBERÍAN BASARSE EN LO QUE SENTIMOS, NO EN LO QUE VEMOS.

La percepción de la gente y las expectativas de lo que es «normal» han cambiado tan drásticamente que han alterado su forma de ver lo que de verdad es normal. Por eso hoy hay quienes atacan a otros por ser lo que debería considerarse aceptable y los insultan por no parecerse a lo que nuestra visión manipulada de la realidad nos tiene acostumbrados.

TODAS MIS CLIENTAS TIENEN OBJETIVOS INDIVIDUALES Y EL VIAJE HACIA SU TRANSFORMACIÓN ES DISTINTO PARA CADA UNA DE ELLAS.

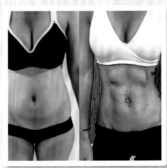

@kim_fairley
32 años, 2 hijos, Gold Coast, Queensland (Australia)

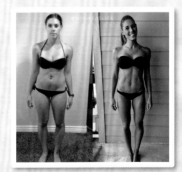

@mysweatlife
26 años, 1 hijo, Texas (Estados Unidos)

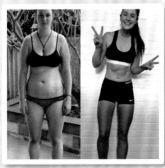

@danipguy
25 años, 1 hijo, Mandurah (Australia)

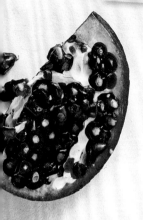

«Es el peso que le queda perder del embarazo».

«Antes estaba más guapa».

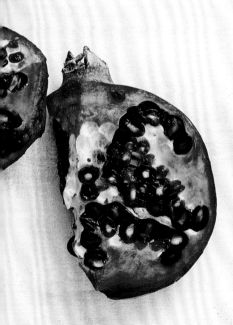

«Tiene las piernas demasiado delgadas».

COMO MUJERES nos ataca un nuevo tipo de soldado. Nos estamos convirtiendo en víctimas de los llamados «keyboard warriors», que refuerzan directamente los mensajes negativos de los medios. ¿Lo peor? A menudo dichos *keyboard warriors* son mujeres.

Keyboard warrior (guerreros del teclado)

sustantivo, singular — Persona que cree que su opinión sobre tu estilo de vida, tus decisiones y tu aspecto es importante. A menudo escribe comentarios maleducados, desdeñosos y desalentadores en tus redes sociales porque cree que no te afectan.

¿Qué efectos causan los *keyboard warriors* y las tendencias de los medios de comunicación masivos en la imagen corporal de las mujeres de cualquier edad y en los problemas asociados como la dismorfia corporal, la depresión y la ansiedad? No solo tenemos hombres que denigran e insultan a las mujeres por su aspecto, sino también mujeres que hacen exactamente lo mismo. Esto tiene que parar.

Creo que una de las principales razones por las que las mujeres padecen ansiedad y depresión es su aspecto, para ser precisos, por cómo se sienten respecto a su físico. En mi opinión, buena parte de esas emociones negativas puede ser causada por mensajes sobre las mujeres en los medios y en la sociedad. Concretamente, por la forma en que las mujeres hablan las unas del cuerpo de las otras, así como de su propio cuerpo.

Tras ver continuamente cantidades inimaginables de negatividad en los medios, quiero ayudar a cambiar el modo en que las mujeres ven su cuerpo. Hay mucha negatividad alrededor de las mujeres y del parámetro de referencia con el que deben medir su aspecto. Es fácil comprender por qué tantas mujeres se sienten incómodas en bikini aunque quieran ponérselo.

«¿POR QUÉ DEBEMOS TENER UN CUERPO DETER-MINADO, O ACTUAR DE CIERTA MANERA O TENER CIERTA CONSTITUCIÓN FÍSICA PARA ENCAJAR EN LA DEFINICIÓN DE LO QUE LA SOCIEDAD CONSIDERA ATRACTIVO? LA BELLEZA NO ES CONFORMIDAD, NO ES FINITA NI SINGULAR. LA BELLEZA ES ÚNICA».

No hay nada más descorazonador que sentirse avergonzada o preocuparse por el aspecto cuando no hace ninguna falta. Es muy difícil ser objetivas con respecto a nuestro cuerpo, sobre todo cuando somos nuestro peor crítico (y a veces el único).

Solo tú notas ese pequeño lunar en la mejilla que tanto odias. A los demás les encanta y les parece muy gracioso. **Tú eres** la única que sabe que no llevas bien el pelo; nadie más se da cuenta porque están mirando los ojos tan bonitos que tienes. **Eres** la única que cree que tiene el trasero gordo o plano, que no se te marca el abdomen o que tienes los tríceps flácidos.

Lo peor es que cuanto más piensas esas cosas, más reales se vuelven cuando te miras al espejo. No significa que sean reales, sino que cuanto más las piensas y más las notas, más las ves.

Puedes superarlo por mucho que los medios te bombardeen con negatividad, por muy crítica que seas contigo misma. El primer paso es tener claro lo que quieres de verdad, y a menudo no es un abdomen en el que se pueda rallar queso ni un trasero levantado.

Durante mis años de experiencia, cuanto más hablaba con mis clientas más claro me quedaba que muchas chicas aspiran a un objetivo específico común, que no tiene por qué ser cierta complexión física ni un cuerpo tonificado. La complexión a la que aspiran está muy lejos del aspecto muscular que muchas mujeres consiguen cuando entrenan. He visto que muchos entrenadores personales o no entienden lo que les piden o no escuchan a sus clientas y por lo tanto sus consejos no las conducen a conseguir sus objetivos. Creo que los entrenadores a menudo solo persiguen cambios en tus abdominales o en tu porcentaje de grasa corporal, que no son ninguno de los tres valores que me gusta usar para medir la salud y la felicidad.

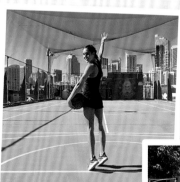

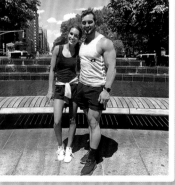

LO QUE REALMENTE QUIEREN LAS MUJERES ES **SEGURIDAD EN SÍ MISMAS, FUERZA** Y LOS CAMBIOS FÍSICOS POSITIVOS QUE SE PRODUCEN COMO RESULTADO DE UN **ESTILO DE VIDA SALUDABLE**.

¿QUÉ SON LA SALUD, LA FUERZA Y LA SEGURIDAD EN UNA MISMA?

He aprendido que la salud, la fuerza y la seguridad en una misma son las aspiraciones clave de casi todas las mujeres. Para poder entenderlas mejor, las he definido de un modo relevante y comprensible en nuestra vida.

Salud: está relacionada con tu **condición física**. No se trata solo de tener un abdomen marcado. ¿Te ves sana, sin granitos en la piel? ¿Tienes buena postura? ¿Resplandeces?

Seguridad en una misma: está relacionada con tu **estado emocional**. No se trata solo de sentirse bien en bikini. ¿Cuando te miras al espejo, te sientes poderosa y feliz en tu piel? ¿Vas por la calle con la cabeza bien alta, segura de que eres capaz de hacer lo que te propongas?

Fuerza: se refiere a tu **estado mental**. No es solo cuánto peso levantas, sino del aguante que tengas. Cuando tienes un día malo ¿eres capaz de superarlo? ¿Tus pensamientos sobre tu salud, tu mente y tu cuerpo son convincentes y sensatos?

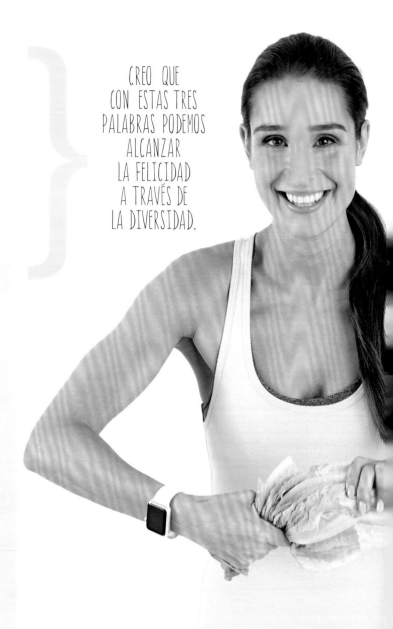

CREO QUE CON ESTAS TRES PALABRAS PODEMOS ALCANZAR LA FELICIDAD A TRAVÉS DE LA DIVERSIDAD.

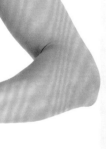

> La seguridad en una misma consiste en saber lo que vales y en quererse…

> … PESE A LO QUE DIGAN O PIENSEN LOS DEMÁS.

Mi trabajo es, y siempre ha sido, hacer que las mujeres se sientan a gusto con sus cuerpos, que afronten la vida con confianza en sí mismas y que estén lo bastante fuertes para superar un día tras otro. La vida, la salud y la felicidad son un viaje que va más allá de perder un par de kilos. Creo que no todo el mundo tiene por qué **hacer lo mismo**, pero sí tratar de **hacer algo** todos los días para sentirse mejor, ya sea física o emocionalmente. El principal problema que tienen algunas mujeres es que no saben por dónde empezar o qué les va a sentar bien.

He oído a muchos entrenadores, a profesionales del *fitness* y a personas de todo tipo decir cosas muy diferentes sobre cómo obtener «resultados», lo que hace falta, lo que no hace falta, atajos y lo que hay que evitar. Seguro que todo el mundo ha oído alguna vez estos mantras: «La vida es un 80 % de dieta y un 20 % de entrenamiento» y «Come lo que quieras, pero entrena 120 %». Yo estoy convencida de que ninguno de ellos es la solución. Lo que propongo es comprometerse al cien por ciento a llevar una vida sana y comprender que es posible hacerlo con sencillez y flexibilidad y de una manera equilibrada.

Todos tenemos derecho a nuestra opinión, pero en este libro espero aclararte algunas dudas, para que puedas centrarte en tus objetivos y obtener mejores resultados al poner en práctica hábitos saludables que encajen en tu vida mediante un método sencillo y flexible.

Tu estilo de vida incluye muchas cosas, desde lo que comes y bebes, hasta el ejercicio que haces, cuántas horas duermes, cuánto estudias o trabajas, entre otros factores. Hay que tener en cuenta muchos factores a la hora de compaginar tu vida con la velocidad a la que cambian el mundo y tu salud.

Quiero ayudar a educar a las chicas del mundo, ayudarlas a entender que las dietas de exclusión o los estilos de entrenamiento inflexibles no son necesariamente los mejores. Sino que más bien un estilo de vida sano y completo es mucho más flexible, beneficioso y agradable.

Siempre digo que cuanto mejor se educa, más fácil resultará conseguir aquello a lo que se aspira en la vida porque ahorrarás tiempo, energía y emociones.

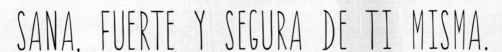

SANA, FUERTE Y SEGURA DE TI MISMA.

¿Qué hacemos para estar sanas, fuertes y seguras de nosotras mismas? ¿Cómo nos mantenemos así?

Creo que para estar sana, fuerte y tener seguridad en una misma en el presente y a largo plazo, tu estilo de vida tiene que reflejar tu condición física, mental y emocional. Para mantenerlas a largo plazo, hay tres puntos clave que hay que practicar a diario.

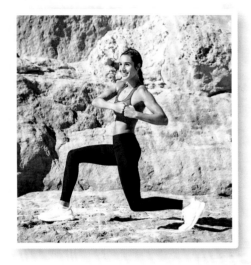

1 EQUILIBRIO

Si no tienes equilibrio no puedes mantenerte firme. La falta de equilibrio hace que «caerse» resulte más fácil y que descuides tu salud.

2 FLEXIBILIDAD

Para mantener un estilo de vida equilibrado tus elecciones tienen que ser flexibles y realistas. Tu vida y el mundo cambian a diario, por lo que es necesario que te adaptes a tu entorno y que tomes las mejores decisiones posibles. Nadie puede ser perfecto porque el mundo no es ni perfecto ni consistente.

3 SIMPLICIDAD

Para llevar un estilo de vida flexible es necesario que sea simple. Si tu alimentación, tu entrenamiento o tu vida social son demasiado complicados, limitarán tu capacidad para adaptarte según sea necesario.

CREO QUE ESTAS TRES CUALIDADES PROPORCIONAN LOS CIMIENTOS NECESARIOS PARA EL ÉXITO, IGUAL QUE UN PUENTE BIEN CONSTRUIDO. UN PUENTE ESTÁ EQUILIBRADO Y ES FLEXIBLE PARA PERMITIR CIERTO MOVIMIENTO, Y UTILIZA TECNOLOGÍA SENCILLA PARA MINIMIZAR LOS RIESGOS Y PERMITIR CAMBIOS EN EL FUTURO.

«SIN SIMPLICIDAD ES IMPOSIBLE LLEVAR UNA VIDA FLEXIBLE». SIN LA FLEXIBILIDAD NECESARIA PARA ADAPTARSE AL MUNDO REAL, NO PODEMOS MANTENER EL EQUILIBRIO. SIN EQUILIBRIO, ACABAREMOS POR CAERNOS.

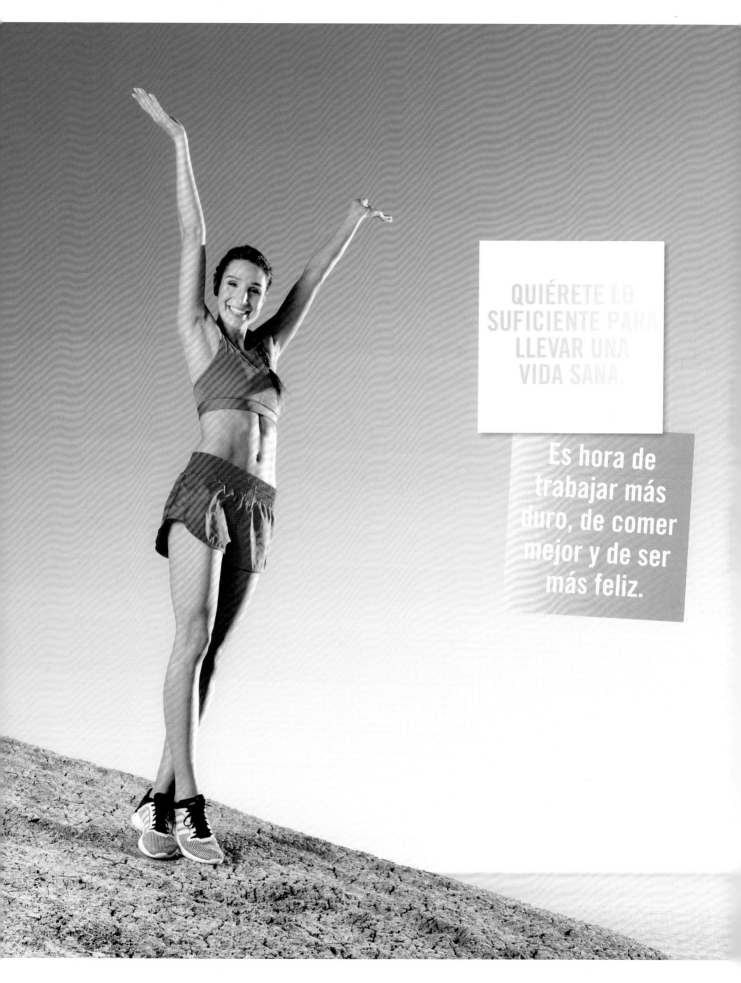

QUIÉRETE LO SUFICIENTE PARA LLEVAR UNA VIDA SANA.

Es hora de trabajar más duro, de comer mejor y de ser más feliz.

MI MÉTODO

EQUILIBRIO, FLEXIBILIDAD, SIMPLICIDAD

Sé por experiencia que estos tres principios, aplicados a todos los aspectos de tu estilo de vida (que incluyen tu dieta, entrenamiento, vida social, descanso y recuperación) son la mejor manera de estar sana y de ser feliz.

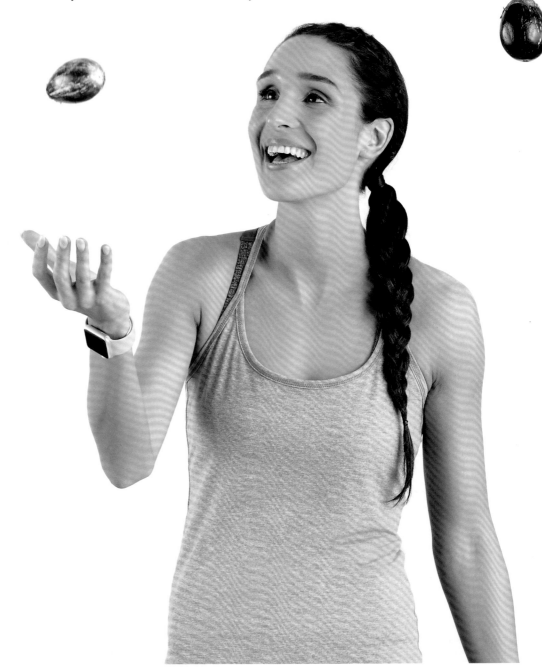

Nutrición

Una alimentación sana es esencial para todo el mundo. No recomiendo dietas de exclusión («nada de carbohidratos», «nada de grasas»), más bien defiendo una alimentación sana y equilibrada.

Más que contar calorías para restringir la ingesta de alimentos, prefiero usar un método más sencillo basado en grupos alimenticios y porciones. Entiendo que controlar la ingesta alimentaria es importante, aunque no creo que contar calorías sea ni el mejor ni el único modo de hacerlo.

Esto se debe a que, para mucha gente, es un proceso muy tedioso, sobre todo si no se entiende bien. A veces, cuando nos volcamos demasiado en contar calorías y en la distribución de macronutrientes, nos perdemos, acabamos hechos un lío y cometemos errores. Es el tipo de nutrición que seguiría un deportista de élite, pero no creo que sea imprescindible que todo el mundo lo siga para mantener la salud. Es más, no creo que ofrezca tanta flexibilidad, ni que sea tan sencillo ni equilibrado como lo es para muchas personas el método de distribución de grupos alimenticios.

En mi opinión, el método de distribución de grupos alimenticios bien planificado que he desarrollado en colaboración con nutriólogos es mucho más simple porque supone sumar y restar cifras sencillas y manejables. ¡Ahorra un montón de tiempo al planificar las comidas!

Te ayuda a mantener la ingesta calórica y de nutrientes diaria recomendada a la vez que te permite sustituir un alimento por otro de manera sencilla y ya nos hemos encargado nosotros de contar calorías y macronutrientes.

En vez de analizar, combinar y contar calorías, carbohidratos, proteínas, grasas y vitaminas, con mi método simplemente verás que puedes «cambiar dos rebanadas de pan por una tortilla de trigo». Porque las cuentas ya las hice yo por ti. ¡No te compliques y ahórrate el estrés!

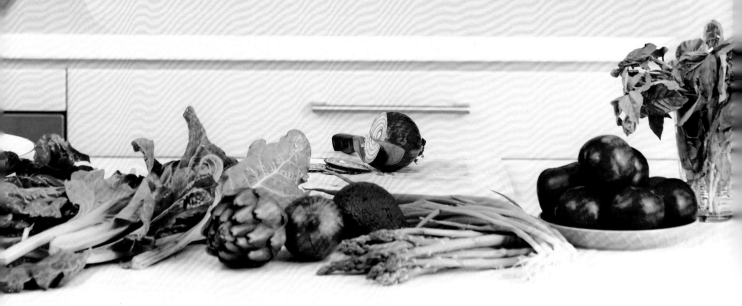

Entrenamiento

Comer sano no basta para mantener la buena salud a largo plazo. Es de vital importancia que también realicemos alguna actividad física que implique resistencia con regularidad para estimular los músculos. La resistencia la puede ofrecer el peso de tu cuerpo cuando caminas o corres o usar pesas mientras haces ejercicio.

La actividad es beneficiosa para tu cuerpo porque:
* fortalece la musculatura
* aumenta la densidad ósea
* mejora la salud cardiovascular
* disminuye el riesgo de padecer enfermedades asociadas al estilo de vida
* reduce el riesgo de lesiones causadas por un estilo de vida sedentario (con poca actividad física).

Es importante recordar que para que se produzcan cambios positivos tiene que haber un estímulo (actividad) de algún tipo. No hace falta que sea mucho, dos o tres paseos de 30 minutos durante la semana beneficiarán a cualquiera que tenga un estilo de vida sedentario. Siempre recomiendo combinar, cuando sea posible, entrenamientos equilibrados y variados de cardio y de resistencia para estimular de múltiples formas la musculatura y obtener así el máximo beneficio.

> **Mis planes de entrenamiento generalmente consisten en realizar de dos a cuatro sesiones de cardio (de intensidad variada) y tres sesiones de circuitos de resistencia a la semana.**

¿Por qué resistencia?

Los entrenamientos de resistencia implican utilizar algún tipo de resistencia para aumentar la dificultad de distintos tipos de movimientos musculares. La resistencia puede ofrecerla el peso de tu cuerpo (como en las sentadillas y en las flexiones) o un peso externo, como las mancuernas.

Mis entrenamientos de resistencia incluyen una combinación de ejercicios pliométricos (saltos), de peso corporal y de fuerza, incorporados a circuitos de alta intensidad.

¿Qué es el cardio?

La palabra «cardio» es la forma corta de decir ejercicio cardiovascular, que es en esencia cualquier tipo de ejercicio aeróbico, como caminar, correr, nadar o andar en bici. Aeróbico significa «en presencia de oxígeno» (piensa en AERÓbic).

Los dos tipos de cardio que recomiendo son:
* **Entrenamiento de estado constante y de baja intensidad (o «LISS»)**, que equivale a 30-45 minutos caminando o cualquier otro tipo de cardio de baja intensidad.

* **Entrenamiento con intervalos de alta intensidad (o «HIIT»)**, que equivale a un sprint de 30 segundos (el trabajo) seguido de 30 segundos caminando (el descanso). Estos periodos de «trabajo» y de «descanso» se repiten durante un tiempo determinado, normalmente unos 10-15 minutos.

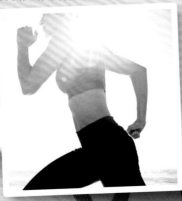

Estilo de vida

Igual que es importante que mantengamos un equilibrio adecuado de nutrientes en nuestra alimentación y que realicemos ejercicios variados en los entrenamientos, también es importante que en nuestra vida haya un equilibrio entre el ocio y el trabajo. Esto puede ser lo más difícil de conseguir porque no solo implica organizar nuestras necesidades, sino también integrar las de otros.

Aunque suene a broma, todos necesitamos un poco de estrés para rendir al máximo. Vivir con una cantidad positiva de estrés y de estímulos significa que continúas desarrollándote emocional e intelectualmente, del mismo modo que el ejercicio habitual desarrolla tu físico. Este desarrollo nos ayuda a apreciar más el tiempo de «descanso y recuperación» y nos permite crecer como personas. Sin esos estímulos, nos aburriríamos y nos volveríamos conformistas, del mismo modo que nos volvemos irritables y estamos cansados cuando no descansamos. Lo cual a menudo nos lleva a tomar malas decisiones en un área u otra de nuestra vida.

Es muy, muy importante que haya un equilibrio sano entre nuestra vida social y nuestra vida laboral. Para conseguirlo, hay que escoger de qué clase de gente quieres rodearte, por ejemplo quiénes van a ser tus mejores amigos. Al ser griega y australiana, mi familia es enorme y entiendo que uno no elige a su familia. Sin embargo, tus mejores amigos, los más íntimos, la gente con la que eliges estar, son a menudo quienes te ayudan a dar forma a tu vida ¡Y a ellos sí que puedes elegirlos! Son tu comunidad personal. El apoyo que te proporciona dicha comunidad es lo que ha ayudado a muchos de mis clientes a cambiar su vida con éxito. A veces significa que tienes que elegir a esa amiga que te dice: «De acuerdo, me voy contigo al gimnasio», en vez de la que te dice: «Vete tú sola luego al gimnasio porque ahora se me antoja un café». Un buen amigo o amiga no va solo a lo suyo, sino que respeta tu estilo de vida, tus necesidades y tus decisiones, tanto si comparte contigo las mismas prioridades como si no.

BUSCA LAS ETIQUETAS **#SWEATWITHKAYLA #BBGCOMMUNITY** Y **#KAYLAITSINES** PARA CONECTAR CON MILLONES DE MUJERES UNIDAS POR LA SALUD Y EL *FITNESS* QUE TE DARÁN SU APOYO A CADA PASO DEL CAMINO.

La importancia de dormir bien

Un aspecto de un estilo de vida sano del que todo el mundo se olvida es el dormir lo suficiente. Aunque muchos pensarán que dormir es pasarse horas tumbado con los ojos cerrados, ¡es mucho más que eso! Le da a nuestro cerebro ocasión de procesar todo lo que hemos aprendido y vivido durante el día, así como de prepararnos para mañana. El sueño te ayuda a concentrarte y a tomar decisiones y regula tu estado anímico. Cuando dormimos, el cuerpo se repara (de ahí la expresión «sueño reparador») y se regulan las hormonas.

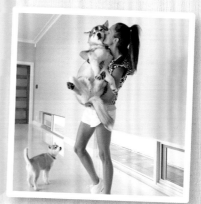

> # Kayla, es mucha información para tener en cuenta. ¿Y si no me acuerdo de todo?

PARA NO FALLAR
Sé realista, espera cambios y edúcate.

Sé realista

LAS SOLUCIONES RÁPIDAS NO EXISTEN. No hay atajos a la salud a largo plazo porque no puedes meterle prisas a un trayecto que dura toda la vida. Como digo siempre, la forma física no se puede fingir y requiere dedicación y constancia.

Espera y recibe los cambios con alegría

El mundo cambia sin parar. Podría cambiar tu horario de trabajo, podrías cambiar de ciudad, ¡o podría haber escasez mundial de aguacates! Cuando el mundo a tu alrededor cambia, tienes que cambiar con él. Prepárate para adaptarte y ser flexible (aunque de verdad espero que nunca falten aguacates, ¡jajaja!).

Edúcate

Aprende lo que estás haciendo y a qué te estás comprometiendo. Si no firmarías un contrato importante sin leerlo, ¿por qué ibas a creerte sin más lo que dicen las páginas de un libro de dietas sin entender los principios que respaldan su contenido? Una cosa es confiar en tu entrenador personal o en el autor de un libro y otra cosa es ser una ingenua. Si entiendes lo que estás haciendo, lo harás mejor, cometerás menos errores y te surgirán menos preguntas durante el proceso. Deberías preocuparte más por seguir el plan (y adaptarlo a tu vida) y por tener éxito que por preguntarte si lo estás haciendo todo bien.

ACABA LA NOCHE CON UNA REFLEXIÓN EN SILENCIO SOBRE TU DÍA.

PIENSA EN TODO LO QUE HAS CONSEGUIDO DURANTE EL DÍA Y PONTE METAS PARA MAÑANA.

SI NO PLANIFICAS LAS COSAS, ESTÁS PLANIFICANDO FRACASAR.

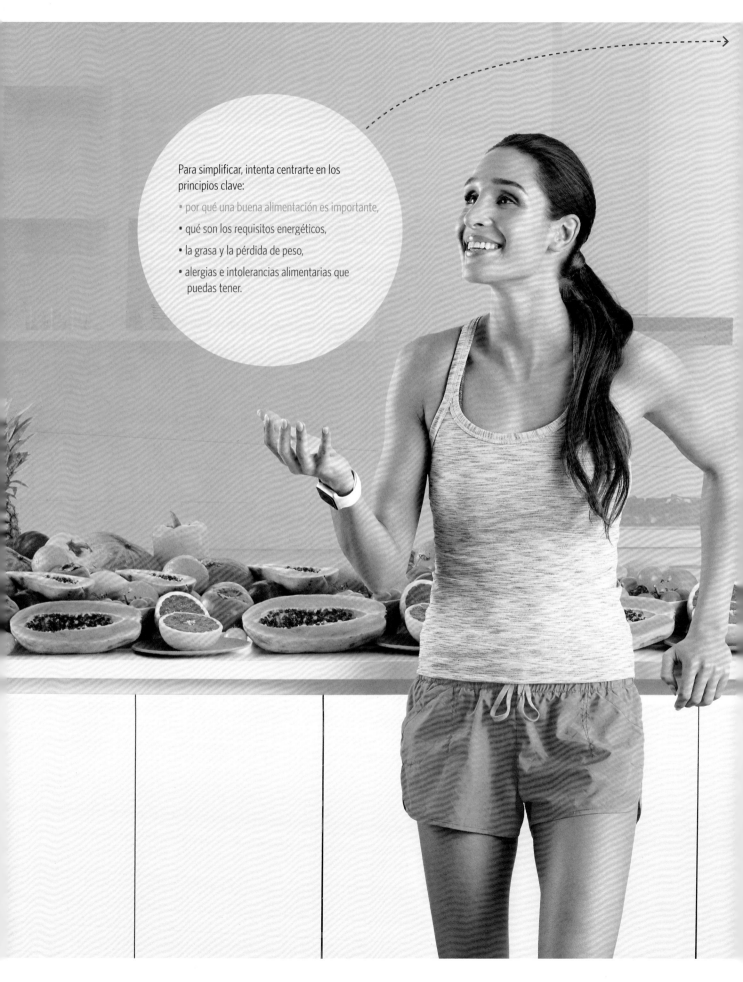

Para simplificar, intenta centrarte en los principios clave:

• por qué una buena alimentación es importante,

• qué son los requisitos energéticos,

• la grasa y la pérdida de peso,

• alergias e intolerancias alimentarias que puedas tener.

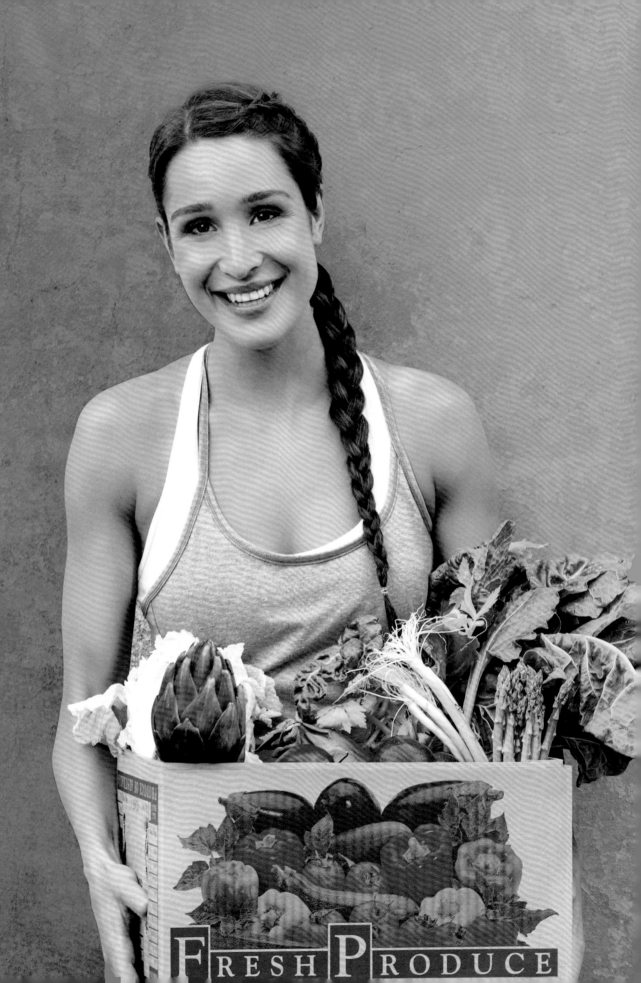

1^a

PARTE

EL PLAN DE COMIDAS DE 28 DÍAS

POR QUÉ ES IMPORTANTE EDUCARSE

Personalmente, creo que lo más importante que puedes tener a la hora de ir en la búsqueda de un estilo de vida sana es una educación sólida que sea relevante para tus objetivos.

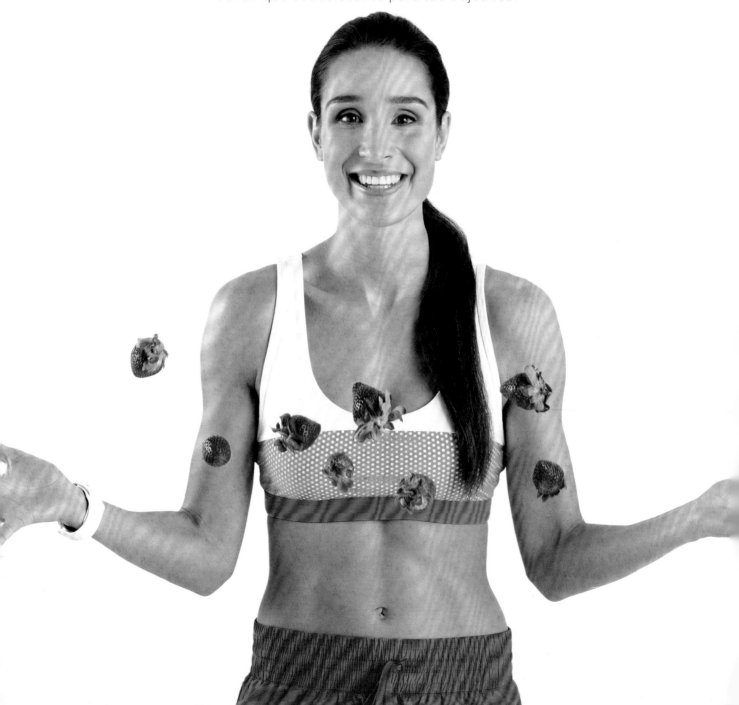

Míralo así: si eres un aprendiz de mecánico de primer año y ponchas una llanta, tendrás los conocimientos necesarios para cambiarla. ¡Por desgracia, con tu cuerpo no siempre es así! Por ejemplo, si nunca has levantado pesas por encima de la cabeza y te inclinas demasiado hacia atrás al levantarlas, podrías lesionarte gravemente el hombro y tardarías meses en recuperarte. Del mismo modo, si ingieres demasiadas calorías, o no ingieres las suficientes, o a tu alimentación le falta variedad nutricional, podrías acabar padeciendo un déficit de determinado nutriente y experimentar problemas digestivos, hormonales o de peso. No quiero asustarte, pero el daño potencial que puedes causarle a tu cuerpo puede ser a largo plazo y, a veces, irreversible.

Entiendo que muchas de nosotras aprendemos de nuestros errores, pero creo que con toda la información de la que disponemos y lo fácil que es acceder a ella, podemos educarnos antes de iniciar cualquier cambio para evitar errores básicos.

Dicho esto, es importante entender que hay distintas opiniones sobre lo que conforma la «buena salud», lo que deberías comer, lo que no, el tipo de entrenamiento que deberías realizar, a qué hora, etcétera. En la sociedad actual, las redes sociales y el marketing han provocado la saturación de los consejos sobre salud: ¡están hasta en la sopa! Creo que por eso dichos consejos son de tan mala calidad. En vez de tomarte al pie de la letra lo que ha escrito un periodista en una revista o en una página web, es importante que investigues y que te informes. No me refiero a hacer una simple búsqueda en Google, sino a leer libros y artículos de autores de prestigio, a que hables con gente con experiencia en el tema y muchas cosas más. En conjunto, lo que aprendas te servirá para tomar decisiones informadas respecto a lo que está demostrado y lo que no y sobre lo que vas a darle a tu cuerpo.

Además de entender los hechos, es importante que aprendas a discernir lo que es relevante para ti. Todos somos distintos, no hay dos personas iguales. Factores como tu estilo de vida, la genética y tus objetivos tendrán un impacto significativo en lo que te va a funcionar mejor. Aunque está muy bien tener a alguien como modelo, a personas que te inspiran, cuando se trata de tomar decisiones sobre la salud y la condición física es importante que reconozcas si tu estilo de vida y tus objetivos concuerdan con los suyos y con los principios que esas personas siguen.

SEGUIR LA MISMA DIETA Y EL MISMO ENTRENAMIENTO QUE TU ATLETA OLÍMPICO FAVORITO PODRÍA NO SER LO IDEAL PARA TI, SOBRE TODO SI SOLO ASPIRAS A PONERTE EN FORMA Y A SENTIRTE MEJOR EN TU PIEL.

El conocimiento es una herramienta muy poderosa y puede ayudarte a crecer en todos los aspectos de tu vida. Sé consciente de lo que lees y de lo que asimilas y valóralo con objetividad. Entiende tu cuerpo y tu estilo de vida y utiliza lo que leas para mejorarlos. Se trata de usar las herramientas de las que dispones para informarte y tomar las decisiones correctas basadas en tus elecciones personales.

Si hay un alimento sano que no soportas o un ejercicio que no te va, toma la decisión fundada de elegir una alternativa que te dé más flexibilidad y que te haga más fácil alcanzar tus objetivos. Por ejemplo, a mí me gusta el mango, pero ¡Tobi lo odia! Aunque el mango sea muy sano para Tobi, le recomendaría que buscara una alternativa que le guste, como la manzana, y el resultado sería básicamente el mismo. Conocer los principios básicos de nutrición significa que puedes tomar decisiones sencillas como esta por tu cuenta, lo que resultará en un estilo de vida más flexible, más feliz y más saludable.

ES GENIAL INCORPORAR CONSEJOS A TU ESTILO DE VIDA PARA MEJORAR TU SALUD, PERO SI TE HACEN INFELIZ, ES MEJOR QUE BUSQUES ALTERNATIVAS.

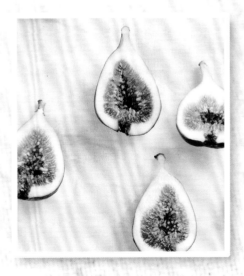

¿Qué es la nutrición?

La buena nutrición es básicamente una alimentación equilibrada. Eso significa que recibes una variedad equilibrada de vitaminas y minerales y que consumes suficiente energía para mantener tu estilo de vida. El equilibrio se consigue a través de consumir una amplia variedad de alimentos sanos de los seis grupos alimenticios (véase la página 57 para más información sobre los grupos de alimentos).

El método que uso proporciona una dieta sana y equilibrada mediante el consumo de dichos grupos de alimentos en las cantidades recomendadas por la Guía de Alimentación Saludable de Australia (AGHE; eatforhealth.gov.au*). Mis planes de alimentación semanales se basan en estas directrices y te permiten comer una deliciosa variedad de alimentos que te darán la energía y los nutrientes que necesitas.

> SIEMPRE QUE COMES TIENES UNA OPORTUNIDAD PARA NUTRIR TU CUERPO.

> Llena tu cuerpo de alimentos saludables que te harán sentir bien por dentro y por fuera.

¿Qué es la malnutrición?

La malnutrición consiste en una serie de problemas de salud que pueden estar causados por una dieta a la que le faltan, o que tiene un exceso, de uno o varios nutrientes. Es importante entender que hay muchos tipos distintos de malnutrición y muchas posibles causas y que no solo la padecen las personas que viven en países en vías de desarrollo.*

Por ejemplo, alguien puede tener problemas médicos en los que su aparato digestivo es incapaz de absorber nutrientes correctamente (por ejemplo, los celíacos, véase la página 54). Hay gente que vive en zonas remotas sin acceso a productos frescos, mientras otros que viven en ciudades no tienen ese problema. O gente que simplemente prefiere comer alimentos envasados y procesados en vez de comer alimentos sin procesar.

Tal vez no sea posible cambiar la genética ni tu lugar de residencia, pero por lo general siempre puedes elegir qué vas a comer. Sí, los alimentos procesados y envasados te proporcionan energía, pero, a largo plazo, es poco probable que te proporcionen todos los nutrientes que necesitas en las cantidades adecuadas. Como he dicho antes, todos los grupos de alimentos nos proporcionan una serie de nutrientes específicos y es importante que comamos alimentos de todos los grupos (y en las cantidades adecuadas) para evitar las carencias y la malnutrición.

* Diferentes países tienen distintas recomendaciones alimentarias aunque todas son similares, por lo que la información que ofrece este libro debe usarse solo como guía.

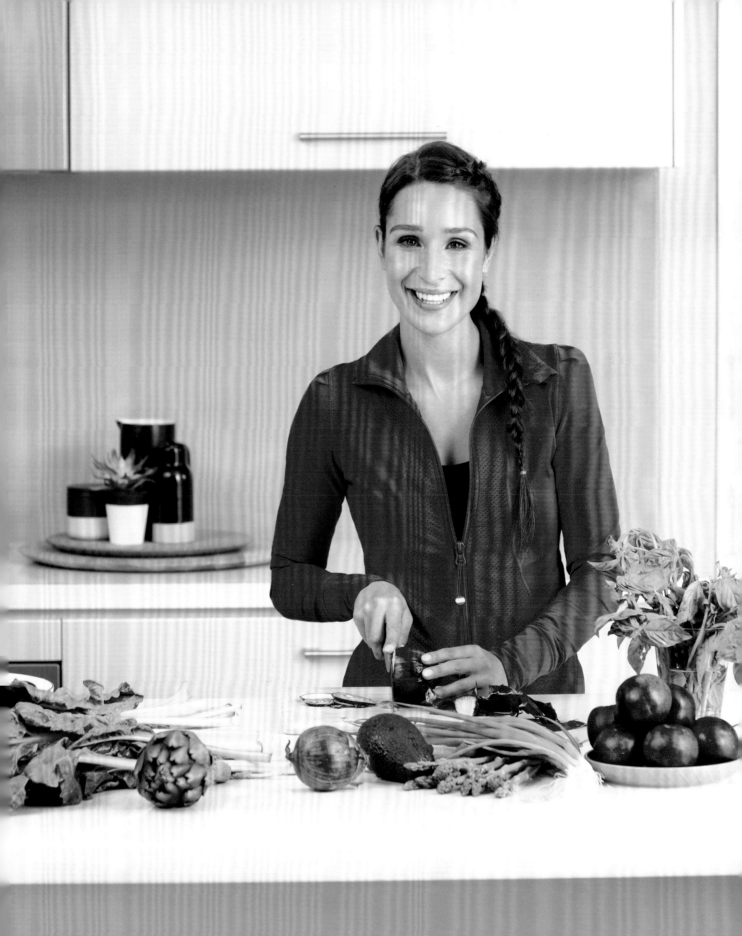

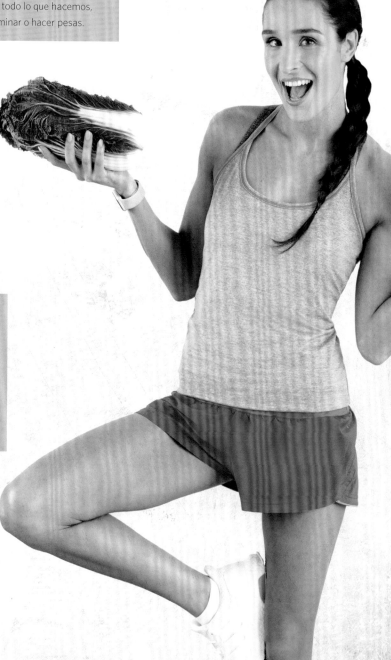

¿Por qué necesitamos energía?

Un coche necesita gasolina igual que nuestro cuerpo necesita energía en forma de calorías que sirven de combustible para todo lo que hacemos, ya sea dormir, caminar o hacer pesas.

¿De dónde obtenemos energía?

La comida nos proporciona energía, así como nutrientes para nuestro cuerpo. La cantidad de energía que contiene un alimento se mide en calorías o en kilojulios.

DATO: 1 CALORÍA = 4,2 KILOJULIOS

¿Cuánta energía necesitamos?

El número de calorías que necesitamos a diario depende de muchas cosas, como nuestra edad, altura, peso, género, actividad física y nuestros objetivos respecto a nuestra salud y condición física.

VÉASE LA PÁGINA 28 PARA MÁS INFORMACIÓN SOBRE DE DÓNDE OBTENEMOS ENERGÍA

¿Cómo influye la ingesta energética en nuestro peso?

Los efectos de la ingesta energética en el peso pueden entenderse mediante la fórmula **«calorías que entran-calorías que salen»**. «Calorías que entran» se refiere a toda la energía que obtenemos todos los días de la comida, mientras que «calorías que salen» es la energía que el cuerpo gasta para realizar funciones como respirar o parpadear, así como cualquier actividad física.

Ahora imagínate que las **«calorías que entran»** y las **«calorías que salen»** están en un balancín como el del dibujo.

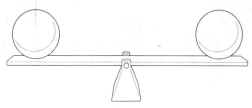

Cuando comemos el mismo número de calorías que quemamos **(calorías que entran = calorías que salen)**, el balancín se mantiene en equilibrio. A esto se le llama **balance energético neutro** y por lo general significa que nuestro peso no varía, se mantiene igual.

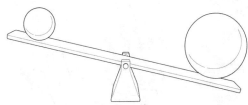

Cuando comemos muchas más calorías de las que quemamos **(calorías que entran > calorías que salen)**, entonces el balancín se desequilibra. Esto crea un **balance energético positivo** y, como resultado, el exceso de energía que recibimos a través de la comida se almacena en el cuerpo para usarlo más tarde, lo que puede resultar en que ganemos peso o grasa corporal.

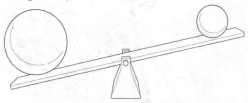

Si comemos menos calorías de las que quemamos **(calorías que entran < calorías que salen)**, también haremos que se desequilibre el balancín, pero hacia el otro sentido. Lo llamamos **balance de energía negativo** y en teoría puede producir pérdida de peso o de grasa corporal.

Esto resalta la importancia de regular tanto las «calorías que entran» como las «calorías que salen» para conseguir el balance energético (neutro, positivo o negativo) que mejor encaje con tus objetivos. Por ejemplo, si tu objetivo es mantener tu peso (es decir, no quieres ni subir ni bajar de peso), entonces obtendrás mejores resultados consumiendo aproximadamente la misma cantidad de calorías que quemas. Sin embargo, si tu objetivo es perder peso o grasa, entonces tendrás que quemar más calorías de las que consumes.

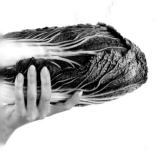

¿Cómo consigo el balance energético que me permita perder peso o grasa?

Por norma general, las mujeres de entre 16 y 25 años que hacen un ejercicio moderado y pesan 55 kg o más necesitan ingerir alrededor de 2.100 calorías al día para mantener su peso. A eso se le llama **requisito de mantenimiento**.

Si ingerimos menos calorías de las que utilizamos, creamos un **déficit calórico**, es decir, el cuerpo tiene que quemar energía que ya tiene almacenada (normalmente grasa) para cubrir sus necesidades energéticas. Por supuesto, perder peso/grasa es un proceso complejo en el que pueden influir otras muchas variables, pero, en general, si consumes 500 calorías por debajo de tu requisito de mantenimiento, y haces una cantidad moderada de ejercicio, puedes perder 0,5 kg de peso (o de grasa) a la semana. Porque 0,5 kg de grasa humana equivalen aproximadamente a 3.500 calorías. Por lo tanto, un déficit diario de 500 calorías supone un déficit semanal de 3.500 calorías. Es por eso que los planes de comidas que proporciono para la pérdida de peso de forma sana están basados en una ingesta diaria de entre 1.600 y 1.800 calorías.

Una de las mejores maneras de averiguar cuántas calorías necesitas ingerir al día es determinar tu metabolismo basal o MB. Sin ponernos muy técnicos, el metabolismo basal se define como la cantidad mínima de energía que tu cuerpo necesita para seguir funcionando si estás inactiva, por ejemplo, cuando te pasas el día en la cama. Es importante porque nos permite calcular las calorías que hay que aumentar o disminuir para crear cambios deliberados en el peso corporal.

Tras mucho estudio, los científicos han creado una forma con la que calcular tu metabolismo basal aproximado a partir de tu género, peso, altura y actividad física. Un ejemplo muy común que utilizan la mayoría de los nutriologos y los dietistas es la ecuación de Harris-Benedict, que es el método que he usado para determinar la ingesta calórica de mis planes de alimentación.

Hablando claro: si consumes 1.600 calorías al día y quemas 2.100, tu cuerpo necesita obtener energía para cubrir las 500 calorías que le faltan. Por lo general, utilizará las reservas de energía de tu cuerpo, por ejemplo, de la grasa.

Como he dicho antes, nuestro cuerpo requiere energía para poder realizar las funciones vitales. Así que, aunque nuestro objetivo sea perder peso o grasa, es importante proporcionarle al cuerpo suficiente comida para que funcione bien y para cubrir todas las necesidades nutricionales.

PREGUNTAS FRECUENTES

P   SI COMO MENOS Y ENTRENO MÁS ¿PERDERÉ PESO?

R   Es un error muy común pensar que si comes menos y entrenas más perderás peso o grasa más rápido. No obstante, si no le das a tu cuerpo la energía y los nutrientes que necesita, es posible que empiece a dirigir dichos recursos a determinados procesos a costa de otros. Esto puede producir fatiga, deprimir tu sistema inmunológico y reducir la actividad hormonal, cosa que hará que a tu cuerpo le resulte más difícil perder peso o grasa. Estar sana y en forma a largo plazo requiere de un cambio de estilo de vida permanente, incluyendo un equilibrio sano entre el entrenamiento y una buena nutrición.

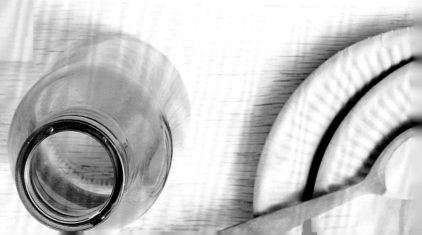

¿Cuál es la diferencia entre perder peso y perder grasa?

Es importante entender que tu peso es dinámico y no estático. Puedes pesarte a primera hora de la mañana, al mediodía y por la noche y verás que los números cambian un poco. El agua que hayas bebido, lo que hayas comido y las veces que hayas ido al baño causan pequeñas fluctuaciones en tu peso, pero no reflejan ni lo que has comido ni el ejercicio que hayas hecho ese día.

Cuando mis clientes inician el viaje hacia la salud y una buena forma física, siempre les digo que no se obsesionen con lo que les dice la báscula. Porque las básculas no distinguen entre los distintos tipos de masa que hay en tu cuerpo, como el agua,

el músculo y la grasa. Por ejemplo, si la báscula te dice que perdiste 3 kg, es posible que hayas perdido una combinación de varias masas. Como sabemos, el peso también fluctúa a lo largo del día.

Por otra parte, perder grasa supone más definición y tono muscular. Es probable que hayas oído eso de «el músculo pesa más que la grasa», pero es importante que entiendas que aunque el músculo pese más, también ocupa menos espacio en el cuerpo. Por eso muchas mujeres empiezan a ver cambios en el espejo, pero su peso en la báscula se mantiene o incluso sube como resultado del entrenamiento.

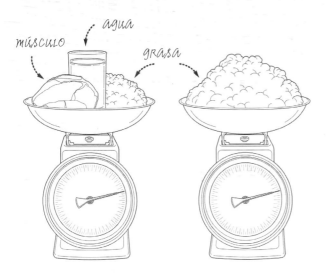

músculo — agua — grasa

LO QUE SIENTAS SIEMPRE SERÁ MÁS IMPORTANTE QUE LOS NÚMEROS EN LA BÁSCULA.

PREGUNTAS FRECUENTES

P ME FALTA ENERGÍA DURANTE TODO EL DÍA. ¿QUÉ DEBO HACER?

R Si mantienes un estilo de vida sano que incluya ingerir alimentos de todos los grupos, hacer ejercicio regular, distribuir los macronutrientes a lo largo del día (entre ellos, carbohidratos complejos), beber mucha agua y dormir lo suficiente, deberías tener un nivel de energía excelente. Dependiendo de tus objetivos en cuanto a salud y condición física, hay gente que descubre que las recomendaciones del plan de alimentación no bastan para cubrir sus necesidades energéticas. Si se diera el caso, te recomiendo que aumentes la ingesta de alimentos poco a poco hasta que notes que tus necesidades están cubiertas. Es tan sencillo como añadir un par de raciones extra de verduras o proteínas a tus comidas. Ten en cuenta que son muchos los factores que pueden causar la falta de energía. Si aplicas todos estos consejos y sigues notándote cansada, te recomiendo que lo consultes con un profesional médico.

La clave está en escuchar a tu cuerpo y ajustar tu dieta a lo que te pida.

MACRONUTRIENTES

¿Qué son los macronutrientes?

El término «macro» significa grande. Son nutrientes que nuestro cuerpo necesita en grandes cantidades.

Los carbohidratos, las proteínas y las grasas son los tres macronutrientes sin los cuales no podemos vivir. Necesitamos ingerirlos todos los días en grandes cantidades para seguir vivos y sanos.

Si tu objetivo es perder peso o grasa por tu salud, necesitas saber que muchas de las dietas que anuncian (por ejemplo, las que son muy bajas en carbohidratos o en grasa) tal vez no sean la opción más saludable para ti. Cada uno de estos macronutrientes desempeña un papel muy importante en el funcionamiento general del cuerpo, por lo que restringir uno o más podría tener varios efectos negativos, entre ellos, cansancio y enfermedades. Sucede a menudo en mujeres que siguen dietas extremas o «de moda». Aunque dichas dietas puedan hacerte perder peso al principio, no siempre son sostenibles (¡ni agradables!) a largo plazo. Sé por experiencia que las mujeres que siguen ese tipo de dietas a menudo las dejan y recuperan gran parte (cuando no todo) el peso que habían perdido.

¿Por qué son importantes?

Los carbohidratos, las proteínas y las grasas proporcionan a nuestro cuerpo los ladrillos que necesita para crecer, para el metabolismo y las demás funciones vitales. También nos proporcionan energía. No obstante, es importante señalar que cada uno de ellos nos proporciona una cantidad distinta de energía.

1 gramo de carbohidrato proporciona 4 calorías (17 kJ)
1 gramo de proteína proporciona 4 calorías (17 kJ)
1 gramo de grasa proporciona 9 calorías (38 kJ)

Cada macronutriente tiene unos efectos en la saciedad (la sensación de «estar lleno» que notamos después de una comida y que nos hace parar de comer). Para explicarlo de manera sencilla, las proteínas son el macronutriente que más sacia, seguidas de los carbohidratos y de las grasas. En otras palabras, la proteína hace que te sientas más llena.

Recuérdalo si lo que quieres es perder peso o grasa. Por ejemplo, las grasas (como la crema de cacahuate) aportan 9 calorías por gramo y no sacian, por lo que es fácil ingerirlas en exceso. Lo que puede resultar, que sin darnos cuenta, ingiramos más calorías de las que necesitamos, lo que puede provocar que subamos de peso. Necesitamos grasa en la dieta, pero es importante distinguir las grasas «buenas» de las «malas» y establecer cuál sería la ingesta apropiada. Véase la página 31 para más información.

Es esencial que comprendamos cómo utiliza el cuerpo cada uno de estos tres macronutrientes y que el ingerir cualquiera de los tres en exceso puede causarnos problemas de salud.

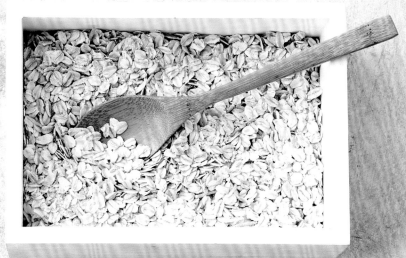

CARBOHIDRATOS

¿Qué son los carbohidratos?

Los carbohidratos son vitales porque nos proporcionan el nutriente más esencial para la supervivencia: la glucosa. La glucosa es la fuente de energía preferida del cerebro y de los músculos. Es por eso que una ingesta baja en carbohidratos puede hacer que no pensemos con claridad o que nuestros músculos no trabajen al cien por cien de su capacidad. En mi opinión, la mayoría de las dietas «bajas en carbohidratos» no están diseñadas para ayudarnos a perder peso de manera sana y, lo que es más importante, tampoco a no recuperar el peso a largo plazo.

Las mejores fuentes de carbohidratos son los alimentos elaborados con cereales, como el pan, las hojuelas de avena, el muesli, el arroz y la quinoa, sobre todo en su versión integral y con el grano entero. Porque se digieren despacio y nos proporcionan energía durante muchas horas. Otras fuentes de carbohidratos son la fruta, la verdura, las legumbres y los lácteos bajos en grasa. Los alimentos ricos en carbohidratos también contienen generosas cantidades de otras vitaminas y minerales esenciales.

DATO CURIOSO

¡Es muy importante llenar el tanque antes de hacer ejercicio! Me encanta el wrap de atún con una tortilla de trigo integral o el pan tostado de centeno con crema de cacahuate.

29

PROTEÍNAS

¿Qué son las proteínas?

Las proteínas son importantes para el crecimiento, el mantenimiento y la reparación de las células del cuerpo. También proporcionan los ladrillos para construir muchas estructuras corporales, como los músculos, las hormonas, las enzimas (que facilitan las reacciones químicas en el cuerpo) y los anticuerpos (las células que ayudan a combatir las infecciones). Las proteínas están hechas de cadenas de unidades más pequeñas llamadas aminoácidos.

Existen 22 aminoácidos que componen la mayoría de las proteínas. Aunque nuestro cuerpo es capaz de producir muchos de ellos, hay 9 aminoácidos que solo se obtienen a partir de la dieta. Son los aminoácidos «esenciales». Los nutrientes esenciales son aquellos que el cuerpo no puede producir y que debe obtener de la dieta. Los alimentos de origen animal, como la carne, el pescado, la leche y los huevos, contienen los nueve aminoácidos esenciales y son considerados proteínas completas. Los alimentos de origen vegetal, como los frijoles, los chícharos y las lentejas, también contienen proteínas, pero se trata de proteínas incompletas porque por sí solos carecen de uno o de varios aminoácidos esenciales.

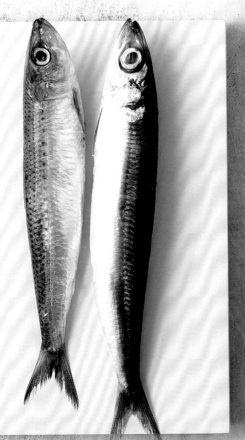

PREGUNTAS FRECUENTES

P ¿QUÉ HAY DE LAS PROTEÍNAS EN POLVO?

R Como verás, he incluido una pequeña cantidad de proteína en polvo en los planes de alimentación. Si decides incluir proteína en polvo en tu dieta, no deberías usarla para sustituir por completo los alimentos proteínicos, sino como añadido opcional a algunas de tus comidas y snacks favoritos. Recuerda que los suplementos, como la proteína en polvo, están diseñados para mejorar un estilo de vida sano.

Además de proporcionarnos aminoácidos esenciales, las proteínas nos ayudan a sentirnos llenos después de comer. Como he dicho antes, las proteínas nos sacian más que los carbohidratos y que las grasas, lo que significa que incluir proteínas en las principales comidas ayuda a reducir el hambre y el picoteo. Al elegir fuentes de proteínas para tus comidas, te recomiendo aquellas bajas en grasas saturadas y en grasas trans. Aunque estas se dan de manera natural en algunos alimentos, para mantener un estilo de vida sano es importante ingerirlas en la menor cantidad posible.

DATO CURIOSO

¡Los huevos son una de mis fuentes de proteínas favoritas! Me encanta comerlos pochados sobre un pan tostado de centeno con aguacate, jitomate y vinagre balsámico por las mañanas.

GRASAS

¿Qué son las grasas?

Las grasas desempeñan tareas muy importantes en nuestro cuerpo. Ayudan a acolchar los órganos, forman la estructura de las células, promueven el crecimiento y el desarrollo y nos permiten absorber vitaminas esenciales (las vitaminas A, D, E y K).

Desde hace varias décadas las grasas tienen mala fama, pero su papel es esencial en la dieta. Sin embargo, no todas las grasas son iguales. Es importante que consumamos los tipos adecuados en las proporciones correctas.

¿Qué son las grasas «buenas» y las grasas «malas»?

Las grasas «buenas» son las derivadas de verduras, frutos secos y pescado. Estas grasas, llamadas monoinsaturadas y poliinsaturadas, son importantes para bajar el colesterol LDL (malo), lo que reduce el riesgo de enfermedades cardiovasculares e ictus y promueve un cerebro y unas articulaciones sanas. Este es el tipo de grasa que debemos priorizar en nuestra ingesta diaria. Las grasas trans y las grasas saturadas son las grasas «malas» y se recomienda limitar su presencia en nuestra dieta. Las grasas trans son especialmente preocupantes porque suben el colesterol LDL (malo) y bajan el colesterol HDL (bueno), una combinación que aumenta el riesgo de sufrir un infarto o un ictus. Las grasas trans no aparecen de manera natural en los alimentos, pero sí al procesarlos. Al seguir una dieta rica en alimentos sin procesar y evitar los alimentos procesados es muy fácil evitar las grasas trans por completo. Por otro lado, las grasas saturadas están por lo general presentes en la carne y en los lácteos. Se cree que estas grasas aumentan el riesgo de enfermedad coronaria porque elevan los niveles de colesterol LDL (malo) en la sangre, por lo que se recomienda que limitemos su ingesta y escojamos carne magra y productos lácteos bajos en grasa.

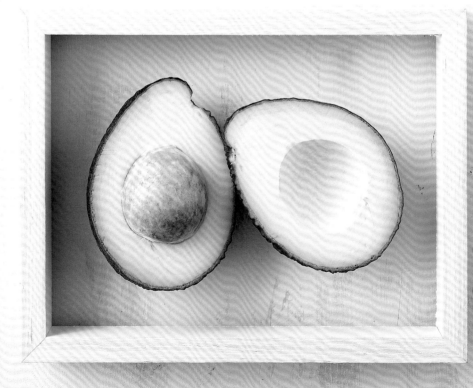

FIBRA

¿Qué es la fibra?

La fibra es la parte de los alimentos vegetales que el intestino delgado, en el que tiene lugar buena parte de la digestión, no puede ni digerir ni absorber. Es el intestino grueso el que se encarga de descomponerla. No proporciona energía al cuerpo, como hacen los carbohidratos, las grasas y las proteínas, pero tiene otros beneficios para la salud.

¿Por qué es buena la fibra?

Se ha investigado mucho y todo indica que una dieta rica en fibra ayuda a protegernos contra enfermedades propias del estilo de vida (enfermedades asociadas a una dieta deficiente, a la falta de ejercicio, al estrés y al abuso del alcohol y de las drogas). Entre esas enfermedades se encuentran el cáncer, las enfermedades coronarias, la obesidad y la diabetes tipo 2.

Aunque los alimentos ofrecen muchos nutrientes beneficiosos, también pueden contener sustancias dañinas. La fibra tiene un efecto «limpiador» que ayuda a movilizar los alimentos por el tracto digestivo y ayuda a prevenir que la pared intestinal quede expuesta a estas sustancias, lo que reduce el riesgo de padecer enfermedades digestivas como el cáncer de colon. La fibra también nos ayuda a eliminar el exceso de colesterol por el aparato digestivo, lo que ayuda a reducir el riesgo de sufrir enfermedades coronarias. La fibra tiene una estructura muy compleja y para descomponerla necesitamos a las bacterias buenas (isí, hay bacterias buenas!) de nuestro aparato digestivo. Al consumir fibra con regularidad ayudamos a promover el crecimiento de las bacterias buenas que desempeñan un papel muy importante en el buen funcionamiento del aparato digestivo y en nuestra salud en general. También ayudan a regular la secreción de insulina después de comer, lo que nos ayuda a sentirnos llenos entre comidas, previene el antojo innecesario y el comer de más y nos ayuda a mantener un peso sano.

¿Cuánta fibra hay que comer?

La Agencia de Nutrición (Food Standards Agency) recomienda que las mujeres consuman 30 gramos de fibra al día. Basta con seguir una dieta rica en frutas, verduras y cereales (en especial los integrales), que son las pautas que sigue mi plan de alimentación. Aunque sigas una dieta rica en fibra, también es importante que bebas mucha agua para que esta ayude a la fibra a realizar su función en el aparato digestivo.

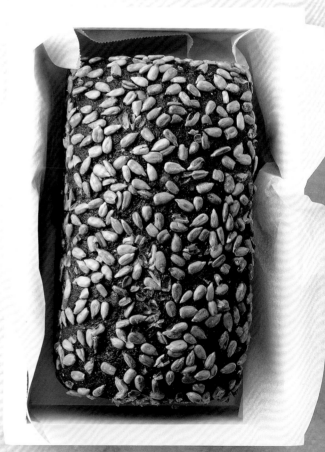

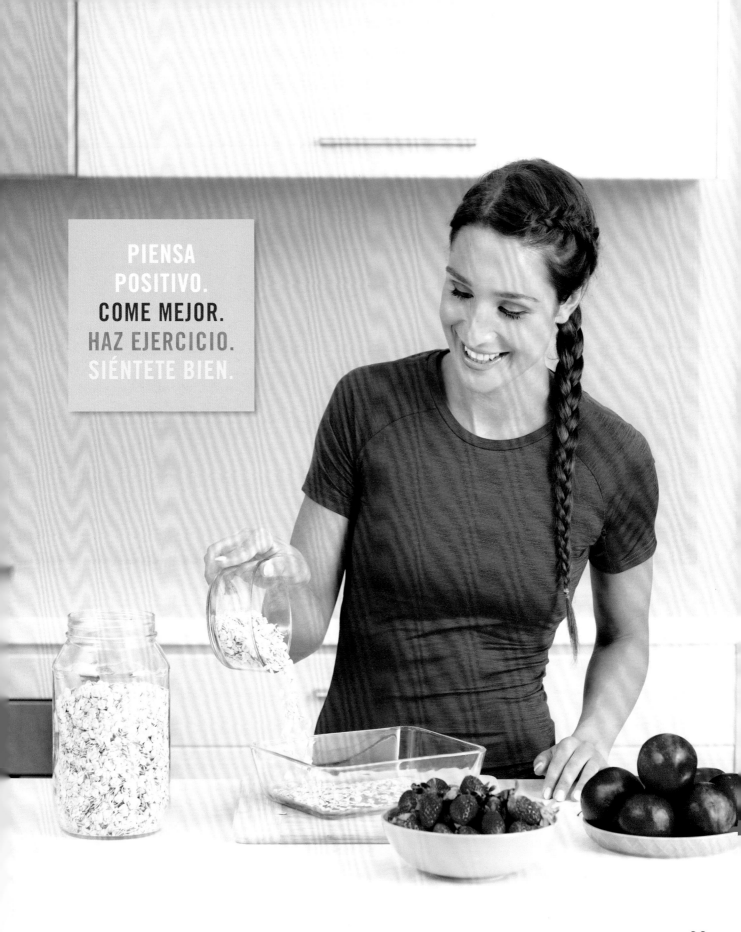

PIENSA
POSITIVO.
COME MEJOR.
HAZ EJERCICIO.
SIÉNTETE BIEN.

MICRONUTRIENTES

¿Qué son los micronutrientes?

El término «micro» significa pequeño. Comparados con los macronutrientes, los micronutrientes solo hacen falta en cantidades muy pequeñas y tienen un tamaño mucho menor. Pero que sean pequeños no significa que no sean importantes.

Hay dos tipos de micronutrientes, las vitaminas y los minerales, que nuestro cuerpo necesita para funcionar bien y mantenerse sano a largo plazo. Es muy importante que obtengamos suficientes vitaminas y minerales de los alimentos que consumimos.

Desempeñan papeles muy diversos e importantes en nuestro cuerpo y una de las principales diferencias entre vitaminas y minerales es su origen. Las vitaminas son sustancias *producidas* por plantas o animales. Por su parte, los minerales son sustancias que se encuentran en el suelo y que las plantas *absorben* y los animales comen.

Un multivitamínico no es sustituto de una dieta sana. Ya que cada grupo de alimentos proporciona ciertos macronutrientes (carbohidratos, proteínas y grasas) y micronutrientes (vitaminas y minerales), es importante que tomemos alimentos de TODOS los grupos en cantidades equilibradas. Si excluyes un alimento de un grupo, tu dieta se desequilibra y a largo plazo deja de ser sana.

Haz un esfuerzo hoy para crear hábitos mejores; piensa positivo y lleva una alimentación saludable y limpia.

Y, SOBRE TODO, **QUIÉRETE MUCHO A TI MISMA.**

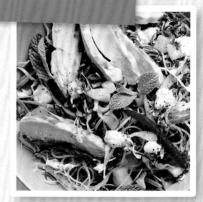

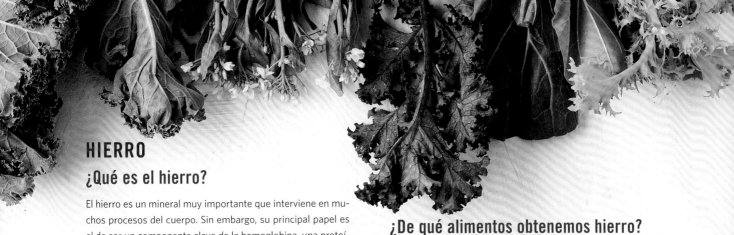

HIERRO

¿Qué es el hierro?

El hierro es un mineral muy importante que interviene en muchos procesos del cuerpo. Sin embargo, su principal papel es el de ser un componente clave de la hemoglobina, una proteína que se encuentra en los glóbulos rojos. La hemoglobina no solo les da a los glóbulos rojos su característico color rojo, sino que también transporta oxígeno a todo el organismo. El resto del hierro del cuerpo se encuentra en proteínas que almacenan hierro, como la ferritina.

Por desgracia, la falta de hierro es uno de los déficits más comunes en mujeres jóvenes. Buena parte del hierro del cuerpo se almacena en la sangre (a través de la hemoglobina) y perdemos una pequeña cantidad todos los meses con el periodo. Por eso es importante que le proporcionemos a nuestro cuerpo un alimento rico en hierro a diario para asegurarnos de que mantenemos unos niveles saludables y evitamos las carencias.

> **EL HIERRO ES IMPORTANTE PARA LA DISTRIBUCIÓN DE OXÍGENO Y PARA TENER ENERGÍA, LLEVAR UNA ALIMENTACIÓN RICA EN HIERRO ES ESPECIALMENTE IMPORTANTE PARA LAS MUJERES ACTIVAS CON MUCHAS PÉRDIDAS MENSTRUALES.**

¿Qué ocurre cuando nos falta hierro?

Si no recibes suficiente hierro durante mucho tiempo puedes acabar por agotar las reservas de ferritina del cuerpo. Agotadas estas reservas, tu cuerpo empieza a perder la capacidad de producir hemoglobina. Niveles bajos de hemoglobina indican, por lo general, una deficiencia de hierro avanzada, también conocida como anemia. Los primeros signos de anemia incluyen dolor de cabeza, cansancio, falta de energía, falta de concentración e infecciones frecuentes.

Además de ser el resultado de una ingesta insuficiente de hierro, la anemia también puede estar causada por la pérdida de sangre (por ejemplo, si tienes periodos menstruales abundantes). Por eso muchos profesionales sanitarios buscarán para la anemia causas nutricionales y no nutricionales.

¿De qué alimentos obtenemos hierro?

En la comida encontramos dos tipos de hierro: el hierro hemo y el hierro no hemo.

1 El hierro hemo se encuentra en alimentos de origen animal, como la carne roja y las aves. La carne roja es la que más hierro hemo contiene, pero también es la más alta en grasas saturadas, por lo que es importante elegir cortes magros siempre que sea posible. El hígado y los riñones son muy ricos en hierro, pero no suelen ser muy populares. Si no te disgusta el sabor, puedes prepararte un snack ligero de pan tostado con paté.

2 El hierro no hemo está en los huevos y los alimentos de origen vegetal como el pan, los cereales, las verduras de hoja verde, las legumbres, los frutos secos y las cremas de frutos secos.

El hierro hemo se absorbe con más facilidad, por eso necesitamos comer mucho más hierro no hemo para cumplir con los mismos requisitos nutricionales. La cantidad de hierro que absorbes de los alimentos depende de las necesidades de tu cuerpo.

Si, por ejemplo, te falta hierro, tu cuerpo absorberá más. Cuando intentes incorporar alimentos ricos en hierro a tu dieta es importante que tengas en cuenta el modo en que otros alimentos influyen en la capacidad del cuerpo para absorberlo. Por ejemplo, ingerir alimentos ricos en vitamina C durante la misma comida puede aumentar la absorción de hierro no hemo. Algunos alimentos ricos en vitamina C son los cítricos, las moras, los pimientos y todas las verduras de hoja verde como el brócoli y la kale.

Por otro lado, los lácteos y los taninos que se encuentran de manera natural en el té negro pueden interferir en la absorción del hierro. Si bebes té negro habitualmente, te recomiendo que lo evites durante las comidas siempre que sea posible, o que lo prepares más suave o lo sustituyas por otra infusión. Repito: seguir las recomendaciones de raciones diarias recomendadas de cada grupo de alimentos te ayudará a asegurarte de que tu dieta te proporciona suficiente hierro.

CALCIO

¿Por qué es importante el calcio?
¿De qué alimentos obtenemos calcio?

El calcio es un mineral importante para la salud de dientes y huesos. También interviene en la coagulación y permite el correcto funcionamiento de los músculos y de los nervios. La mejor fuente de calcio son los productos lácteos como la leche, el queso y el yogur. También contienen pequeñas cantidades de calcio algunos alimentos de origen vegetal como el brócoli, los garbanzos, la fruta deshidratada y los frutos secos como las almendras y las nueces de Brasil. Si no puedes consumir lácteos debido a alergias o intolerancias, en la página 51 encontrarás más información sobre cómo elegir las mejores alternativas sin lácteos.

MAGNESIO

¿Por qué es importante el magnesio?
¿De qué alimentos obtenemos el magnesio?

El magnesio es otro mineral esencial para la salud de los huesos, los músculos y los nervios. El calcio ayuda a que los músculos se contraigan y el magnesio los ayuda a relajarse. Por eso a menudo se utilizan suplementos de magnesio para ayudar a aliviar los dolores de cabeza causados por la tensión muscular. El magnesio también ayuda a aliviar los síntomas de la regla, por ejemplo, los cólicos. Las mejores fuentes de magnesio son las verduras de hoja verde, las legumbres, los cereales y los frutos secos. Estos alimentos también son ricos en fibra. ¡Todo son ventajas!

DATO CURIOSO

Los higos y los plátanos suben el magnesio ¡y son muy ricos! Mi *papou* (abuelo) cultiva los mejores higos del mundo (los llamamos *sika*).

VITAMINAS

Existen muchas vitaminas, pero se pueden agrupar en función del papel que desempeñan en nuestro cuerpo. Por ejemplo:

El grupo de vitaminas A ayuda a conservar la vista y a fortalecer el sistema inmunológico. Algunas de las mejores fuentes de vitaminas del grupo A son los huevos y los lácteos, así como las hortalizas amarillas y naranjas y las verduras, por ejemplo, la calabaza, la zanahoria, las coles rizadas y las espinacas. (Es gracioso que si cortas una zanahoria a lo ancho, ¡se parece a un ojo! ¿Pura casualidad? ¡Puede que no!).

El grupo de vitaminas B ayuda al cuerpo a convertir los alimentos en energía, por eso suele formar parte de la mayoría de los suplementos multivitamínicos. También ayuda a los aparatos nervioso y digestivo y contribuye a la producción de glóbulos rojos. Estas vitaminas se encuentran en la carne, el pescado, los huevos y los lácteos, así como en las legumbres, las verduras y en algunas frutas.

La vitamina C es un poderoso antioxidante que ayuda a fortalecer el sistema inmunológico. Asimismo, también contribuye a otros procesos importantes, como incrementar la absorción de hierro y la producción de colágeno, que mantiene nuestra piel joven y firme. Algunos alimentos ricos en vitamina C son los cítricos, las bayas, los pimientos y todas las verduras como el brócoli y la kale.

La vitamina D ayuda a nuestro cuerpo a absorber el calcio y el fósforo, dos minerales cruciales para la salud de los huesos. La vitamina D también fortalece el sistema inmunológico y mejora nuestro estado de ánimo. Puedes obtener pequeñas cantidades de vitamina D comiendo pescado azul y huevos, pero la mejor fuente natural de vitamina D es la exposición al sol, por eso la llaman «la vitamina solar».

La vitamina E también es un poderoso antioxidante que ayuda a reducir el daño que causan los radicales libres y la inflamación. También ayuda a mantener la piel y el cabello sanos. Algunas de las mejores fuentes de vitamina E son los frutos secos, las semillas y los aceites.

La vitamina K desempeña un papel muy importante en la coagulación de la sangre y en la salud de los huesos. El cuerpo es capaz de producir pequeñas cantidades de vitamina K, pero es importante que la obtengamos de nuestra dieta. La encontramos en las verduras y en los alimentos fermentados (como el *chucrut* o col fermentada).

Como ves, comer alimentos de todos los grupos en cantidades equilibradas es importante para permitirle a nuestro cuerpo funcionar al cien por ciento.

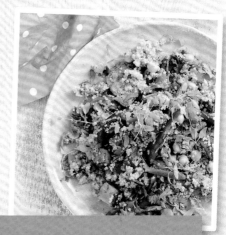

Por lo general, los alimentos de colores brillantes tienen mayor cantidad de ciertas vitaminas. Para asegurarte de que obtienes una variedad amplia y equilibrada de vitaminas, lo que tienes que hacer es lo que yo llamo «comerte el arcoíris». ¡Hasta la página siguiente!

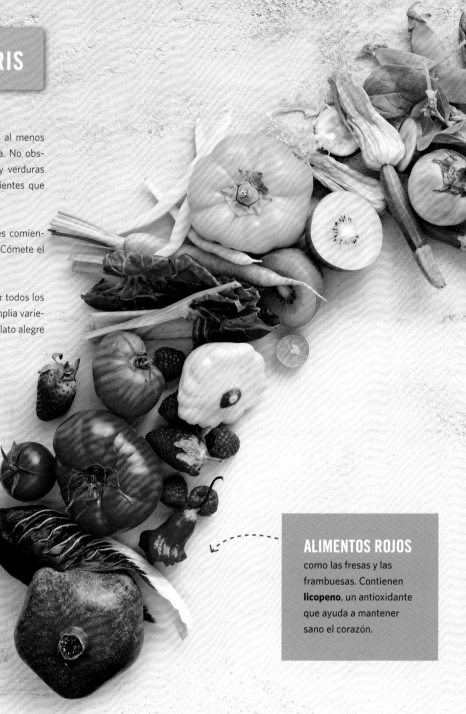

CÓMETE EL ARCOÍRIS

Se recomienda que los adultos coman al menos cinco raciones de fruta y verdura al día. No obstante, es importante que tomes fruta y verduras variadas para conseguir todos los nutrientes que necesitas de forma equilibrada.

La forma más sencilla de conseguirlo es comiendo fruta y verdura de muchos colores. ¡Cómete el arcoíris!

Intenta comer un alimento de cada color todos los días. No solo tu cuerpo obtendrá una amplia variedad de nutrientes, sino que tendrás un plato alegre y colorido.

DATO CURIOSO

¿Sabías que los distintos colores indican qué fitoquímicos o «superpoderes» contiene cada alimento?

ALIMENTOS ROJOS

como las fresas y las frambuesas. Contienen **licopeno**, un antioxidante que ayuda a mantener sano el corazón.

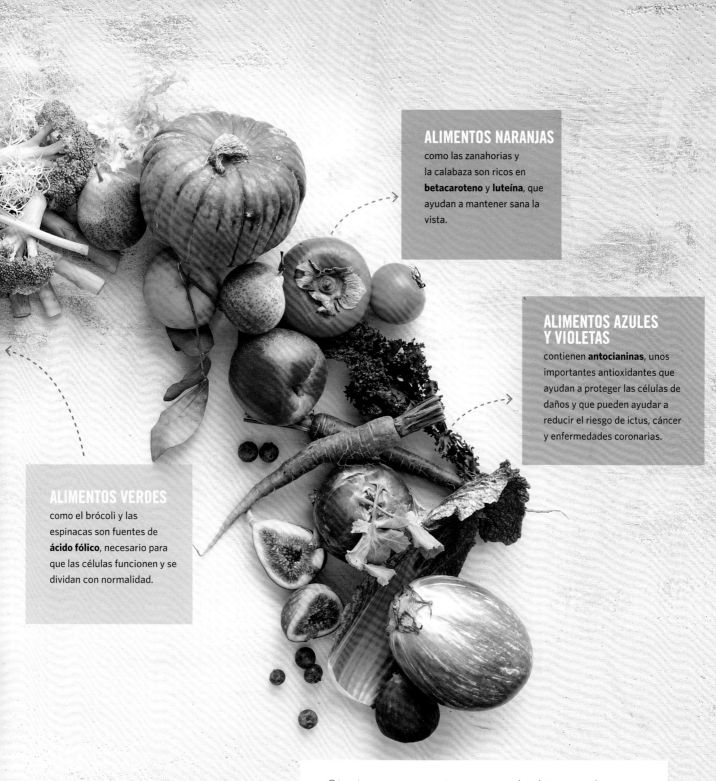

ALIMENTOS NARANJAS

como las zanahorias y
la calabaza son ricos en
betacaroteno y **luteína**, que
ayudan a mantener sana la
vista.

**ALIMENTOS AZULES
Y VIOLETAS**

contienen **antocianinas**, unos
importantes antioxidantes que
ayudan a proteger las células de
daños y que pueden ayudar a
reducir el riesgo de ictus, cáncer
y enfermedades coronarias.

ALIMENTOS VERDES

como el brócoli y las
espinacas son fuentes de
ácido fólico, necesario para
que las células funcionen y se
dividan con normalidad.

Otro truco para que te asegures de obtener todas
las vitaminas y minerales que necesitas es comer
superalimentos, que a menudo contienen estas sustancias
en cantidades mayores que el resto. ¡Misma cantidad de
alimento, pero más nutritiva! En las páginas siguientes
encontrarás más ejemplos.

SUPERALIMENTOS
MORAS

Las moras, como los arándanos, las fresas, las frambuesas, las bayas de goji y las de açaí están consideradas superalimentos porque contienen altos niveles de antioxidantes. Aunque estas moras son muy diferentes en cuanto a la cantidad y el tipo de nutrientes que proporcionan, todas tienen cosas en común, por ejemplo, que su intenso color se debe a los altos niveles de antocianinas, un grupo de antioxidantes que protege nuestras células y nuestro ADN de sufrir daños. Las moras también tienen un alto contenido en vitamina C, que ayuda a fortalecer el sistema inmunológico y le da a la piel un brillo juvenil. También contienen fibra, que es importante para la salud del sistema digestivo y para sentirse saciada entre comidas.

Por lo general, los arándanos, las fresas y las frambuesas se encuentran fácilmente en el mercado, el supermercado y la frutería. A menos que vivas en zonas en las que se cultivan bayas de goji y de açaí, no las vas a encontrar a la venta frescas, sino deshidratadas, trituradas, congeladas o en polvo. Suelen estar a la venta en herbolarios, fruterías y tiendas de suplementos nutricionales.

FRAMBUESAS

Las frambuesas son bastante ácidas con un pequeño toque dulce.

BAYAS DE AÇAÍ

Saben como el vino tinto con un ligero toque a chocolate. También contienen **ácidos grasos** esenciales que son importantes para la salud del corazón y del sistema nervioso.

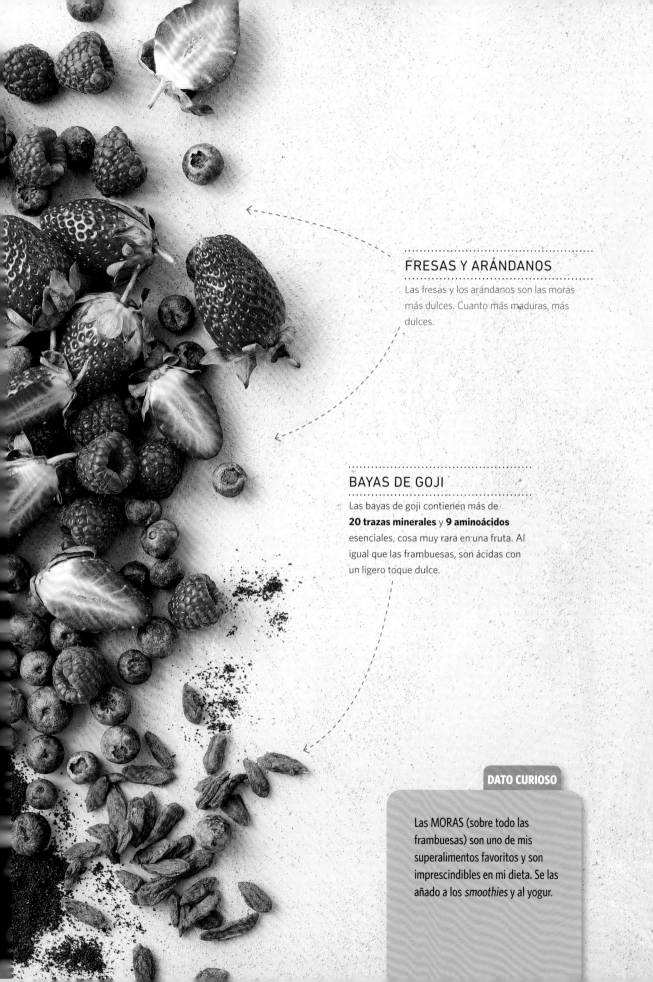

FRESAS Y ARÁNDANOS

Las fresas y los arándanos son las moras más dulces. Cuanto más maduras, más dulces.

BAYAS DE GOJI

Las bayas de goji contienen más de **20 trazas minerales** y **9 aminoácidos** esenciales, cosa muy rara en una fruta. Al igual que las frambuesas, son ácidas con un ligero toque dulce.

DATO CURIOSO

Las MORAS (sobre todo las frambuesas) son uno de mis superalimentos favoritos y son imprescindibles en mi dieta. Se las añado a los *smoothies* y al yogur.

SUPERALIMENTOS VERDES

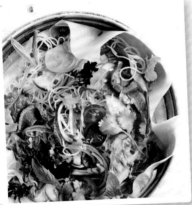

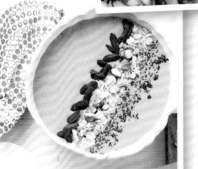

ESPINACAS

¡Popeye sabía lo que hacía! En general, las espinacas nos proporcionan los mismos nutrientes que las coles rizadas, pero contienen más **ácido fólico**, una vitamina B que ayuda a que nuestras células funcionen bien y se dividan con normalidad. Las espinacas, sobre todo las babys, tienen un sabor muy suave y se pueden añadir a jugos y *smoothies* sin que se noten.

GERMINADO DE CEBADA

Se trata de la parte de la planta que se corta antes de que se forme el grano. Aunque su contenido en vitaminas y minerales es muy similar al del germinado de trigo, es famoso por su capacidad para ayudar al organismo a librarse de toxinas. También contiene **clorofila**, que es la sustancia verde propia de las plantas y que se cree que funciona de «desodorante interno» en el cuerpo. Tanto el germinado de trigo como el de cebada se pueden comprar en polvo, por lo que es fácil añadirlos a tu receta de jugo verde favorita.

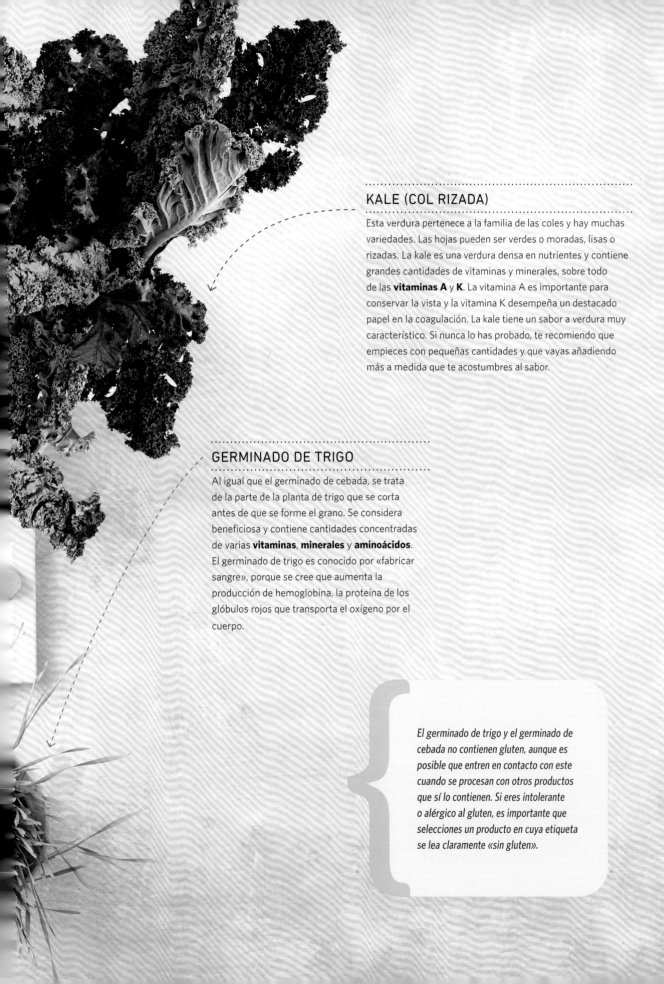

KALE (COL RIZADA)

Esta verdura pertenece a la familia de las coles y hay muchas variedades. Las hojas pueden ser verdes o moradas, lisas o rizadas. La kale es una verdura densa en nutrientes y contiene grandes cantidades de vitaminas y minerales, sobre todo de las **vitaminas A** y **K**. La vitamina A es importante para conservar la vista y la vitamina K desempeña un destacado papel en la coagulación. La kale tiene un sabor a verdura muy característico. Si nunca lo has probado, te recomiendo que empieces con pequeñas cantidades y que vayas añadiendo más a medida que te acostumbres al sabor.

GERMINADO DE TRIGO

Al igual que el germinado de cebada, se trata de la parte de la planta de trigo que se corta antes de que se forme el grano. Se considera beneficiosa y contiene cantidades concentradas de varias **vitaminas**, **minerales** y **aminoácidos**. El germinado de trigo es conocido por «fabricar sangre», porque se cree que aumenta la producción de hemoglobina, la proteína de los glóbulos rojos que transporta el oxígeno por el cuerpo.

El germinado de trigo y el germinado de cebada no contienen gluten, aunque es posible que entren en contacto con este cuando se procesan con otros productos que sí lo contienen. Si eres intolerante o alérgico al gluten, es importante que selecciones un producto en cuya etiqueta se lea claramente «sin gluten».

DATO CURIOSO

Puedes añadir SEMILLAS DE CHÍA a los *smoothies* del desayuno, a las hojuelas de avena o a las ensaladas para que tengas más variedad.

SUPERALIMENTOS
FRUTOS SECOS Y SEMILLAS

SEMILLAS DE CHÍA

Estas semillas no solo aportan una textura irresistible a tus jugos y *smoothies*, sino que también contienen mucha **fibra**, que es muy necesaria para la salud digestiva y para que te sientas saciada después de las comidas. Contienen los nueve **aminoácidos esenciales** y **omega-3** (la grasa buena que mejora la salud del corazón). También son ricas en **vitaminas** y **minerales**. Las semillas de chía pueden ser blancas o negras. Da igual porque ambas tienen el mismo valor nutricional.

LINAZA

Contiene **ácidos grasos omega-3** y es rica en **fibra**, por lo que puede ayudar a bajar el colesterol, saciarte durante más tiempo y estabilizar la glucemia. La linaza puede ser dorada o marrón. Da igual porque ambas tienen un valor nutricional parecido.

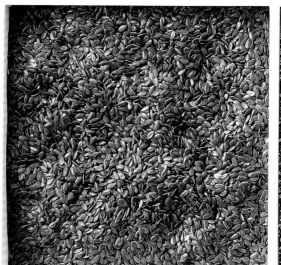
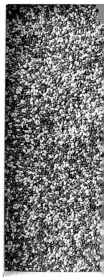

PEPITAS DE CALABAZA

Son una manera muy sabrosa de obtener proteínas, vitaminas del grupo B y minerales como el magnesio, el hierro y el zinc. Estas pequeñas bellezas contienen un aminoácido llamado **triptófano**, que puede aumentar la producción de las hormonas que necesitas para dormir.

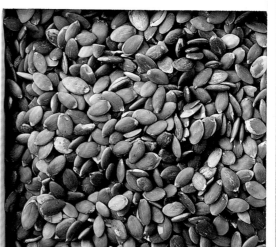
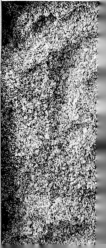

GERMEN DE TRIGO

Esta semilla es el diminuto núcleo denso en nutrientes del grano de trigo. ¡Es pequeño, pero una fuente de salud! Al incorporar germen de trigo a tu dieta aumentas la ingesta de **vitaminas del grupo B**, que son importantes para ayudar a tu cuerpo a obtener energía de los alimentos. El germen de trigo también es rico en **fibra**, que ayuda a mantener a raya el apetito y la salud intestinal.

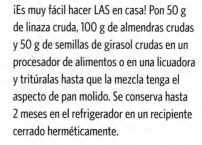

¡Es muy fácil hacer LAS en casa! Pon 50 g de linaza cruda, 100 g de almendras crudas y 50 g de semillas de girasol crudas en un procesador de alimentos o en una licuadora y tritúralas hasta que la mezcla tenga el aspecto de pan molido. Se conserva hasta 2 meses en el refrigerador en un recipiente cerrado herméticamente.

LAS

Es una mezcla en polvo hecha con linaza, almendras y semillas de girasol trituradas: ¡lo mejor de las tres de una sentada! El polvo LAS es rico en **proteínas** que te ayudarán a contrarrestar los antojos de azúcar porque mantendrán estable tu glucemia. También contiene minerales, entre ellos el **calcio**, que es importante para la salud de los huesos y de los músculos.

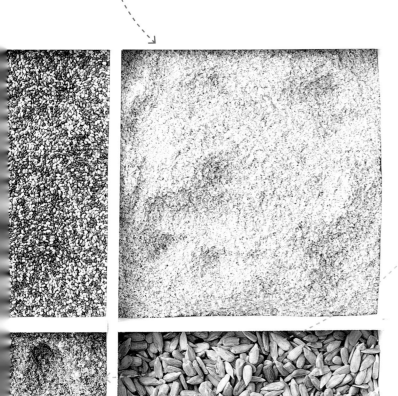

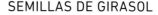

SEMILLAS DE GIRASOL

Contienen **vitamina E**, que tiene propiedades antiinflamatorias y ayuda a mantener la piel y el cabello sanos. También son ricas en **proteínas** y en **grasas** buenas para el corazón.

SUPERALIMENTOS CEREALES

Las hojuelas, por lo general en muesli, son uno de mis desayunos imprescindibles. Cómpralas siempre naturales, sin azúcares ni otros añadidos.

AVENA

Se cultiva en todo el mundo y es muy popular. Está llena de vitaminas y minerales que son necesarios para el correcto funcionamiento del cuerpo. Las hojuelas de avena contienen seis de las ocho **vitaminas del grupo B**, que nos ayudan a transformar la comida en energía. También contienen **betaglucano**, un tipo de carbohidrato que mejora el control de la glucemia y los niveles de colesterol. Este supercereal sacia mucho por su alto contenido en fibra. Las hojuelas de avena son perfectas para el desayuno, cocidas o en muesli y también se pueden añadir a los *bowls* de desayuno y a los *smoothies*.

HOJUELAS DE QUINOA

Originaria de Sudamérica, es una semilla muy nutritiva que se cocina como un cereal. Las hojuelas de quinoa están hechas de granos prensados y tienen las mismas propiedades que el grano entero. La quinoa no tiene gluten y es uno de los pocos alimentos de origen vegetal que contiene los **nueve aminoácidos esenciales**. Las hojuelas de quinoa se pueden utilizar casi como los de avena: en muesli, cocidas, en *smoothies* y en *bowls* de desayuno.

¡La QUINOA es uno de mis cereales favoritos! Se la añado a las ensaladas del mediodía junto con camarones a la plancha.

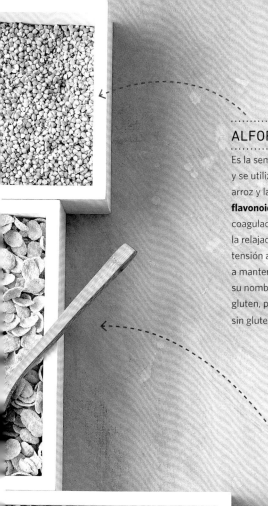

ALFORFÓN O TRIGO SARRACENO

Es la semilla comestible de la planta de alforfón y se utiliza de un modo similar a la avena, el arroz y la quinoa. Las semillas contienen el **flavonoide rutina**, que ayuda a la circulación y la coagulación de la sangre, y **magnesio**, que facilita la relajación de los vasos sanguíneos y reduce la tensión arterial. Juntos, estos nutrientes ayudan a mantener sano el aparato circulatorio. Aunque su nombre engañe, el trigo sarraceno no contiene gluten, por lo que puede formar parte de dietas sin gluten o muy bajas en gluten.

HOJUELAS DE ARROZ

Son parecidos a las hojuelas de quinoa. Se trata de granos de arroz cocidos al vapor, prensados y deshidratados. Los hay tanto blancos como integrales, aunque yo recomiendo los integrales porque en general contienen más **fibra**, más **vitaminas** y más **minerales** que los blancos refinados. Al igual que el arroz en grano, las hojuelas de arroz no contienen gluten y se pueden usar como otra alternativa sin gluten a las hojuelas de avena.

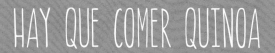

HAY QUE COMER QUINOA

SUPERALIMENTOS EN POLVO

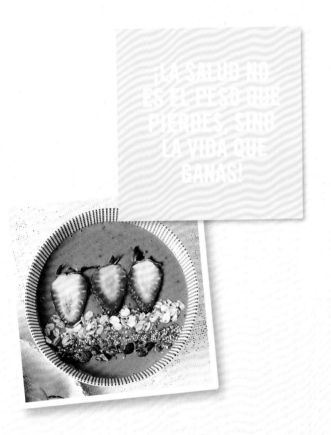

¡LA SALUD NO ES EL PESO QUE PIERDES, SINO LA VIDA QUE GANAS!

ESPIRULINA

Es un polvo verde oscuro hecho de un alga verde azulada. A menudo se usa como multivitamínico natural en dietas vegetarianas y veganas porque contiene los **nueve aminoácidos esenciales** y una buena cantidad de **hierro**. La espirulina tiene un sabor terroso muy característico, por lo que es mejor reservarla para platos de verduras o jugos verdes.

MACA

Es una raíz originaria de Perú. Es muy rica en **vitaminas** y **minerales** y contiene varios **alcaloides** singulares (sustancias químicas vegetales) que mejoran la función hormonal en el cuerpo en general. Los curanderos nativos usan la maca como remedio para todo tipo de problemas hormonales, entre ellos, menstruaciones irregulares, infertilidad, cansancio y pérdida de la libido. La maca tiene un sabor a frutos secos y a tierra y se puede añadir a los *smoothies* para darles un toque a malta y a caramelo.

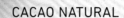

DATO CURIOSO

El CACAO EN POLVO tiene un sabor tan amargo que lo mejor es utilizarlo en pequeñas cantidades (1 cucharadita) en los *smoothies*, la avena o las trufas.

CACAO NATURAL

El cacao natural es chocolate sin ningún tipo de procesado. Contiene muchos minerales, sobre todo **magnesio**, que es muy importante en la producción de energía y para relajar los músculos. También ayuda a aumentar la producción de serotonina y dopamina del cuerpo, que son dos neurotransmisores (sustancias químicas del cerebro) que mejoran el humor y el estado de ánimo. El cacao se puede añadir a los licuados y a los *smoothies* que necesiten unas notas de chocolate. Sin embargo, puede resultar muy amargo. Si no estás acostumbrada a su sabor, empieza con cantidades muy pequeñas.

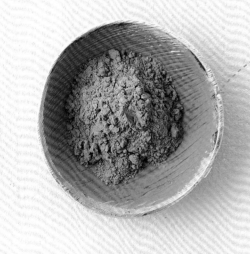

ALGARROBA

Es un polvo hecho de las vainas comestibles color café rojizo del algarrobo. El polvo de algarroba contiene **minerales** y una sustancia llamada **ácido gálico**, que tiene propiedades antibacterianas, antivirales y antisépticas. No contiene ni gluten ni cafeína y se puede añadir a postres y a *smoothies* que necesiten un toque de chocolate. Es un sustituto estupendo del chocolate amargo y del cacao.

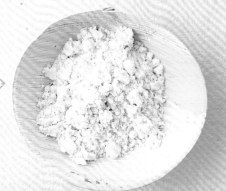

ALERGIAS E INTOLERANCIAS ALIMENTARIAS

¿Qué es una alergia o una intolerancia alimentaria?

Las alergias y las intolerancias alimentarias son reacciones negativas que se producen tras ingerir determinado alimento o nutriente. ¡Pero es muy importante no confundir la una con la otra!

Una **alergia** alimentaria es una reacción anormal del **sistema inmunlógico** a un alimento. Los síntomas pueden incluir picor, erupciones cutáneas e inflamación y en algunos casos pueden ser mortales o muy peligrosos (por ejemplo, la anafilaxis). Si tienes una alergia alimentaria, es importante que evites a toda costa los alimentos que la provocan.

Por su parte, una **intolerancia** alimentaria es una reacción negativa a un alimento, pero en la que **no interviene el sistema inmunológico**. Los síntomas pueden incluir notar la inflamación estomacal y alteraciones al ir al baño. Pueden resultar molestos y severos, pero no suelen ser mortales ni peligrosos. Debido a estos efectos secundarios, las intolerancias alimentarias pueden reducir los tipos de alimento que una persona puede ingerir cómodamente. También pueden dificultar la ingesta de todas las vitaminas y minerales que el cuerpo necesita.

Echemos un vistazo a las alergias y a las intolerancias alimentarias más comunes...

CUANDO AJUSTES TU DIETA A UNA INTOLERANCIA ES IMPORTANTE QUE COMPRENDAS QUE LA SOLUCIÓN VA MÁS ALLÁ DE EXCLUIR EL ALIMENTO (O GRUPO DE ALIMENTOS) DE TU DIETA.

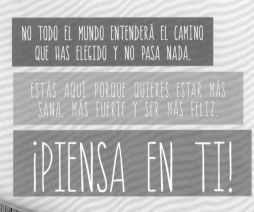

NO TODO EL MUNDO ENTENDERÁ EL CAMINO QUE HAS ELEGIDO Y NO PASA NADA.

ESTÁS AQUÍ PORQUE QUIERES ESTAR MÁS SANA, MÁS FUERTE Y SER MÁS FELIZ.

¡PIENSA EN TI!

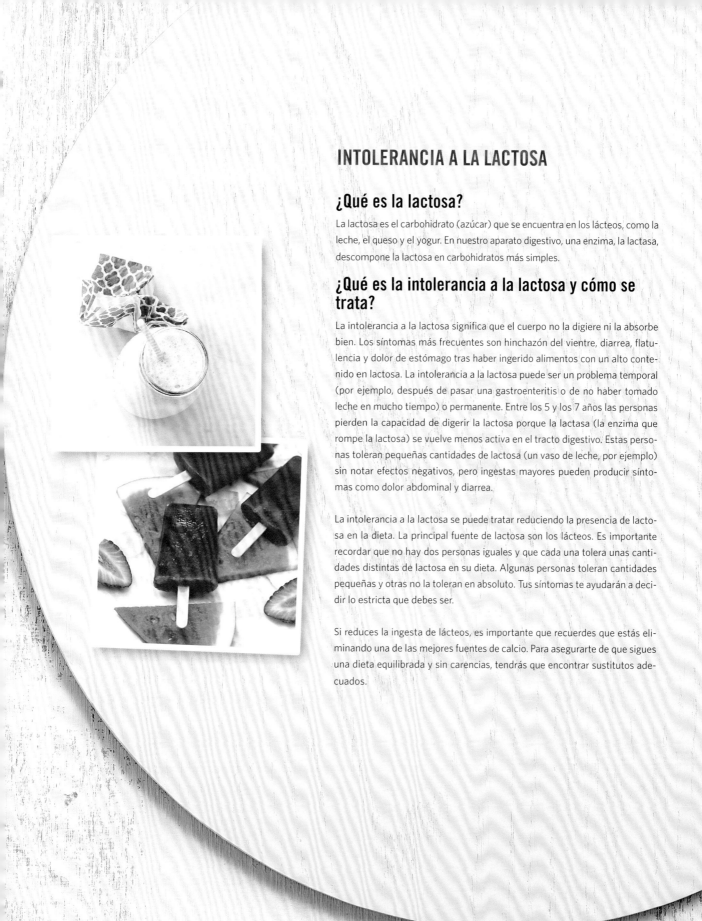

INTOLERANCIA A LA LACTOSA

¿Qué es la lactosa?

La lactosa es el carbohidrato (azúcar) que se encuentra en los lácteos, como la leche, el queso y el yogur. En nuestro aparato digestivo, una enzima, la lactasa, descompone la lactosa en carbohidratos más simples.

¿Qué es la intolerancia a la lactosa y cómo se trata?

La intolerancia a la lactosa significa que el cuerpo no la digiere ni la absorbe bien. Los síntomas más frecuentes son hinchazón del vientre, diarrea, flatulencia y dolor de estómago tras haber ingerido alimentos con un alto contenido en lactosa. La intolerancia a la lactosa puede ser un problema temporal (por ejemplo, después de pasar una gastroenteritis o de no haber tomado leche en mucho tiempo) o permanente. Entre los 5 y los 7 años las personas pierden la capacidad de digerir la lactosa porque la lactasa (la enzima que rompe la lactosa) se vuelve menos activa en el tracto digestivo. Estas personas toleran pequeñas cantidades de lactosa (un vaso de leche, por ejemplo) sin notar efectos negativos, pero ingestas mayores pueden producir síntomas como dolor abdominal y diarrea.

La intolerancia a la lactosa se puede tratar reduciendo la presencia de lactosa en la dieta. La principal fuente de lactosa son los lácteos. Es importante recordar que no hay dos personas iguales y que cada una tolera unas cantidades distintas de lactosa en su dieta. Algunas personas toleran cantidades pequeñas y otras no la toleran en absoluto. Tus síntomas te ayudarán a decidir lo estricta que debes ser.

Si reduces la ingesta de lácteos, es importante que recuerdes que estás eliminando una de las mejores fuentes de calcio. Para asegurarte de que sigues una dieta equilibrada y sin carencias, tendrás que encontrar sustitutos adecuados.

¿Cuáles son los sustitutos adecuados para los lácteos y dónde podemos encontrarlos?

1 LECHE

Se puede comprar leche de vaca sin lactosa. Son productos a los que a menudo se añaden pequeñas cantidades de la enzima lactasa. Así le ahorran a tu cuerpo tener que digerir la lactosa, lo que reduce los efectos secundarios negativos de la intolerancia.

NO TODAS LAS «LECHES» SON IGUALES

Si no encuentras leche de vaca sin lactosa, puedes usar otros productos fortificados con calcio (es decir, con calcio añadido) que no sean de vaca. Por ejemplo, las leches de arroz, de avena, de almendra, de soya, de coco y de quinoa. Recuerda que no todas son buenas alternativas a la de vaca, sobre todo en cuanto a su contenido en calcio y proteínas. Tenlo presente si te haces leches de este tipo en casa, por ejemplo, la de almendras.

Al elegir una alternativa a la leche de vaca, busca un producto que contenga como mínimo 100 mg de cal-cio por cada 100 ml. En la etiqueta de información nutricional del producto encontrarás la composición. Diferentes marcas añaden distintas cantidades de calcio. Es importante que consultes la información nutricional antes de comprarlo.

En Australia, algunas organizaciones de la salud con-sideran que la leche de soya fortificada es la mejor alternativa a la de vaca porque es la que tiene más proteínas. Otras alternativas son las leches fortifica-das de avena y de arroz. Como el arroz y la avena son cereales, son más ricos en carbohidratos y más bajos en proteínas que la leche de soya.

En términos generales, las leches de almendra y de quinoa no son buenas alternativas, ya que muchos productores no añaden calcio (o no el suficiente), sobre todo si en la etiqueta indica que son de pro-ducción ecológica. La leche de coco es mucho más alta en grasa saturada que cualquier otra leche y a menudo no contiene suficiente calcio.

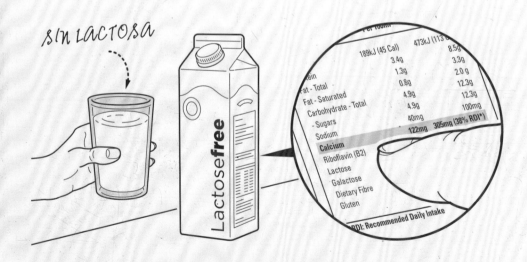

❷ QUESO Y YOGUR

Tal vez te sorprenda saber que el queso, sobre todo el curado, no contiene mucha lactosa, lo que significa que la gente con intolerancia puede tolerarlo en cantidades pequeñas sin efectos secundarios. El yogur fresco tiene mucha más lactosa que el queso, pero la cantidad baja con cada día que pasa por las bacterias naturales que contiene. Lo que significa que la gente con intolerancia a la lactosa podría tolerar el yogur con muy pocos efectos secundarios (o con ninguno) si lo consume poco antes de la fecha de caducidad. Por razones de salud y de seguridad, no te recomiendo que lo consumas una vez que haya caducado.

Es posible encontrar quesos y yogures sin lactosa y también hechos de soya. Son productos poco comunes, por lo que suelen ser más caros. Recuerda que si eliges productos sin lácteos, tienes que consultar la etiqueta para comprobar que llevan calcio añadido. Si quieres evitar la soya por completo, te aconsejo que sustituyas las porciones diarias de lácteos por productos no lácteos fortificados con generosas cantidades de calcio.

¿Debería tomar un suplemento de calcio si soy intolerante a la lactosa?

El mayor problema de reducir o eliminar los lácteos de la dieta es que son una de las mejores fuentes de calcio que hay. Al cambiar los lácteos por alternativas apropiadas, es posible que cubras tus necesidades diarias de calcio sin necesidad de suplementos. Si eres intolerante a la lactosa y no puedes seguir las pautas que te he marcado, te recomiendo que hables con un profesional médico para que te recete el suplemento de calcio que más se adecúe a tus necesidades.

PREGUNTAS FRECUENTES

P ¿PUEDO TOMAR PROTEÍNAS EN POLVO SI SOY INTOLERANTE A LA LACTOSA?

R A algunas personas con intolerancia a la lactosa les preocupa la proteína de suero de leche porque procede de la leche de vaca. Por lo general, la proteína aislada de suero de leche es muy baja en lactosa y se puede incluir en dietas bajas en lactosa. No obstante, si tu objetivo es eliminar la lactosa de tu dieta, puedes sustituirla por polvos de proteínas sin lácteos como los de soya, los de arroz y los de chícharo.

NOTA: Las proteínas de suero lácteo y las de soya son lo que se conoce como proteínas completas porque contienen los nueve aminoácidos esenciales que el cuerpo no produce por sí mismo. Las proteínas de arroz y de chícharos son proteínas incompletas ya que solo contienen parte de los nueve aminoácidos esenciales. Al igual que los veganos y los vegetarianos, si eres consciente y haces un esfuerzo por incluir alimentos de todos los grupos en las cantidades diarias recomendadas, obtendrás los aminoácidos esenciales que tu cuerpo necesita.

INTOLERANCIA AL GLUTEN Y CELIAQUÍA

¿Qué es el gluten?

El gluten es una proteína que se encuentra en cereales como el trigo, la cebada y el centeno.

¿Qué es la intolerancia al gluten?

La intolerancia o sensibilidad al gluten es una reacción negativa a los alimentos que contienen gluten. Los síntomas pueden incluir hinchazón del vientre y movimientos intestinales alterados tras haber ingerido alimentos con gluten. Aunque en algunos casos estos síntomas pueden ser severos, no causan daño al intestino delgado.

¿Qué es la celiaquía?

La celiaquía es una enfermedad en la que el sistema inmunológico reacciona negativamente al gluten, lo que puede causar daños en el intestino delgado. Puede impedir que absorbas los nutrientes correctamente, lo que podría resultar en déficits nutricionales y, en algunos casos, en malnutrición. El único tratamiento que existe para la celiaquía es eliminar el gluten de la dieta.

NOTA: La celiaquía y la intolerancia al gluten son dos cosas muy diferentes. Si crees que los alimentos con gluten te caen mal, es importante que acudas al médico para que te examinen.

¿Cómo afecta al plan de alimentación que elimine el gluten de mi dieta?

Si eres intolerante al gluten o te han diagnosticado celiaquía, tendrás que evitar los alimentos que contengan gluten. Las fuentes más comunes de gluten son los panes, las tortillas de trigo, la pasta y las hojuelas de avena. Tendrás que sustituirlos por alternativas sin gluten, que hay muchas. Por suerte, muchas de las semillas y cereales incluidos en mis planes de alimentación, como el arroz integral y la quinoa, no contienen gluten, así que no te hará falta buscarles sustituto.

En muchos supermercados disponen de **PAN, TORTILLAS DE TRIGO Y PASTA** sin gluten. Antes de comprar estos productos, lee la etiqueta y comprueba que no contienen gluten.

Las **HOJUELAS DE AVENA** no contienen gluten, pero sí una proteína llamada avenina que tiene propiedades similares. Hay un debate abierto sobre si los celíacos pueden comer avena o no y en cada país se siguen ciertas recomendaciones. En Australia, se recomienda que los celíacos eviten la avena por completo mientras que en España y Reino Unido les está permitida en pequeñas cantidades. El problema es que es frecuente que la avena se contamine de trigo a lo largo del proceso de producción. Por ejemplo, puede que se cultiven el uno junto a la otra, que los transporten y los almacenen juntos o que los procesen con la misma maquinaria. Si eres celíaca, habla con la asociación de celíacos más cercana para que te den las pautas a seguir. Algunas personas con intolerancia al gluten toleran la avena no contaminada en pequeñas cantidades sin problema. Si necesitas evitar la avena, puedes sustituirla por alternativas sin gluten, como las hojuelas de arroz o las de quinoa.

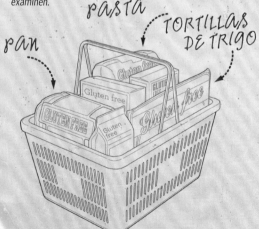

PAN

PASTA

TORTILLAS DE TRIGO

ALERGIA A LOS CACAHUATES Y A LOS FRUTOS SECOS

¿Qué son?

La alergia a los cacahuates y a los frutos secos es una reacción negativa del sistema inmunológico a las proteínas de estos alimentos. Los síntomas van desde las molestias estomacales y los movimientos intestinales alterados a reacciones cutáneas e inflamación de la boca y la garganta. Pueden manifestarse, aproximadamente, a la media hora de haber ingerido el alérgeno. En algunos casos la reacción puede ser grave e incluso mortal (como la anafilaxis) y puede producirse a los pocos minutos de la ingesta.

Los cacahuates no son frutos secos, sino un tipo de legumbre muy distinta a las almendras, las nueces, las nueces de la India, las avellanas y las nueces de Brasil. Lo que significa que si eres alérgico a los cacahuates, tal vez no lo seas a los frutos secos y viceversa. No obstante, al igual que con la avena, es muy frecuente que los fabricantes utilicen el mismo equipamiento para procesarlos, por eso se recomienda que, en general, evites tanto cacahuates como frutos secos.

¿Y SI TENGO OTRAS NECESIDADES DIETÉTICAS?

Si tienes necesidades dietéticas especiales u otras intolerancias que afectan a tus posibilidades de seguir mi plan de alimentación, te recomiendo que visites a un nutriólogo para que te ayude a adaptar el plan de comidas a lo que tú necesites.

¿Cómo afecta la alergia a los frutos secos al plan de alimentación?

Cuando ajustes la dieta a una alergia a los cacahuates o a los frutos secos, es importante comprender que estos alimentos son fuente de grasas sanas, algunas de ellas esenciales porque nuestro cuerpo no puede producirlas. Más que eliminarlos por completo, te recomiendo que sustituyas los frutos secos y las cremas de frutos secos por alternativas sin frutos secos, como las cremas de semillas de girasol y de pepitas. También puedes usar aceites vegetales en lugar de aceites de frutos secos, o cocinar con harina integral en lugar de harina de almendras. Si no encuentras sustituto para una comida concreta, siempre puedes añadir raciones extra de grasas sanas a otra comida ese mismo día, por ejemplo, un poco más de aguacate a los huevos del desayuno, o un segundo chorrito de aceite de oliva en el aderezo de la ensalada. Estos pequeños ajustes pueden ayudarte a obtener la cantidad diaria recomendada de grasas saludables que aseguran que no te pierdas los nutrientes que aportan estos alimentos.

Puede ser complicado evitar los frutos secos y los cacahuates, sobre todo en alimentos ya envasados. Por suerte, la normativa de casi todos los gobiernos obliga a los productores a informar en el etiquetado si un producto contiene frutos secos o cacahuates o si ha estado en contacto con ellos durante su producción.

Es importante leer las etiquetas antes de comprar un alimento, así como preguntar en los restaurantes para asegurar que lo que vas a comer no te provoque una reacción alérgica.

MI PLAN DE COMIDAS

Comer sano no tiene por qué ser complicado. Mi plan de comidas es flexible y utiliza una amplia variedad de alimentos de los seis grupos (véase la página 22 para más información sobre nutrición).

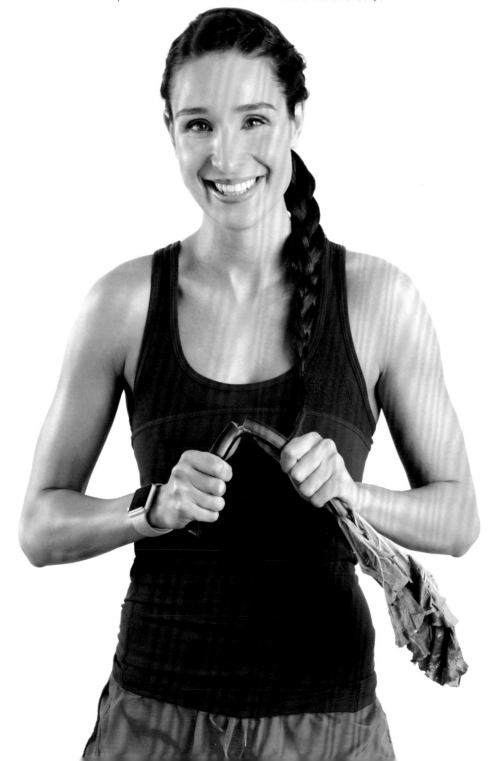

ESTOS SEIS GRUPOS DE ALIMENTOS REPRESENTAN LA BASE DE UNA BUENA ALIMENTACIÓN.

SEMILLAS Y CEREALES

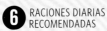 **6** RACIONES DIARIAS RECOMENDADAS

El arroz, la quinoa, las hojuelas de avena, el muesli, el pan y los cereales son la principal fuente de carbohidratos para tu cuerpo y su fuente preferida de energía. Estos alimentos también aportan otros nutrientes clave, como proteínas, fibra, vitaminas del grupo B y minerales como el hierro, el magnesio y el zinc.

FRUTA

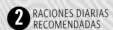 **2** RACIONES DIARIAS RECOMENDADAS

La fruta es rica en vitaminas, entre ellas la vitamina C y el ácido fólico. También nos proporciona potasio, fibra y carbohidratos en forma de azúcares naturales. La piel de la fruta (cuando es comestible) es muy alta en fibra.

PRODUCTOS LÁCTEOS Y ALTERNATIVAS

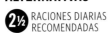 **2½** RACIONES DIARIAS RECOMENDADAS

La leche, el queso y el yogur son especialmente ricos en calcio, un mineral muy importante para la salud de los huesos y de los músculos. Estos alimentos proporcionan a nuestro cuerpo proteínas, yodo, vitaminas A y D, riboflavina (vitamina B2), vitamina B12 y zinc.

GRASAS SANAS

 2 RACIONES DIARIAS RECOMENDADAS

Alimentos como el aguacate, los frutos secos y las semillas nos proporcionan los ácidos grasos esenciales que el cuerpo no puede producir por sí mismo. Aportan energía y contribuyen a mantener la estructura y buen funcionamiento de nuestras células.

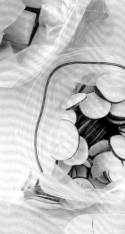

VERDURAS Y LEGUMBRES

 5 RACIONES DIARIAS RECOMENDADAS

Las verduras son ricas en nutrientes y pobres en energía. Lo que significa que tienen mucho de lo bueno, pero pocas calorías, cosa que es genial cuando una tiene mucha hambre. Son especialmente beneficiosas porque contienen abundantés vitaminas y minerales, fibra y una amplia variedad de fitoquímicos (sustancias químicas que se encuentran de manera natural en las plantas y que pueden ayudar a tu cuerpo a combatir la enfermedad). Las legumbres, por ejemplo, los garbanzos y las lentejas, son una valiosa fuente de proteínas.

CARNES MAGRAS, MARISCOS, HUEVOS Y ALTERNATIVAS A LA CARNE

 2½ RACIONES DIARIAS RECOMENDADAS

Este grupo de alimentos incluye la carne roja (ternera y cordero), las aves (pollo y pavo), los mariscos, los huevos y también las legumbres. Estos alimentos son las mejores fuentes de proteínas para el cuerpo. También nos proporcionan una larga lista de minerales (entre ellos, yodo, hierro y zinc), vitaminas y grasas saludables. Para los vegetarianos y los veganos este grupo consiste básicamente en huevos, legumbres, tofu y tempeh.

ALIMENTOS	ALIMENTOS HABITUALES Y RACIONES
SEMILLAS Y CEREALES	1 rebanada de pan integral ½ rollito integral o media tortilla de trigo integral 30 g de muesli, hojuelas de avena o hojuelas de quinoa 90 g de arroz o quinoa hervidos 80 g de pasta integral hervida 100 g de fideos vermicelli de arroz hervidos 2 tostadas integrales
VERDURAS Y LEGUMBRES	VERDURAS Y LEGUMBRES SIN ALMIDÓN 1 puñado de hojas de lechuga, de espinaca *baby*, de arúgula o kale 1 zanahoria mediana, pepino, jitomate, calabacita mediana, cebolla pequeña o betabel pequeño ½ pimiento o berenjena mediana 2 ramas de apio 150 g de jitomates en conserva VERDURAS Y LEGUMBRES CON ALMIDÓN ½ papa mediana o camote ½ mazorca de maíz o 60 g de maíz en conserva o congelado 75 g de legumbres cocidas (frijoles rojos, garbanzos o lentejas)
FRUTA	1 manzana mediana, plátano, naranja, mango o pera pequeña 170 g de bayas mixtas o 160 g de arándanos o frambuesas 250 g de sandía o de fresas 1 puñado grande de uvas (~25) o cerezas (~20) 25 g de pasas o 30 g de bayas de goji o de arándanos rojos 125 ml de jugo de fruta recién exprimido
PRODUCTOS LÁCTEOS Y ALTERNATIVAS	250 ml de leche semidescremada o de leche fortificada con calcio 200 g de yogur natural descremado o yogur de soya 40 g de queso curado bajo en grasas 60 g de queso feta bajo en grasa sin sal o 100 g de ricotta bajo en grasa 120 g de queso cottage o ricotta bajo en grasa
CARNES MAGRAS, MARISCOS, HUEVOS Y ALTERNATIVAS A LA CARNE	65 g de carne magra cocinada (ternera y cordero) 80 g de pollo cocido o 90 g de pavo cocinado 100 g de pescado blanco cocinado o de atún en conserva 70 g de salmón cocinado o de salmón ahumado o en conserva 2 huevos grandes 150 g de legumbres cocidas (frijoles rojos, garbanzos o lentejas) 170 g de tofu u 85 g de tempeh
GRASAS SANAS	1½ cucharadita de aceite monoinsaturado o poliinsaturado 10 g de frutos secos o 2 cucharaditas de crema de frutos secos 25 g de aguacate (⅛ de aguacate)

HE USADO ESTOS GRUPOS DE ALIMENTOS PARA CREAR UN PLAN COMPLETO DE NUTRICIÓN DE 28 DÍAS QUE CUBRE TODAS TUS NECESIDADES NUTRICIONALES.

Como ves, cada uno de los seis grupos proporciona al cuerpo unos nutrientes distintos. Así se ve más claro lo importante que es consumir alimentos de todos los grupos en cantidades equilibradas.

Igual que necesitamos nutrientes en distintas cantidades, también necesitamos consumir distintas raciones de cada grupo. En la página 61 encontrarás las raciones que recomiendo de cada grupo de alimentos.

Es importante no confundir porción con ración. Por ejemplo, seis porciones de cereales y semillas al día no equivalen a seis comidas, sino al total de cereales y semillas que debes consumir a diario.

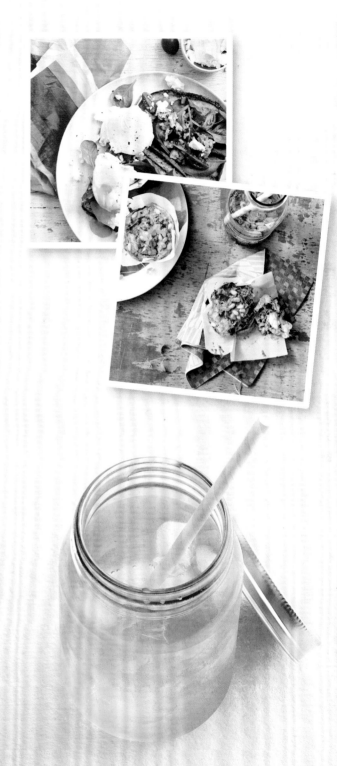

PREGUNTAS FRECUENTES

P ¿NECESITO TOMAR SUPLEMENTOS?

R En mi opinión, no hay nada como una vida sana en la que se combinan una dieta equilibrada y el ejercicio o la actividad física regular. Como su nombre indica, los suplementos están diseñados para suplementar una dieta o un estilo de vida sanos. Una dieta pobre no se arregla ni con ejercicio ni con suplementos. Es importante que consumas alimentos de todos los grupos y en cantidades equilibradas para que puedas obtener todos los nutrientes que tu cuerpo necesita.

En caso de que no puedas comer alimentos de un grupo en concreto por una alergia o una intolerancia, es posible que necesites un suplemento que te ayude a cubrir los vacíos nutricionales. No obstante, te recomiendo que consultes con un profesional médico antes de tomar algún suplemento vitamínico.

¡TAN FÁCIL COMO EL A, B, C, D !

Todas las recetas del libro están marcadas
con uno de los siguientes iconos:

Si en el plan de comidas hay una receta que
no te gusta o no encaja con tus preferencias,
puedes sustituirla por otra comida marcada
con el mismo icono.

ENCUENTRA 70 RECETAS
MÁS EN:
www.kaylaitsines.com/28day/
swapouts

Por ejemplo, si no se te antoja la avena
cocida con pera pochada, un desayuno
marcado como A, puedes sustituirlo
por el *Parfait* de fruta de la pasión o por
las Fresas maceradas, o cualquier otro
desayuno del libro que esté marcado con
la misma letra.

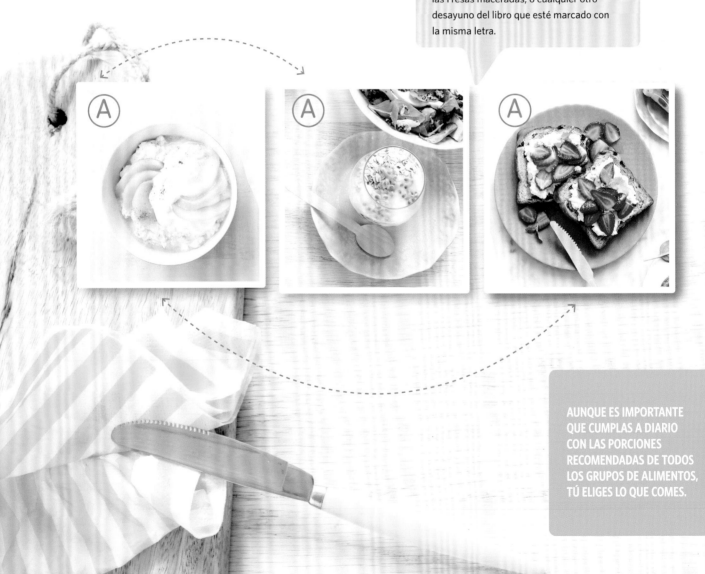

AUNQUE ES IMPORTANTE
QUE CUMPLAS A DIARIO
CON LAS PORCIONES
RECOMENDADAS DE TODOS
LOS GRUPOS DE ALIMENTOS,
TÚ ELIGES LO QUE COMES.

OPCIONES FLEXIBLES

Entiendo que las preferencias alimentarias son diversas. La belleza de mi método está en que los planes de nutrición se pueden adaptar para que tengas **mucha variedad**.

Para ayudarte a conseguirlo te ofrezco cuatro variaciones de las comidas: A, B, C y D. Cada variación contiene el mismo número de comidas y el mismo número de raciones recomendadas de los principales grupos de alimentos, aunque difieren en el modo en que los grupos se distribuyen a lo largo del día. Lo

que significa que tienes distintos tipos de comida a distintas horas del día durante la semana para que puedas adaptarlos con facilidad a tu vida y a tus preferencias.

Por ejemplo, todas las comidas de la opción D contienen una pequeña ración de cereales y semillas, mientras que la opción C tiene más cereales a primera hora del día, pero ninguno en la cena. Para que sea fácil, el plan tiene variaciones diarias con una distribución distinta para todas las comidas.

	OPCIÓN **A**	OPCIÓN **B**	OPCIÓN **C**	OPCIÓN **D**
Desayuno	2 raciones de cereales y semillas 1 ración de fruta 1 ración de productos lácteos o alternativas	1 ración de cereales y semillas ½ ración de verduras y legumbres 1½ ración de fruta 1½ ración de productos lácteos o alternativas 1 ración de grasas sanas	2 raciones de cereales y semillas ½ ración de fruta ¾ ración de productos lácteos o alternativas 1½ ración de grasas sanas	2 raciones de cereales y semillas 1 ración de verduras y legumbres ½ ración de productos lácteos o alternativas 1 ración de carne magra, mariscos, huevos y alternativas a la carne 1 ración de grasas sanas
Snack A.M.	1 ración de cereales y semillas 1 ración de verduras y legumbres ½ ración de carne magra, mariscos, huevos y alternativas a la carne	½ ración de fruta 1 ración de grasas sanas	1 ración de cereales y semillas 1½ ración de fruta 1 ración de productos lácteos o alternativas	1 ración de cereales y semillas 1 ración de fruta ½ ración de productos lácteos o alternativas
Almuerzo	1 ración de cereales y semillas 2 raciones de verduras y legumbres 1 ración de carne magra, mariscos, huevos y alternativas a la carne	2 raciones de cereales y semillas ½ ración de verduras y legumbres ½ ración de productos lácteos o alternativas 1 ración de carne magra, mariscos, huevos y alternativas a la carne	2 raciones de cereales y semillas 1½ ración de verduras y legumbres 1 ración de carne magra, mariscos, huevos y alternativas a la carne	1 ración de cereales y semillas 1½ ración de verduras y legumbres ½ ración de productos lácteos o alternativas ½ ración de carne magra, mariscos, huevos y alternativas a la carne
Snack P.M.	1 ración de fruta 1½ ración de productos lácteos o alternativas	1 ración de cereales y semillas 1 ración de verduras y legumbres ½ ración de carne magra, mariscos, huevos y alternativas a la carne	1 ración de cereales y semillas ¼ ración de productos lácteos o alternativas	1 ración de cereales y semillas ½ ración de verduras y legumbres ½ ración de productos lácteos o alternativas
Cena	2 raciones de cereales y semillas 2 raciones de verduras y legumbres 1 ración de carne magra, mariscos, huevos y alternativas a la carne 2 raciones de grasas sanas	2 raciones de cereales y semillas 2 raciones de verduras y legumbres ½ ración de productos lácteos o alternativas 1 ración de carne magra, mariscos, huevos y alternativas a la carne	3½ raciones de verduras y hortalizas (1 con almidón) ½ ración de productos lácteos o alternativas 1½ ración de carne magra, mariscos, huevos y alternativas a la carne ½ ración de grasas sanas	1 ración de cereales y semillas 2 raciones de verduras y legumbres 1 ración de fruta ½ ración de productos lácteos o alternativas 1 ración de carne magra, mariscos, huevos y alternativas a la carne 1 ración de grasas sanas

PLAN DE COMIDAS

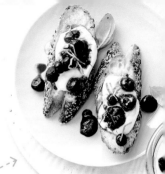

Como puedes ver en los planes de nutrición semanales, ¡comer sano no significa comer solo lechuga y pechuga!

1ª SEMANA

	DÍA 1 A	DÍA 2 B	DÍA 3 C	DÍA 4 D	DÍA 5 A	DÍA 6 B	DÍA 7 C
Desayuno	Quinoa cocida con higos frescos (página 96)	*Smoothie bowl* verde (página 100)	Crema de cacahuate montada y plátano (página 104)	Pan tostado con salmón y eneldo (página 108)	*Bruschetta* de desayuno de yogur con frutos del bosque (página 112)	*Smoothie bowl* de frutos del bosque y plátano (página 116)	Muesli casero (página 120)
Snack a.m.	Galletas de arroz con salsa de betabel (página 96)	Manzana con crema de frutos secos (página 100)	*Parfait* de mousse de frutos del bosque (página 104)	Pan crujiente de centeno con moras azules y ricotta (página 108)	Tortitas de arroz con atún (página 112)	Uvas con almendras (página 116)	*Smoothie* de miel (página 120)
Comida	Pita de pollo marroquí (página 96)	Kebab de pollo con tzatziki casero (página 100)	San Choy Bow (página 104)	Ensalada *caprese* (página 108)	Ensalada de pasta con jitomate asado y verduras (página 112)	Quesadilla de frijoles negros, jitomate y maíz (página 116)	Ensalada de arroz negro con atún (página 120)
Snack p.m.	Remolino de frutos del bosque (página 97)	Pan crujiente de centeno con hummus y jitomate (página 101)	Galletas de arroz con yogur a la menta (página 105)	Pan crujiente de centeno con jitomate, queso feta y albahaca (página 109)	*Smoothie* de cerezas (página 113)	Tostadas de quinoa con salsa de alubias y pimiento (página 117)	Triángulos de pan pita con tzatziki (página 121)
Cena	Chili de camarones y coco con verduras (página 97)	Pollo peri-peri con ensalada de arroz (página 101)	Pescado al horno a la griega (página 105)	Pollo a la plancha con ensalada asiática y noodles (página 109)	*Nasi Goreng* con huevo (página 113)	Hamburguesa de cerdo desmenuzado y ensalada de col (página 117)	Camote relleno (página 121)

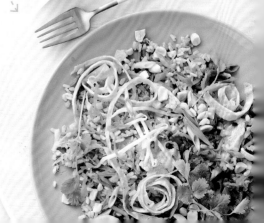

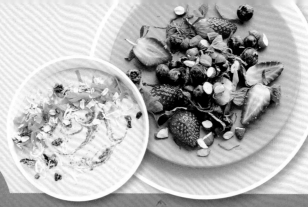

2ª SEMANA

	DÍA 1	DÍA 2	DÍA 3	DÍA 4	DÍA 5	DÍA 6	DÍA 7
	D	A	B	C	D	A	B
Desayuno	Huevos al horno superverdes (página 124)	*Parfait* de dátiles Medjoul (página 128)	*Smoothie bowl* de pastel de zanahoria (página 132)	Avena trasnochada con frambuesas (página 136)	*Omelette* de semillas de chía (página 140)	*Wraps* de plátano y ricotta (página 144)	*Smoothie bowl* verde con mango (página 148)
Snack a.m.	Yogur con frutos del bosque y muesli (página 124)	Pan al horno con hummus de zanahoria (página 128)	Ensalada de frutos del bosque y frutos secos (página 132)	*Smoothie* al durazno (página 136)	Yogur con plátano, miel de maple y muesli (página 140)	Triángulos de pita con paté de lentejas y jitomates deshidratados (página 144)	Fresas con salsa de chocolate (página 148)
Comida	Ensalada de quinoa y verduras asadas (página 124)	Crepa salada (página 128)	Sándwich de pan pita con falafel (página 132)	Ensalada marroquí de pollo (página 136)	Ensalada César (página 140)	Ensalada mexicana (página 144)	Pita de medallón de calabacita (página 148)
Snack p.m.	Sándwich de queso y jitomate (página 125)	Manzana cocida con yogur y miel (página 129)	Tortitas de arroz con hummus, jitomate y espinacas (página 133)	Pan de centeno con ricotta (página 137)	Tortitas de arroz con jitomates deshidratados y ricotta (página 141)	Mousse de mango y maracuya (página 145)	Tostadas de quinoa con huevo y pepino (página 149)
Cena	Calamares rellenos (página 125)	Paella de pollo (página 129)	Tacos de pescado (página 133)	Pasta de calabacita a la boloñesa (página 137)	Tajín de cordero con cuscús (página 141)	*Risotto* de calabaza y alubias (página 145)	Camarones Saganaki con arroz de espinacas (página 149)

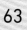

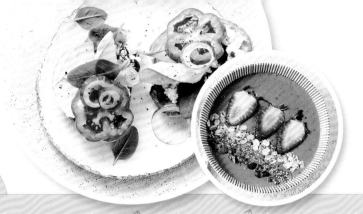

	DÍA 1	DÍA 2	DÍA 3	DÍA 4	DÍA 5	DÍA 6	DÍA 7
	C	D	A	B	C	D	A
Desayuno	Pan tostado con ricotta, fresas y «jarabe de nutella» (página 152)	Burrito de desayuno (página 156)	Avena cocida con pera pochada (página 160)	*Smoothie bowl red velvet* (página 164)	Yogur con frutos del bosque, chía y muesli (página 168)	Ensalada de desayuno (página 172)	*Parfait* de maracuyá (página 176)
Snack a.m.	*Smoothie* de piña y mango (página 152)	Pan crujiente de centeno con moras azules y ricotta (página 156)	Tostadas de quinoa con salmón ahumado y pepino (página 160)	Plátano con crema de cacahuate (página 164)	*Smoothie* al durazno (página 168)	*Parfait* de chabacano y ciruela (página 172)	Galletas de arroz con hummus de zanahoria (página 176)
Comida	Ensalada asiática de noodles (página 152)	Ensalada griega de pasta (página 156)	Ensalada de sushi (página 160)	Pan tostado con pavo y arándanos rojos (página 164)	*Wrap* de ensalada vegetariana (página 168)	Pan tostado con zanahoria y garbanzos (página 172)	Ensalada de pollo, calabaza y quinoa (página 176)
Snack p.m.	Galletas de arroz con yogur al ajo y al cilantro (página 153)	Triángulos de pan pita con salsa de betabel y yogur (página 157)	*Smoothie* de dátiles (página 161)	Pan crujiente de centeno con hummus y jitomate (página 165)	Galletas de arroz con yogur a la menta (página 169)	Tortitas de arroz con jitomates deshidratados y ricotta (página 173)	*Smoothie* de proteínas y durazno (página 177)
Cena	Musaca (página 153)	«Fish and Chips» (Pescado con quinoa, parmesano y ensalada) (página 157)	Pad Thai con pollo (página 161)	Pizza de pollo, camote, cebolla caramelizada y arúgula (página 165)	Ensalada Niçoise (página 169)	Ensalada de arroz integral, pollo y naranja (página 173)	Salteado de ternera (página 177)

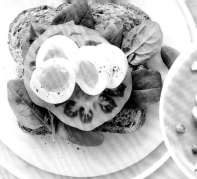
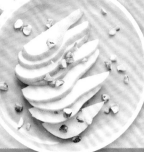

4ª SEMANA

	DÍA 1	DÍA 2	DÍA 3	DÍA 4	DÍA 5	DÍA 6	DÍA 7
	B	C	D	A	B	C	D
Desayuno	*Smoothie bowl* tropical (página 180)	Muesli sano a la suiza (página 184)	*Bruschetta* de champiñones (página 188)	Fresas maceradas (página 192)	*Smoothie bowl* de pay de calabaza (página 196)	Granola de frutos del bosque (página 200)	Montadito con *duqqa* (página 204)
Snack a.m.	Ensalada de frutas con aderezo de chía (página 180)	*Smoothie* de frambuesas y chocolate (página 184)	Pan crujiente de centeno con moras azules y ricotta (página 188)	Pan tostado con huevo y espinacas (página 192)	Pera y pistaches (página 196)	*Smoothie* de miel (página 200)	Compota de manzana y ruibarbo con muesli (página 204)
Comida	Ensalada "Tacos" (página 180)	Ensalada italiana de pasta (página 184)	Ensalada de atún y arroz integral (página 188)	Rollitos vietnamitas de pollo (página 192)	Sándwich de pavo y ensalada arcoíris (página 196)	*Wrap* fresco de atún (página 200)	Pan tostado con salmón (página 204)
Snack p.m.	Tostas con salsa de alubias y pimiento (página 181)	Pan de centeno con ricotta (página 185)	Sándwich de queso y jitomate (página 189)	*Smoothie* de manzana de caramelo (página 193)	Tortitas de arroz con hummus, jitomate y espinacas (página 197)	Galletas de arroz con tzatziki casero (página 201)	Triángulos de pan pita con salsa de betabel y yogur (página 205)
Cena	*Risotto* de betabel con salmón (página 181)	Brochetas de pollo a la griega (página 185)	Enchiladas de pollo (página 189)	Ternera al curri *massaman* (página 193)	Espagueti marinara (página 197)	Ensalada de falafel y calabaza asada con aderezo de yogur y tahini (página 201)	Pollo adobado y arroz con frijoles, salsa de mango y yogur de lima (página 205)

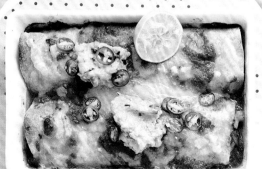

ESTILOS DE VIDA Y DE ALIMENTACIÓN SALUDABLES

En mi experiencia, la gente que presta atención a su salud desde un punto de vista holístico tiene más éxito a la hora de alcanzar sus objetivos. Para eso tienes que ser consciente de todos los aspectos de tu salud y mantener un equilibrio constante. Aquí tienes algunos ejemplos de cómo fomentar el equilibrio en tu vida y en tu dieta.

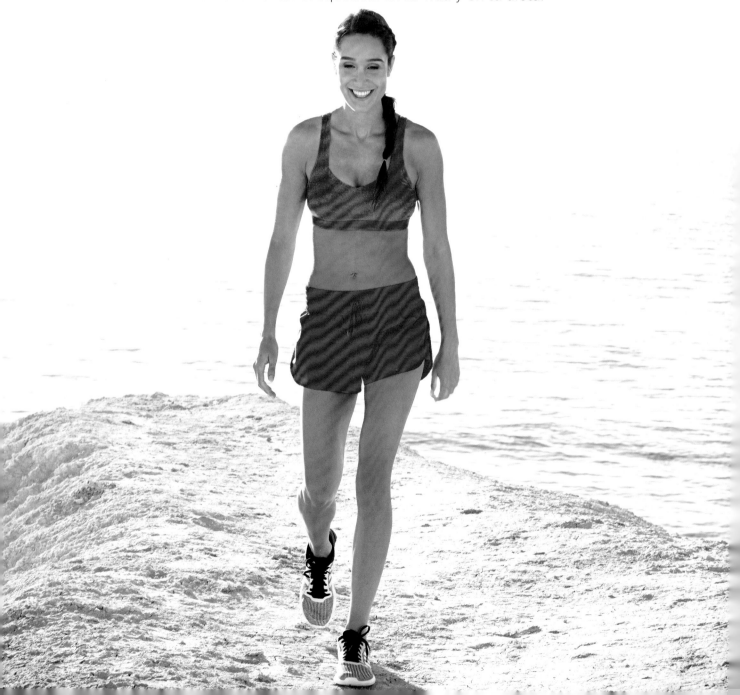

COMIDAS LIBRES

¿Qué son las «comidas libres»?

Es darte el capricho de comer o beber una cosa que te guste mucho una vez a la semana. Por lo que yo sé, el concepto de las comidas libres nació en el mundo de la halterofilia, donde lo usaban para provocar un pico de actividad hormonal y ayudar a perder grasa de manera constante.

Mucha gente cree que tienen un impacto significativo en la salud, pero mi experiencia me demuestra que las comidas libres no son necesarias para seguir progresando.

Sin embargo, al adoptar un nuevo estilo de vida sano, mucha gente la pasa mal por los antojos y las ganas de tomar sus platos y bebidas favoritos. Al adoptar una nueva dieta y rutina de ejercicio, es muy normal que la comida no te llene o tener antojos muy fuertes. Poder hacer una comida libre una vez a la semana ha permitido a muchos de mis clientes mantener sus progresos sin caer en la tentación el resto de la semana. Más que ofrecer pruebas científicas nutricionales, mi experiencia me dice que las comidas libres son una forma efectiva de aliviar el estrés psicológico que ha permitido a mis clientes continuar con su entrenamiento y su estilo de vida sano a largo plazo.

CONSEJOS SOBRE LAS «COMIDAS LIBRES»

Cosas que tener en cuenta para las comidas libres:

1 Se trata de una comida libre, no de pasarse el día entero comiendo lo que no se debe. Intenta no pasarte horas comiendo sin parar. Normalmente una comida dura entre 40 y 60 minutos, ese es el tiempo que tienes, no pases de ahí.

2 No te obligues a comer de más ni hagas lo imposible para poder comer más que de costumbre. No tiene sentido que te obligues a hacer una comida libre pantagruélica.

3 Procura no arrepentirte. No tiene nada de malo darse un capricho, no te castigues.

Muchos de mis clientes han notado que después de comer de más retienen más agua durante 24-48 horas después de la comida libre. Es difícil decir si es una cuestión física o psicológica. Pero no hay de qué preocuparse, ya que es normal que el cuerpo se hinche un poco después de una comida generosa.

SEGUIR UN PLAN DE COMIDAS SANO NO SIGNIFICA PRIVARSE DE TODO. PUEDES DARTE UN CAPRICHO DE VEZ EN CUANDO SIEMPRE QUE LLEVES UNA DIETA EQUILIBRADA.

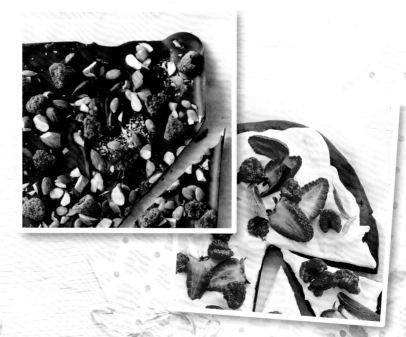

ALCOHOL

Seamos sinceros: ¡tu cuerpo no necesita el alcohol para vivir! Pero en algunos países forma parte de la cultura y la presión para salir de copas con los amigos o brindar en una celebración puede ser abrumadora. No obstante, he de recalcar que no promuevo ni apruebo el consumo de alcohol ni de ningún tipo de droga.

El alcohol está clasificado como macronutriente porque proporciona 7 calorías por gramo, casi el doble de calorías que las proteínas y los carbohidratos. Eso significa que el alcohol, incluso en pequeñas cantidades, aumenta significativamente tu ingesta calórica ese día, sobre todo si va mezclado con otras bebidas que contengan azúcar refinado.

El metabolizar (digerir) el alcohol también interfiere en la absorción de otros nutrientes. Lo que significa que se cuela para ser metabolizado primero y deja esperando a los carbohidratos, las proteínas y las grasas. Esto sucede porque el cuerpo no puede almacenar el alcohol para usarlo en otro momento, como hace con otros macronutrientes, por lo que el cuerpo trabaja con todas sus fuerzas para eliminarlo del sistema antes que a los otros.

Los subproductos del metabolismo del alcohol también pueden ser muy perjudiciales para tu cuerpo, sobre todo para el hígado, que es el órgano que lo metaboliza. El alcohol es básicamente un veneno que, si se consume con regularidad, acaba por envenenar el cuerpo. Por eso no se lo recomiendo a mis clientes.

CUANDO SALES A COMER O A CENAR FUERA

A menudo, durante tu viaje hacia un estilo de vida sano, es probable que te encuentres en situaciones en las que no puedes disfrutar de una comida casera. Y si te gusta salir a comer y a cenar con frecuencia, lo que elijas en el restaurante tendrá un impacto significativo en tus objetivos físicos. Si acabas de adoptar un estilo de vida sano, a veces tendrás que ajustar tus elecciones cuando sales para que se ajusten a tus nuevos objetivos. Aquí tienes cinco trucos para mantener un estilo de vida sano cuando sales a comer fuera.

1 COMER FUERA NO TIENE POR QUÉ SER COMER DE CAPRICHO

Que no comas en casa no significa que tengas que comer lo que no te conviene. Hay muchas formas de salir a comer y llevar una dieta sana. Te sugiero que elijas un plato que se parezca a lo que tú te harías a esa hora. Por ejemplo, si sales a desayunar, unos huevos o un *bowl* de muesli te valdrían. Si sales más a la hora de comer o de cenar, pide proteínas magras, cosas con poca salsa y aderezos ligeros, verduras y ensaladas.

Por otro lado, si no sales a comer a menudo y lo ves como una ocasión especial para salir de casa y pasarlo bien, puedes darte el capricho de comer lo que no comes nunca. ¡También se vale! Creo que en la vida todo es cuestión de equilibrio y de vez en cuando hay que darse un capricho. Como todo el mundo sabe, ¡todo sabe mejor cuando es otro el que cocina y lava los platos!

2 ELIGE BIEN EL RESTAURANTE

Si vas a salir a comer (y no es tu comida libre), sé lista a la hora de elegir restaurante. El menú del bar de la esquina seguro que tiene muchas cosas fritas, empanizadas y saladas a más no poder, pero muy pocos manjares sanos donde elegir. Sin embargo, en un restaurante asiático o de cocina mediterránea tendrás más opciones porque usan muchos productos frescos y de temporada.

Sé que a veces la elección del restaurante no dependerá de ti. En vez de rendirte y escoger lo más grasiento del menú, ¡intenta salvar la situación! Por ejemplo, si quieres pedir pollo frito, pregunta si te lo pueden hacer a la plancha. Si tus amigos deciden pedir una pizza, opta por la base más delgada posible y escoge como ingredientes verduras y proteínas magras. Un solo ingrediente puede tener un impacto enorme.

3 ELIGE LA SALSA ADECUADA

Reduce las salsas al mínimo y siempre que puedas elige la opción más sana. Por ejemplo, la salsa roja en vez de la blanca (las salsas blancas suelen contener mucha más grasa y aceite). Aunque necesitamos grasa en nuestra dieta, algunos restaurantes abusan de ellas y podríamos acabar consumiendo mucha más de la que quisiéramos sin saberlo. Otro truco consiste en pedir que te sirvan la salsa aparte. Así podrás decidir cuánta quieres servirte en el plato.

4 LLÉNATE CON LAS COSAS BUENAS

En vez de lanzarte por el pan blanco ahogado en mantequilla o por el plato de papas fritas, elige una alternativa más ligera. Por ejemplo, una sopa, una ensalada o verduras al vapor. Son alimentos cargados de nutrientes y con pocas calorías. También contienen mucha fibra, que te ayuda a notar cuándo estás llena y te impide comer de más.

5 CONTROLA LAS RACIONES

Ten en cuenta las raciones y sé consciente de cuándo deberías parar. Que te pongan un plato enorme delante no significa que tengas que comerte hasta el último bocado, sobre todo si sabes que va a caerte mal. No olvides que en muchos restaurantes sirven raciones exageradas y eres tú la que tiene que escuchar a tu cuerpo y saber cuándo debes parar. Tal vez tu estómago tarde un poco en darse cuenta de que está lleno, por eso es importante que comas despacio. Si estás disfrutando la comida y no quieres que acabe en la basura, pídele al mesero que te ponga lo que te queda para llevar (en Australia lo llamamos «la bolsita para el perro»). Así tendrás que preparar una comida menos. ¡Todo son ventajas!

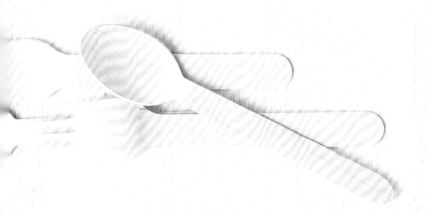

LOS ANTOJOS

Todos tenemos antojos y ganas de comer lo que no debemos. Tanto si te gusta lo dulce o lo salado, seguro que alguna vez has sentido deseos irreprimibles de comer una cosa en concreto. A menudo, cuando sucumbimos a esos deseos nos sentimos culpables por habernos alejado de nuestros hábitos sanos.

LO QUE MUCHA GENTE NO SABE ES QUE POR LO GENERAL LOS ANTOJOS NO OCURREN PORQUE UNA TENGA HAMBRE, SINO QUE SE PRODUCEN POR UNA COMBINACIÓN DE FACTORES PSICOLÓGICOS Y BIOLÓGICOS.

En otras palabras, tu cuerpo se comporta de una manera cuando tiene hambre, y de otra cuando tiene un antojo.

Cuando tienes hambre, tu cuerpo le dice a tu cerebro que es hora de comer. Es una respuesta natural que nos ayuda a seguir vivos y a funcionar bien un día tras otro. Cuando tu glucemia cae, tu cuerpo libera una hormona llamada ghrelina que le dice a tu cerebro que necesitas comida. Otra hormona, la leptina, nos dice cuándo es hora de dejar de comer una vez que nos hemos saciado. Con los antojos, la cosa se complica. No se trata de proporcionarle a tu cuerpo lo que necesita (sea comida, agua o sueño)...

¿Entonces por qué me muero por comer eso?

❶ PLACER Y RECOMPENSA

La mente es complicada y cuando se te antoja una cosa no suele ser porque la necesites para sobrevivir. La ínsula, el hipocampo y el caudado son las partes del cerebro que parecen ser responsables de los antojos. Se encargan de la creación de recuerdos a corto y a largo plazo, de tus emociones sociales y del sistema de recompensa de la dopamina (una hormona que hace que te sientas bien y que está ligada al placer y, con frecuencia, a las adicciones).

Si comer pastel de chocolate siempre te ha resultado agradable, es normal que tu cerebro te diga que si comes pastel de chocolate, te vas a sentir mejor.

❷ INGESTA EMOCIONAL

Tus emociones, sobre todo el estrés, desempeñan un papel muy importante en los antojos. Como he dicho antes, cuando comes alimentos con alto contenido en carbohidratos, sal y azúcar, es posible que tu cuerpo segregue hormonas que te hagan sentir bien, como la dopamina, lo que causa que tengas muchas ganas de comer esos alimentos una y otra vez. Esas hormonas también ayudan a que nos sintamos relajados, por eso es más probable que quieras comer chocolate y no zanahorias cuando estás estresada o nerviosa. Es importante que lo entiendas para que no seas muy dura contigo misma.

Sin embargo, también es importante que conozcas la causa de tus antojos porque te ayudará a aplacarlos. Si en tu vida hay mucho estrés, la comida chatarra y la comida para llevar no son la mejor solución a tus problemas. Lo que tienes que hacer es educarte y usar esta información para encontrar otro modo de darle salida al estrés. Dar un largo y relajante paseo, hacer yoga o leer un buen libro son algunas de las estrategias que puedes usar para ayudarte a gestionar tus emociones y mantener la mente ocupada.

❸ DÉFICITS NUTRICIONALES

Para que tu cuerpo funcione al cien por ciento, necesitamos darle los nutrientes adecuados en las cantidades recomendadas. Si te faltan ciertos nutrientes, tu cuerpo podría desarrollar antojos y querer las comidas que los contengan. Por eso mucha gente que sigue dietas extremas acaba por experimentar unas ansias de comer abrumadoras. Es el modo en que tu cuerpo te informa de que le faltan determinados nutrientes, sobre todo si has estado evitando alimentos de uno o más grupos.

¿Cómo combato los antojos?

Si tienes antojos cuando te encuentras especialmente baja de moral, estresada, nerviosa o en esos días del mes, aprende a reconocer esos comportamientos y busca estrategias para sobrellevarlos. Comprende que se te antoja comer justo eso por una razón y tómate tu tiempo para indagar por qué te sientes de ese modo en ese momento.

Cuando se trata de déficits nutricionales, lo mejor que puedes hacer es seguir una dieta equilibrada y sana que incluya alimentos de todos los grupos. Intenta obtener todos los nutrientes importantes de los alimentos, no de suplementos, y elige siempre alimentos que estén lo menos procesados posible.

Si tienes muchos antojos y te cuesta combatirlos, elimina de tu despensa las cosas que ansías comer. Al tener en casa comida chatarra y chocolate te la estás poniendo fácil para caer en la tentación cuando tengas un antojo. Mejor llena el refrigerador y la despensa de snacks sanos y otros alimentos que puedas comer y que te sacien sin dejarte con ganas de más.

QUIERO QUE RECUERDES QUE NO PASA NADA SI TE DAS UN CAPRICHO DE VEZ EN CUANDO. NUNCA TE PRIVES Y NUNCA SIENTAS QUE NO PUEDES COMER DE ALGO. SÉ CONSCIENTE DE LO QUE LE DAS A TU CUERPO Y DE CÓMO TE HARÁ SENTIR.

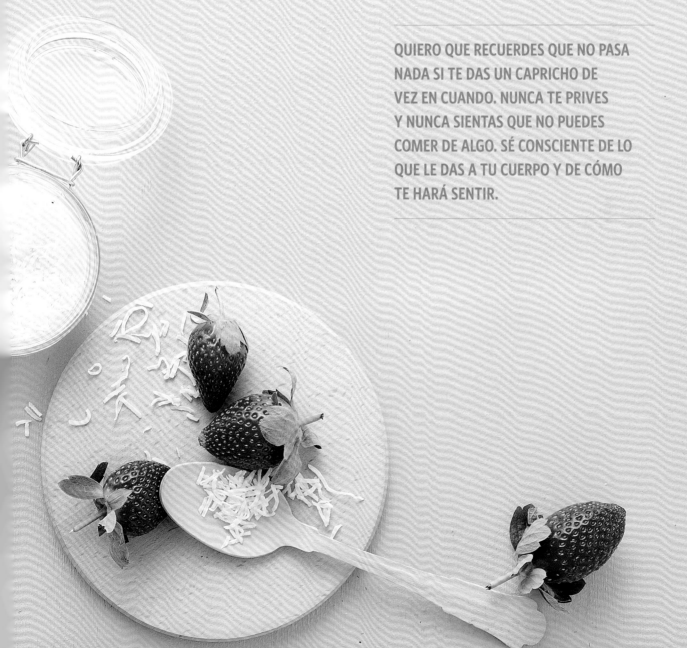

HIDRATACIÓN

Como parte de un enfoque holístico de la salud, es importante que hagas un esfuerzo consciente por mantenerte hidratada durante el día.

¿Por qué es importante el agua?

Todo el mundo sabe que podemos sobrevivir semanas sin comida, pero solo un par de días sin agua. Aunque el agua no nos proporciona energía, se considera un nutriente esencial que necesitamos en grandes cantidades todos los días.

Cuando no bebemos suficiente agua a menudo nos da sed. Es un mecanismo interno que permite a nuestro cuerpo reconocer que necesitamos más agua. Sin embargo, cuando el cuerpo pierde grandes cantidades de agua que no se repone, podemos acabar deshidratados. Eso produce confusión, dolor de cabeza, falta de fuerza y cansancio, lo que puede disminuir en gran medida nuestra capacidad para hacer ejercicio. Por ejemplo, si pierdes más del 5 % de tu peso corporal en agua, tu capacidad para moverte y trabajar puede disminuir hasta un 30 %.

Es importante que consumamos suficiente agua todos los días para evitar deshidratarnos y ayudar a nuestro cuerpo a funcionar a pleno rendimiento.

¿Cuánto necesitamos beber?

Como regla general, se recomienda beber alrededor de ocho vasos de agua al día (unos 2 litros). No obstante, hay muchos factores que influyen en cuánta agua necesitas beber. Por ejemplo, si vas a hacer ejercicio, necesitarás beber más agua ese día que en un día de descanso. Además, en un día caluroso y húmedo, necesitarás beber más agua que en un día frío de invierno. Esto sucede porque la actividad física, el calor y la humedad pueden provocar que tu cuerpo pierda más agua.

COMO REGLA GENERAL, RECOMIENDO BEBER UNO O DOS VASOS EXTRA DE AGUA POR CADA 30 MINUTOS DE EJERCICIO.

Yo siempre llevo conmigo una botella de agua para asegurarme de que permanezco hidratada a lo largo del día. También es importante que siempre que hagas ejercicio lleves contigo una botella de agua para que puedas beber antes, durante y después del ejercicio. No te asustes si acabas con mil botellas vacías en el coche. ¡Jajaja!

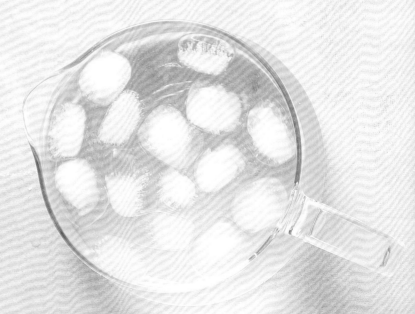

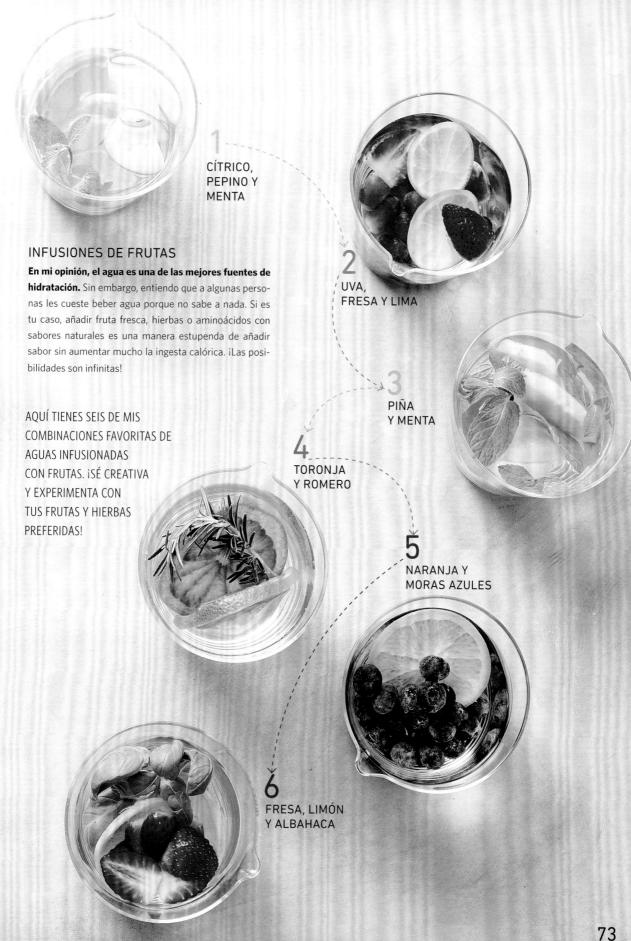

1

CÍTRICO,
PEPINO Y
MENTA

INFUSIONES DE FRUTAS

En mi opinión, el agua es una de las mejores fuentes de hidratación. Sin embargo, entiendo que a algunas personas les cueste beber agua porque no sabe a nada. Si es tu caso, añadir fruta fresca, hierbas o aminoácidos con sabores naturales es una manera estupenda de añadir sabor sin aumentar mucho la ingesta calórica. ¡Las posibilidades son infinitas!

AQUÍ TIENES SEIS DE MIS COMBINACIONES FAVORITAS DE AGUAS INFUSIONADAS CON FRUTAS. ¡SÉ CREATIVA Y EXPERIMENTA CON TUS FRUTAS Y HIERBAS PREFERIDAS!

2

UVA,
FRESA Y LIMA

3

PIÑA
Y MENTA

4

TORONJA
Y ROMERO

5

NARANJA Y
MORAS AZULES

6

FRESA, LIMÓN
Y ALBAHACA

¿Qué más puedo beber?

Algunas alternativas por las que puedes sustituir el agua de vez en cuando son el agua mineral con gas, las infusiones de hierbas, las infusiones de frutas, el té negro y el café.

Al escoger alternativas al agua, es importante que tengas en cuenta si la bebida de sustitución contiene aditivos y otras sustancias químicas. Por ejemplo, la cafeína es una sustancia que se encuentra de manera natural en el café y en el té negro. La cafeína nos anima un poco y además es diurética, lo que aumenta el agua que pierde el cuerpo. Los refrescos, e incluso los jugos de fruta, contienen mucha azúcar e ingredientes artificiales que, nutricionalmente hablando, ofrecen más bien poco. Esto no significa que no puedas beber café o refrescos, solo que no deberías utilizarlos como fuente habitual de hidratación.

INFUSIONES DE HIERBAS

MENTA

Esta infusión sirve para calmar el estómago cuando te sientes llena, hinchada o con gases. Me encanta el té de menta por las noches. Ayuda a mi cuerpo a hacer la digestión y me ayuda a sentirme rejuvenecida.

CITRONELA

Este té con sabor a limón tiene muchas propiedades beneficiosas. Ayuda a hacer la digestión, calma los nervios, reduce la ansiedad y mejora la circulación de la sangre.

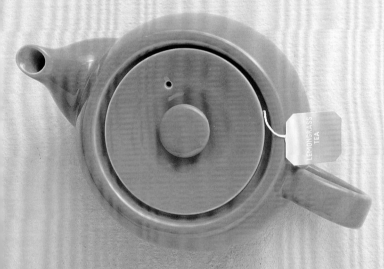

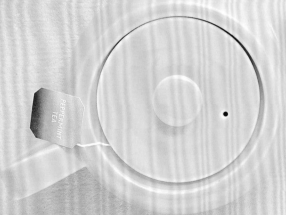

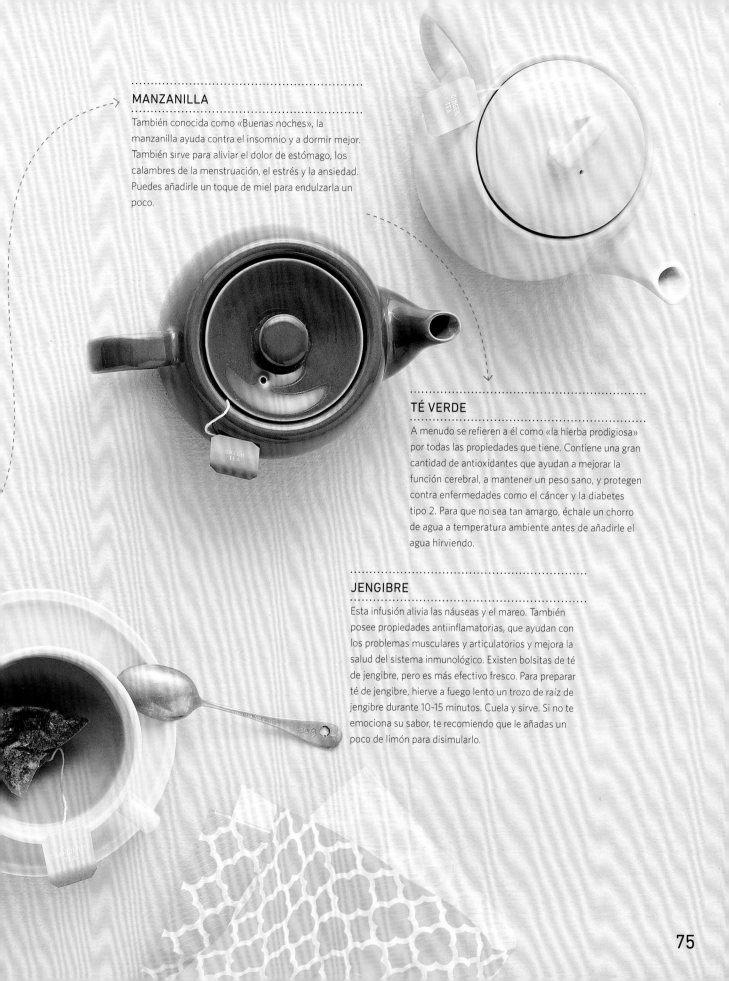

MANZANILLA

También conocida como «Buenas noches», la manzanilla ayuda contra el insomnio y a dormir mejor. También sirve para aliviar el dolor de estómago, los calambres de la menstruación, el estrés y la ansiedad. Puedes añadirle un toque de miel para endulzarla un poco.

TÉ VERDE

A menudo se refieren a él como «la hierba prodigiosa» por todas las propiedades que tiene. Contiene una gran cantidad de antioxidantes que ayudan a mejorar la función cerebral, a mantener un peso sano, y protegen contra enfermedades como el cáncer y la diabetes tipo 2. Para que no sea tan amargo, échale un chorro de agua a temperatura ambiente antes de añadirle el agua hirviendo.

JENGIBRE

Esta infusión alivia las náuseas y el mareo. También posee propiedades antiinflamatorias, que ayudan con los problemas musculares y articulatorios y mejora la salud del sistema inmunológico. Existen bolsitas de té de jengibre, pero es más efectivo fresco. Para preparar té de jengibre, hierve a fuego lento un trozo de raíz de jengibre durante 10-15 minutos. Cuela y sirve. Si no te emociona su sabor, te recomiendo que le añadas un poco de limón para disimularlo.

CONSEJOS Y TRUCOS DE COCINA

Con un poco de organización te será mucho más fácil llevar un estilo de vida saludable. Recuerda que la simplicidad es un aspecto clave para mantener la buena salud. Aquí tienes algunos trucos para preparar tus comidas, organizar el refrigerador y el congelador y llenar la despensa.

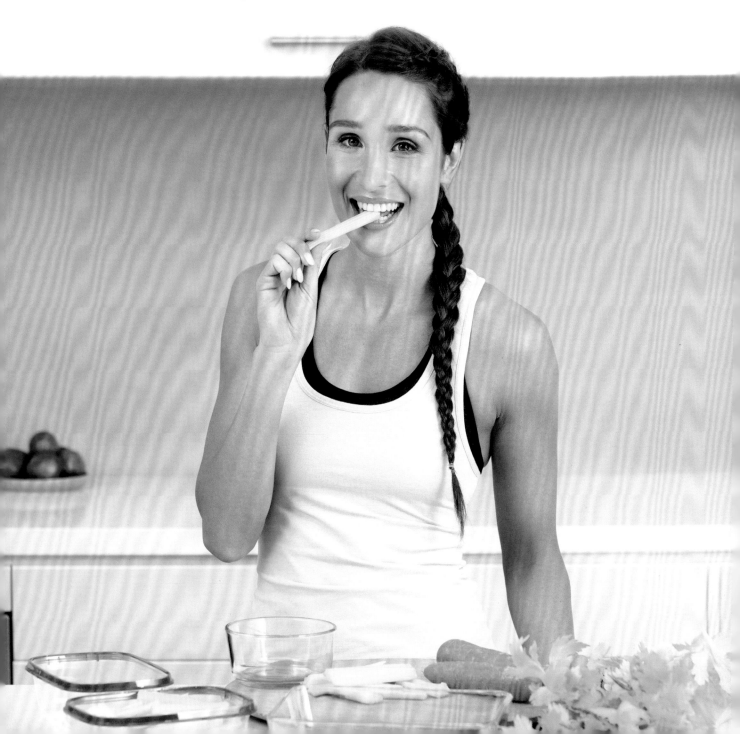

¿SABÍAS QUE AL COCINAR EL PESO DE LOS ALIMENTOS CAMBIA?

Al ajustar recetas a tus gustos personales o sustituir un alimento por otro para crear un plan de comidas a tu medida, es importante que entiendas el efecto que la cocción tiene sobre el peso de cada ingrediente. Es importante recordarlo sobre todo en el caso de los cereales y las semillas y los alimentos proteínicos (como la carne o las alubias) **ya que las raciones de estos alimentos se basan en su peso tras la cocción.**

Al cocerlo, el arroz absorbe el agua o el líquido de cocción, lo que hace que aumente su peso. Carnes como el pollo pierden parte del agua durante la cocción, por lo que disminuyen de peso.

Como regla general:

- **El peso de los cereales y semillas se duplica o triplica al cocinarlos.**

- **El peso de la carne disminuye entre un 20 y un 30 % al cocinarlos.**

Por ejemplo, una ración de cereales equivale a 90 g de quinoa o de arroz integral hervidos. Si quieres una ración de arroz en la comida, asegúrate de no echar en la cazuela 90 g de arroz crudo. ¡Te saldría demasiado arroz!

A lo largo del libro he usado el peso en crudo para la mayoría de los cereales y semillas y de los alimentos proteínicos. Si vas a modificar mis recetas o crear tus propias raciones recomendadas, es importante que tengas en cuenta el cambio de peso que experimentan los ingredientes.

SUSTITUCIÓN SIMPLIFICADA DE INGREDIENTES

Si determinado alimento no te gusta, puedes sustituirlo por otro del mismo grupo. Por ejemplo, si no te gustan las manzanas, para la Manzana con crema de frutos secos de la página 100 puedes sustituir la manzana por un plátano mediano y llamarla Plátano con crema de frutos secos.

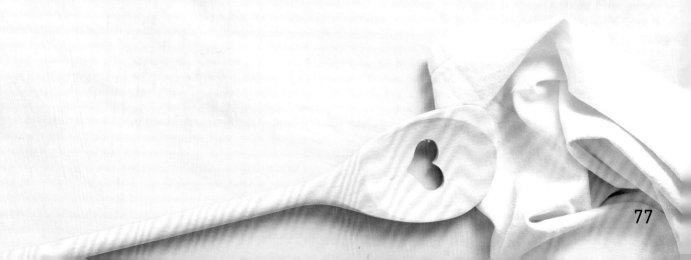

CONSEJOS PARA PREPARAR LAS COMIDAS

¿Te acuerdas de lo que dije al comienzo del libro: «Si no planificas las cosas, estás planificando fracasar»? Tal vez suene muy rotundo, pero suele ser cierto cuando se trata de una alimentación sana. Casi todos tenemos una vida muy ocupada. Ya seas mamá, estudiante, trabajes a tiempo completo o las tres cosas a la vez, a menudo es complicado preparar comida casera todos los días. Por eso los consejos para preparar las comidas van a ser tus mejores amigos. Cuando una tiene un día agotador y llega a casa muerta de hambre, lo último que se antoja es ponerse a preparar la comida. Estos trucos te ayudarán a evitar recurrir a la comida chatarra y a la comida precocinada.

¿En qué consisten los consejos para preparar la comida?

El secreto consiste en preparar por adelantado todo lo que puedas para así ahorrar tiempo. Ya sea agrupar ingredientes juntos en un *tupper* en el refrigerador, o cortar y trocear las verduras o cocinar platos enteros por adelantado. Lo que puedas preparar por adelantado dependerá de tu vida y del tipo de platillos que quieras cocinar.

Si no lo habías hecho nunca, es posible que necesites experimentar un poco hasta encontrar la rutina que mejor te funcione. Recuerda que no es ni mejor ni peor. Hagas lo que hagas, si a ti te funciona, estará bien.

Por ejemplo, si compras un *croissant* de la panadería para desayunar, pero no tienes ningún problema con el resto de las comidas, solo necesitas preparar por adelantado los desayunos. Asimismo, si te cuesta hacerte la cena porque trabajas hasta tarde, concéntrate en preparar las cenas por adelantado. Muchos prefieren prepararse todas las comidas por adelantado. Todo depende de tu estilo de vida.

¿Cómo me organizo?

① INVIERTE EN *TUPPERS* DE CALIDAD

El primer paso para que todo salga bien es invertir en *tuppers* que cierren bien para almacenar tu comida. Pueden ser de plástico o de cristal (mejor si no contienen bisfenol A y se pueden meter en el microondas si tienes pensado calentar en ellos la comida). Si el plan es preparar las comidas de varios días a la vez, también es buena idea comprar *tuppers* del mismo tamaño para poder apilarlas en el refrigerador. ¡A nadie le gusta jugar Tetris cuando tiene prisa!

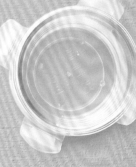

RECUERDA: ¡A LA HORA DE PREPARAR COMIDAS POR ADELANTADO NO HAY REGLAS FIJAS! SI SOLO PUEDES PREPARAR POR ADELANTADO LA COMIDA DE UN PAR DE DÍAS, NO PASA NADA... SE TRATA DE ENCONTRAR UNA RUTINA Y UN SISTEMA QUE FUNCIONE EN TU VIDA.

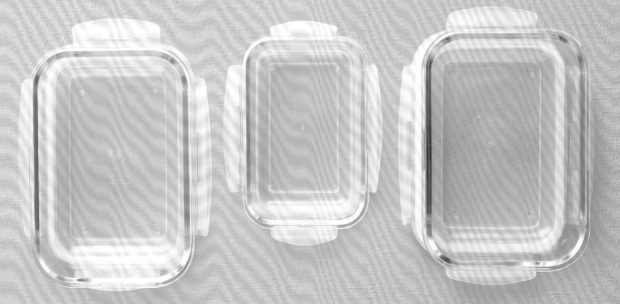

❷ HAZ UNA LISTA

Ahora que tienes los *tuppers*, lo siguiente que hay que hacer es la lista del súper. No tiene sentido ir al supermercado y llenar el carrito con lo primero que encuentres y cruzar los dedos... ¡Toda misión necesita un plan! Te recomiendo que escribas lo que vas a cocinar, desayuno, snack de la mañana, comida, snack de la tarde y cena, y que luego hagas una lista con los ingredientes de todos y las cantidades. Una vez que la tengas para cada plato, podrás escribir una lista del super completa.

Repito: si es la primera vez que preparas las comidas por adelantado, organizar una semana entera de comidas puede parecer muy complicado. Te recomiendo que empieces con unos pocos días hasta que lo puedas realizar fácilmente. También te recomiendo que empieces por recetas que te salgan siempre bien sobre todo si vas a preparar grandes cantidades. No hay nada peor que emplear tiempo y dinero en un montón de comida que no te gusta.

LISTA DEL SUPER

SMOOTHIE BOWL VERDE

1 puñado pequeño de espinaca baby

1 plátano congelado, a trozos

65 g de fresas

200 g de yogur natural descremado

½ taza (125 ml) de leche semidescremada

¼ cucharadita de té verde matcha en polvo (opcional)

30 g de muesli natural

1½ cucharadita de bayas de goji

2 cucharaditas de semillas de chía

❸ ¡A PREPARAR!

Ponte a preparar comidas en cuanto tengas los ingredientes. A veces el tipo de comida que vayas a hacer determinará qué tendrás que preparar por adelantado. Por ejemplo, las ensaladas y las verduras es mejor consumirlas frescas. En vez de cortarlas tres días antes, ponlas juntas en el refrigerador en un *tupper* y trocéalas la mañana del día que vayas a comerlas. Consulta en las páginas 82-83 todo lo que necesitas para preparar verduras.

Para platos más complejos, como los curris o los salteados, yo corto todas las verduras que necesito y las pongo en un *tupper* en el refrigerador hasta el momento en que vaya a cocinarlas (excepto los ingredientes que se ennegrecen una vez cortados, como las papas y los camotes, esos los pelo y troceo en el último momento).

También es importante que tengas en cuenta la higiene y la seguridad alimentaria cuando preparas comidas por adelantado. Algunos alimentos, como el arroz y la carne, no aguantan más de dos días en el refrigerador una vez cocinados. Aunque a veces preparo tandas de dichos alimentos, solo cocino lo justo para un par de días para evitar intoxicaciones alimentarias.

❹ CONSERVA BIEN LO QUE HAS PREPARADO

Una vez que tengas preparadas tus comidas, es importante que las guardes correctamente para que no se estropeen y evitar intoxicaciones alimentarias. La fruta fresca, la verdura y las comidas ya preparadas se guardan en el refrigerador y, una vez fuera, hay que consumirlas lo antes posible. Si preparas comidas como salsas para pasta o sopa en grandes cantidades, deja que se enfríen y congela lo que no vayas a comerte en uno o dos días.

❺ DISFRUTA DEL FRUTO DE TU TRABAJO

PASA LA PÁGINA PARA VER CÓMO PREPARARÍA UN DÍA CUALQUIERA DE MI PLAN DE NUTRICIÓN...

Así es como preparo la comida de un día cualquiera siguiendo mi plan de comidas.

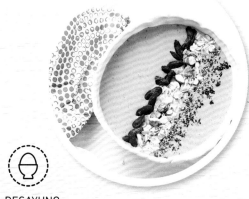

⊖ DESAYUNO

SMOOTHIE BOWL VERDE

Si estoy en casa y no tengo prisa, me lo preparo al momento. Para que sea más fácil, pondría todos los ingredientes en un *tupper* al volver del mercado para tenerlos listos para colocarlos en la licuadora (pero pelaría el plátano en el último momento para que no se ennegrezca). Pesaría los *toppings* para poder espolvorearlos en cuanto sirva el licuado en el *bowl*. Si estuviera corta de tiempo, batiría los ingredientes para el *bowl* la noche anterior y lo guardaría en un *tupper* en el refrigerador.* Reservaría aparte, en otro *tupper*, los *toppings*, para espolvorearlos sobre el *smoothie bowl* a la mañana siguiente.

* *Recuerda que algunos ingredientes de esta receta, como las fresas y las espinacas, pierden el color brillante con el tiempo, así que es posible que tu smoothie tenga un color diferente por la mañana. No significa que no sea comestible, ¡solo que no es tan bonito!*

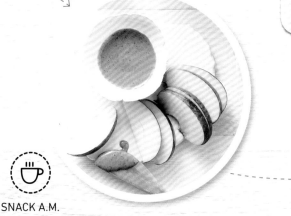

☕ SNACK A.M.

MANZANA con CREMA de FRUTOS SECOS

Lavaría y secaría la manzana. Como las manzanas se ponen negras al cortarlas, si pudiera me esperaría al último momento para hacerlo. Si no, la cortaría antes de salir de casa y la guardaría en un *tupper* con un chorrito de limón para que tardara más en ennegrecerse. Pesaría la crema de frutos secos por adelantado y la guardaría en un *tupper* aparte en el refrigerador.

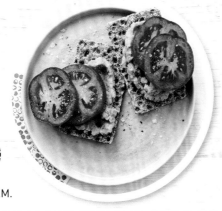

PAN CRUJIENTE DE CENTENO
con HUMMUS y JITOMATE

Al igual que el tzatziki, si necesitara hummus para un par de comidas distintas, prepararía una cantidad generosa y luego la dividiría en recipientes pequeños. Lavaría y secaría el jitomate y lo guardaría en un *tupper* junto con el pan crujiente de centeno y lo cortaría justo antes de servirlo.

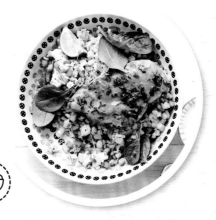

CENA

POLLO PERI-PERI con ENSALADA de ARROZ

El arroz integral es imprescindible en mi dieta, por eso preparo varias porciones y lo guardo en el refrigerador. **Recuerda que hay que consumirlo en un par de días. No te recomiendo que prepares el arroz de una semana de una vez.** Yo pondría el pollo a marinar por adelantado, lo metería en el congelador y lo descongelaría cuando fuera a necesitarlo. Para que sea más fácil preparar la ensalada de arroz, pondría el pimiento, la cebolla y el pepino juntos en un *tupper* en el refrigerador y los cortaría justo antes de añadir el maíz y las espinacas. También prepararía el aderezo de yogur la noche anterior, o al momento si tuviera tiempo.

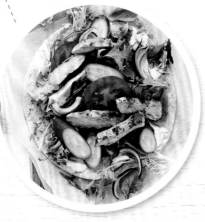

COMIDA

KEBAB de POLLO

Yo le pongo tzatziki a todo: a las verduras crudas, como salsa kebab a los rollitos o a mis fuentes de proteínas favoritas. Como aguanta varios días en el refrigerador, preparo una buena cantidad y la divido en recipientes pequeños, uno para cada comida en la que lo vaya a usar. En cuanto al pollo, lo cortaría y lo pondría a marinar por adelantado, lo cocinaría y lo guardaría en el refrigerador en un *tupper*, listo para recalentar al día siguiente cuando vaya a servirlo. Sin embargo, si no fuera a utilizarlo hasta dentro de un par de días, lo congelaría ya cortado y marinado y lo descongelaría para tenerlo listo para cocinar la noche antes de comérmelo. Pondría las verduras en un *tupper* y las cortaría por la mañana o justo antes de servirlas. Esta comida es un buen ejemplo de lo flexible que es preparar comidas por adelantado. Recuerda que no siempre es posible preparar todas las comidas con antelación, por eso es importante que lo adaptes en función del plato y de lo ocupada que estés.

Como ves, hacerte un tiempo para preparar las comidas hace que sea muy fácil seguir una dieta sana.

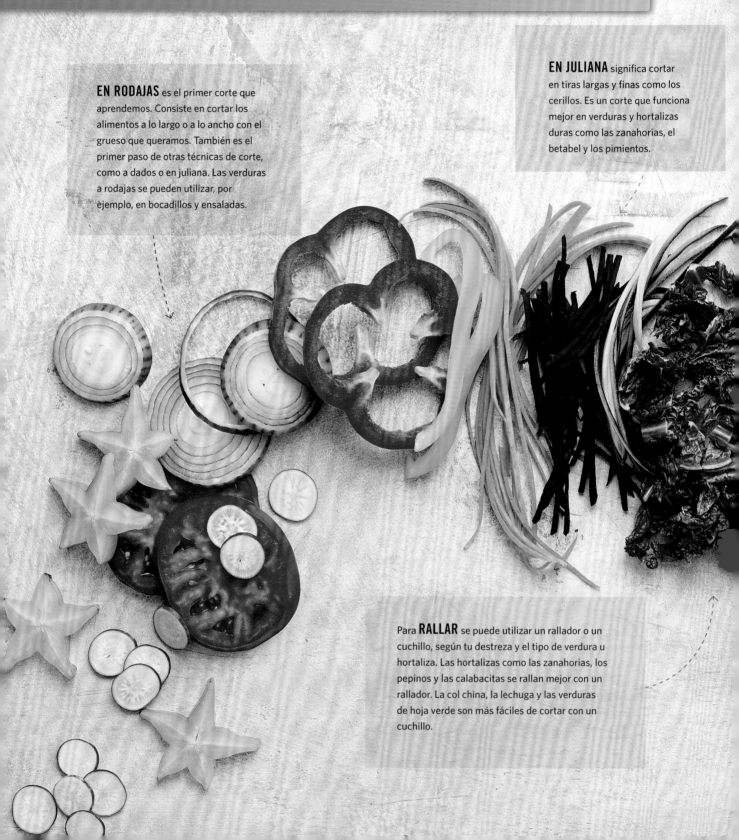

TÉCNICAS DE PREPARACIÓN DE VERDURAS Y HORTALIZAS

EN RODAJAS es el primer corte que aprendemos. Consiste en cortar los alimentos a lo largo o a lo ancho con el grueso que queramos. También es el primer paso de otras técnicas de corte, como a dados o en juliana. Las verduras a rodajas se pueden utilizar, por ejemplo, en bocadillos y ensaladas.

EN JULIANA significa cortar en tiras largas y finas como los cerillos. Es un corte que funciona mejor en verduras y hortalizas duras como las zanahorias, el betabel y los pimientos.

Para **RALLAR** se puede utilizar un rallador o un cuchillo, según tu destreza y el tipo de verdura u hortaliza. Las hortalizas como las zanahorias, los pepinos y las calabacitas se rallan mejor con un rallador. La col china, la lechuga y las verduras de hoja verde son más fáciles de cortar con un cuchillo.

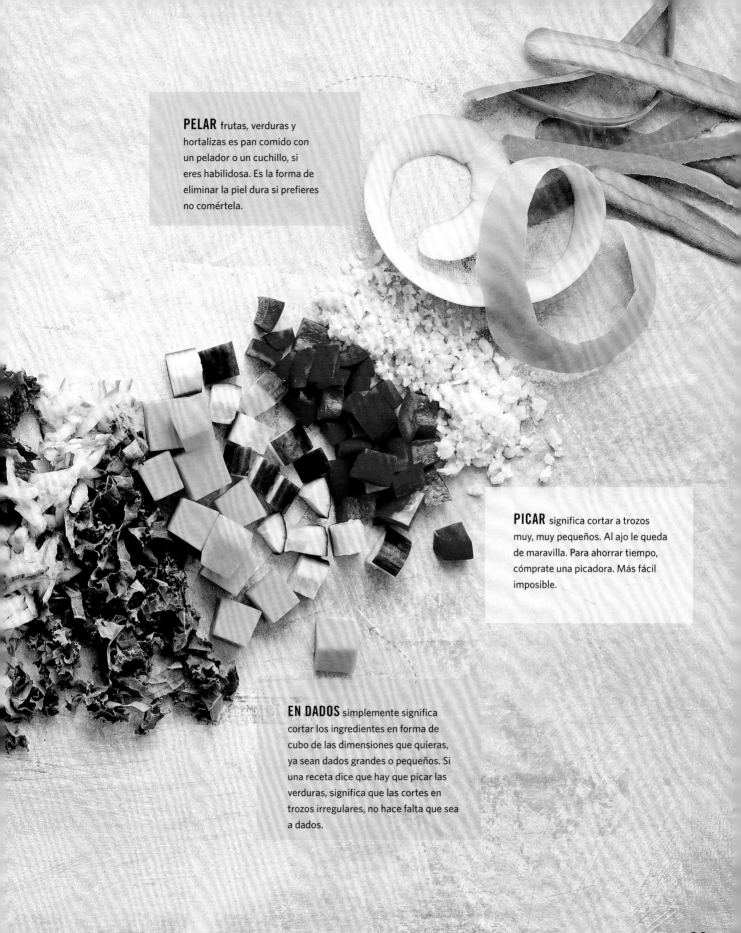

PELAR frutas, verduras y hortalizas es pan comido con un pelador o un cuchillo, si eres habilidosa. Es la forma de eliminar la piel dura si prefieres no comértela.

PICAR significa cortar a trozos muy, muy pequeños. Al ajo le queda de maravilla. Para ahorrar tiempo, cómprate una picadora. Más fácil imposible.

EN DADOS simplemente significa cortar los ingredientes en forma de cubo de las dimensiones que quieras, ya sean dados grandes o pequeños. Si una receta dice que hay que picar las verduras, significa que las cortes en trozos irregulares, no hace falta que sea a dados.

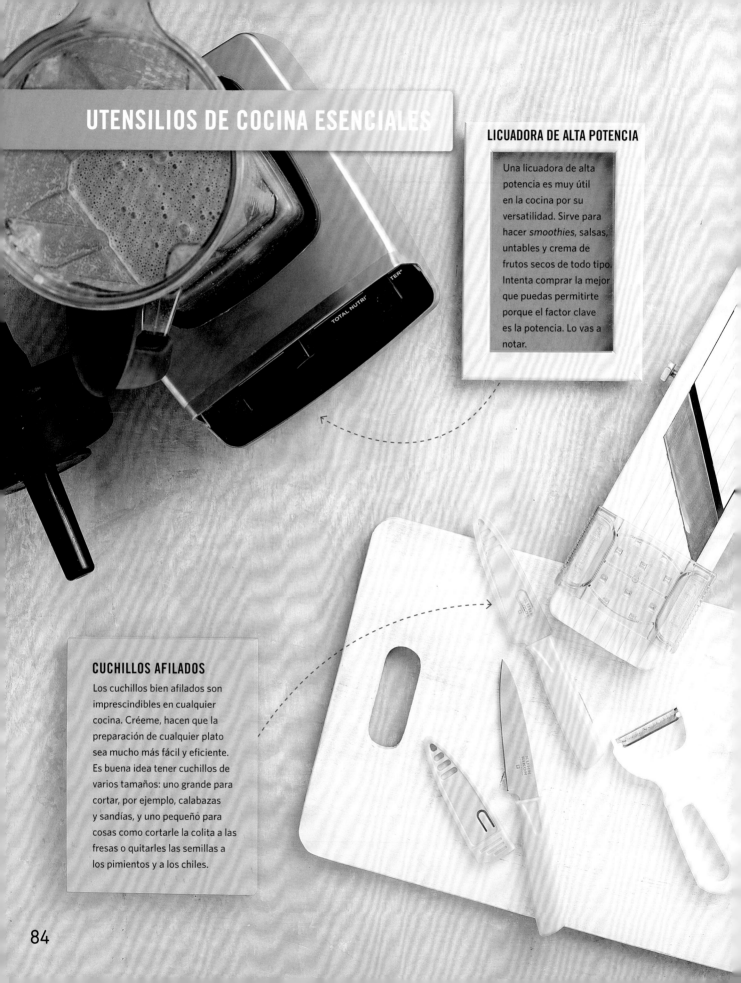

UTENSILIOS DE COCINA ESENCIALES

LICUADORA DE ALTA POTENCIA

Una licuadora de alta potencia es muy útil en la cocina por su versatilidad. Sirve para hacer *smoothies*, salsas, untables y crema de frutos secos de todo tipo. Intenta comprar la mejor que puedas permitirte porque el factor clave es la potencia. Lo vas a notar.

CUCHILLOS AFILADOS

Los cuchillos bien afilados son imprescindibles en cualquier cocina. Créeme, hacen que la preparación de cualquier plato sea mucho más fácil y eficiente. Es buena idea tener cuchillos de varios tamaños: uno grande para cortar, por ejemplo, calabazas y sandías, y uno pequeño para cosas como cortarle la colita a las fresas o quitarles las semillas a los pimientos y a los chiles.

SARTÉN ANTIADHERENTE

No podría vivir sin un buen sartén antiadherente. Los sartenes antiadherentes te permiten reducir, o incluso prescindir por completo, de grasas y aceites a la hora de cocinar en ellos. Los sartenes antiadherentes de calidad permiten la cocción homogénea de los alimentos y son fáciles de limpiar.

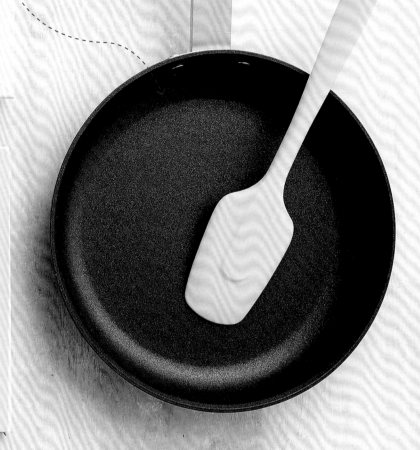

UNA MANDOLINA CON UN CORTADOR EN JULIANA

¡Te ahorrará un montón de tiempo! Una mandolina cortará rápidamente en rebanadas superfinas tanto frutas como verduras y hortalizas. Casi todas incluyen un cortador en juliana que sirve para preparar ensaladas de pepino, zanahoria y betabel, por ejemplo, en un santiamén.

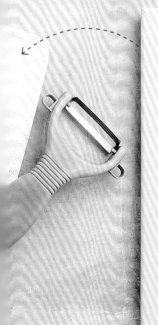

TABLAS DE CORTAR

Las tablas de cortar no pueden faltar en una cocina. Recomiendo una para la carne y otra para frutas, verduras y hortalizas a fin de evitar la contaminación bacteriana. Las tablas de madera son geniales por sus propiedades antibacterianas naturales y duran mucho si las cuidas bien. A su vez, protegen el filo de los cuchillos. Las tablas de cortar de plástico son baratas, por lo que es fácil tener varias de distintos colores para evitar la contaminación cruzada (y como son baratas, no cuesta nada reponerlas cuando empiezan a ponerse feas). Las tablas de cristal y las de mármol son muy bonitas, pero se comen el filo de los cuchillos y ofrecen poco agarre a la hora de cortar alimentos.

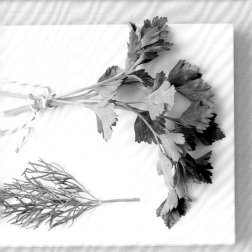

HIERBAS Y ESPECIAS

Una de las mejores formas de añadir sabor y alegría a las comidas son las hierbas (frescas o secas) y especias. Estas son algunas de mis favoritas.

ALBAHACA Es genial para darle más sabor a la salsa de jitomate para pasta. Prueba a añadir unas hojas frescas a tus *wraps*.

....

CHILE EN POLVO. Un toque picante que va con todo. Empieza con una pizca y ve añadiendo más al gusto.

....

CANELA. Va tanto con platos dulces como con salados. Espolvoréala en el pan tostado o en el yogur descremado, o añádesela a la avena cocida junto con frutos secos tostados. Pruébala con las frutas cocidas. También queda bien en los guisos y en los chilis en combinación con otras especias.

....

COMINO. Combínalo con **CHILE EN POLVO** y **AJO** para sazonar verduras, hortalizas y platos de estilo mexicano.

....

ENELDO. Queda muy bien con verduras y hortalizas frescas y con el salmón. Queda genial con el pepino, por lo que le va perfecto al tzatziki casero.

....

TOMILLO FRESCO O SECO. Muy sabroso con las alubias y los huevos. Un poco de tomillo y aceite de oliva le darán una nueva dimensión a las verduras y a las papas antes de meterlas en el horno. Combina muy bien con el limón.

....

MENTA. Es ideal para hacer infusiones frías y calientes. Añádela a ensaladas de cereales y semillas con frutos secos y nueces, o combínala con moras para disfrutar de un postre sano y refrescante.

....

ORÉGANO. Queda especialmente bien en platos con base de jitomate y es muy común en las cocinas griega e italiana. Utilízalo en sopas o espolvorea con él las verduras antes de cocinarlas. ¡Y no te olvides de las pizzas caseras!

....

PEREJIL. Es el ingrediente principal de ensaladas como el tabulé, pero también sirve para acompañar otros platos y darles un extra de sabor. Añade un poco de perejil y limón al arroz salvaje y al arroz integral. O a las sopas, los platos de pasta, los huevos y las ensaladas.

....

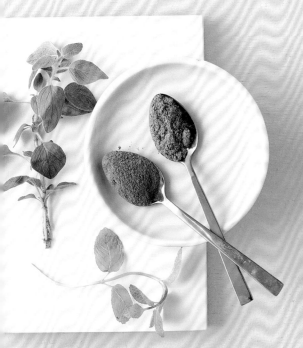

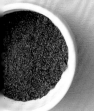

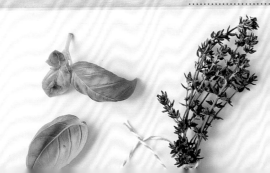

ACEITES

Hay muchos tipos de aceite y a menudo la gente no se da cuenta de que unos funcionan mejor que otros para distintos métodos de cocción. Algunos aceites aguantan bien las altas temperaturas, mientras que otros es mejor no calentarlos siquiera y usarlos en crudo en aderezos. Siempre procuro elegir el aceite más adecuado tanto para el método de cocción como para ensalzar los sabores del plato. Lo más importante es que recuerdes que los aceites tienen muchas calorías y por eso deben usarse con moderación.

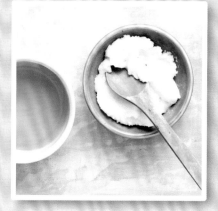

Estos aceites sirven para cocinar a altas temperaturas.

ACEITE DE AGUACATE. Es un aceite rico en grasas sanas y muy versátil en la cocina. Sirve para saltear, freír y hornear. Es una delicia en aderezos de ensalada.

ACEITE DE CACAHUATE. Tiene un sabor característico a frutos secos y es perfecto para salteados y platillos orientales. Contiene muchos esteroles vegetales (una grasa vegetal esencial) buenos para el corazón, muy conocidos porque bajan el colesterol.

ACEITE DE GERMEN DE ARROZ. Se extrae del germen de los granos de arroz. Tiene un sabor suave y sirve para cualquier método de cocción. Es rico en antioxidantes, vitamina E y esteroles vegetales.

Estos aceites se degradan al exponerlos a la luz, el calor y el aire, lo que significa que no son la mejor opción a la hora de cocinar con ellos.

ACEITE DE SEMILLAS DE CHÍA. Es un aceite rico en ácidos grasos omega-3, esenciales para la salud y para combatir la inflamación. Tiene un sabor neutro que va muy bien en aderezos y en *smoothies*. Es mejor conservarlo en el refrigerador.

ACEITE DE LINAZA. Este aceite también es una fuente excelente de ácidos grasos omega-3. Funciona bien en aderezos de ensaladas y para darles sabor a las verduras al vapor. Es mejor conservarlo en el refrigerador.

Algunos aceites son increíblemente beneficiosos para la salud por su contenido nutricional, pero no sirven para cocinar a altas temperaturas porque se degradan (oxidan) y en este proceso podrían crear las temidas grasas trans. Estos aceites sirven para cocinar a baja y media temperatura.

ACEITE DE OLIVA. Se considera un aceite que cuida el corazón porque ayuda a elevar el colesterol bueno (HDL) y a bajar el colesterol malo (LDL). Es apto para saltear a fuego lento, pero donde más luce es en aderezos de ensaladas, en platos fríos o como aderezo de verduras al vapor. Seguro que ya sabes que hay varios tipos de aceite de oliva. El aceite extra virgen tiene más antioxidantes y un sabor más pronunciado que los demás.

ACEITE DE COCO. Sirve para hornear y para saltear. Puede tener un sabor muy distintivo y alterar el aroma de tus platos. Este sabor a coco queda bien en sopas, guisados, curris, postres crudos, tartas, panes y repostería. El aceite de coco aguanta meses en la despensa sin ponerse rancio.

ACEITE DE AJONJOLÍ. Hay dos tipos de aceite de ajonjolí: claro (hecho con semillas de ajonjolí sin tostar) y oscuro (hecho a partir de semillas de ajonjolí tostadas). El aceite de ajonjolí parece que baja la tensión arterial y reduce el riesgo de enfermedades cardiovasculares. Aunque el aceite de ajonjolí tiene un sabor muy característico, funciona muy bien en aderezos de ensalada y en salsas orientales.

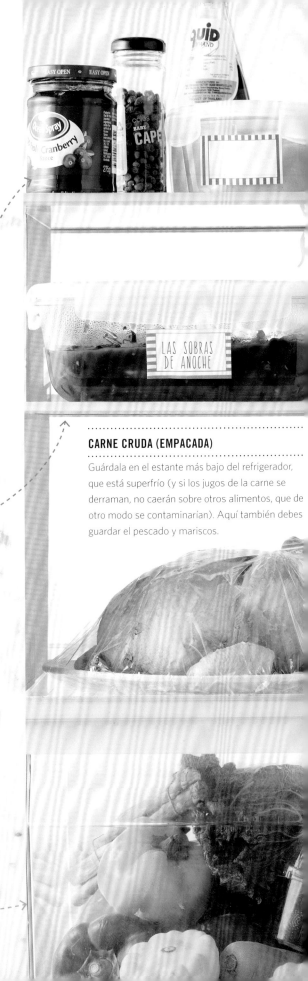

ORGANIZA EL REFRIGERADOR PARA MANTENER LOS ALIMENTOS SIEMPRE FRESCOS

Todo el que lleva un estilo de vida sano sabe lo difícil que es consumir la fruta y la verdura que uno necesita antes de que se estropee. Casi nadie tiene tiempo para hacer el súper cada dos o tres días, sino que lo normal es calcular lo que se va a necesitar para una semana y comprarlo de golpe. Pero la vida no es perfecta y a veces no llegamos a comernos todo lo que hemos comprado y acabamos teniendo que tirar lo que se ha echado a perder. Saber guardar correctamente la comida en el refrigerador puede reducir este problema y ayudar a tus alimentos a mantenerse frescos MUCHO más tiempo.

CONDIMENTOS

Las salsas y los aderezos es mejor guardarlos en la puerta del refrigerador porque tienen poca tendencia a echarse a perder y la puerta es la zona menos fría de el refrigerador. La puerta también es el mejor sitio para guardar las bebidas, siempre que no sean lácteos.

SOBRAS Y ALIMENTOS LISTOS PARA CONSUMIR

Las sobras, el hummus y demás alimentos listos para consumir se guardan en el estante superior. También puedes guardar aquí las bebidas. Las hierbas frescas se pueden guardar en los estantes superiores metidas en una jarra llena de agua.

FRUTAS Y VERDURAS

Las frutas y las verduras se guardan en el cajón del refrigerador, que en algunos casos tiene compartimentos separados para que puedas guardar las verduras donde haya poca humedad y la fruta en el más húmedo. Siempre que puedas, consérvalas en el embalaje original o en una bolsa de plástico. Si tu cajón no tiene compartimentos separados, intenta mantener la fruta lejos de la verdura. Muchas frutas contienen etileno, una sustancia que hace que maduren antes y que puede afectar a tus verduras.

CARNE CRUDA (EMPACADA)

Guárdala en el estante más bajo del refrigerador, que está superfrío (y si los jugos de la carne se derraman, no caerán sobre otros alimentos, que de otro modo se contaminarían). Aquí también debes guardar el pescado y mariscos.

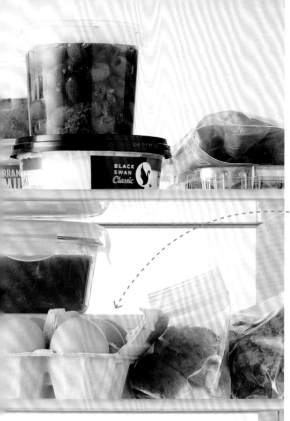

HUEVOS

Es mejor guardarlos a temperatura constante, que contrariamente a lo que te han dicho siempre, no es la puerta del refrigerador. Guárdalos en el estante central, en la huevera de cartón o de plástico original.

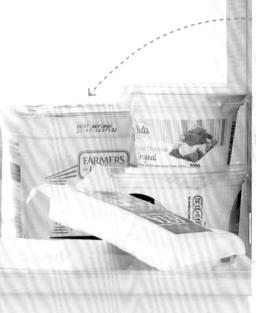

LECHE Y LÁCTEOS

La leche se guarda en el estante de abajo, donde hace más frío, al fondo de todo. Los yogures, el queso ricotta y demás también se guardan ahí.

NO NECESITA FRÍO

Hay alimentos que es mejor no refrigerar pese a pertenecer a alguna de las categorías anteriores. Las papas, las cebollas y la calabaza se conservan mejor en un lugar fresco y seco, como un armario de la cocina o una despensa. A los jitomates tampoco les gusta el refrigerador. Es mejor mantenerlos a temperatura ambiente.

ORGANIZA EL CONGELADOR

Para evitar pasar la semana comiendo lo mismo, te recomiendo que dividas las comidas en raciones individuales antes de congelarlas y así podrás sacar solo la cantidad que necesites. Por desgracia, nada dura para siempre, por lo que es importante que respetes los tiempos máximos de congelación.

CARNE ROJA (FRESCA)	4-12 MESES, SEGÚN EL TIPO
CARNE ROJA (COCINADA)	2-3 MESES
AVES (FRESCAS)	9-12 MESES
AVES (COCINADAS)	4-6 MESES
PESCADO Y MARISCOS	2-6 MESES, SEGÚN EL TIPO
SOBRAS (SOPA, ESTOFADOS Y GUISOS)	2-3 MESES

DESCONGELACIÓN

Para descongelar carne congelada, como pollo o ternera, ponla en un recipiente en la parte de abajo del refrigerador. Asegúrate de que la carne está totalmente descongelada antes de cocinarla. Puede tardar de uno o dos días a partir de la fecha en que la sacaste del congelador.

Para descongelar restos de comida, sigue los pasos anteriores. Es importante no congelar nada que ya haya sido congelado y descongelado. Así evitarás las intoxicaciones alimentarias producidas por bacterias dañinas.

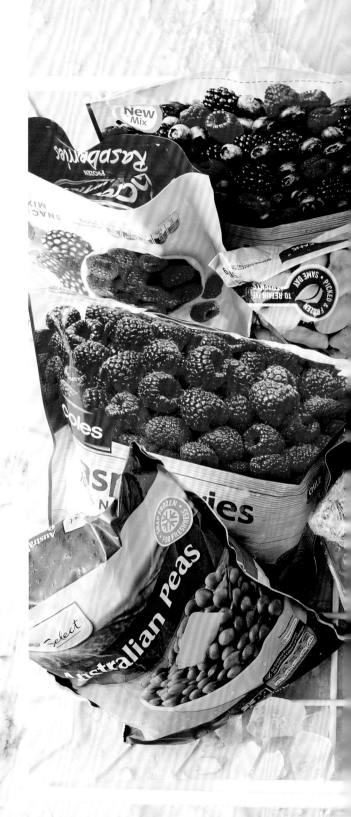

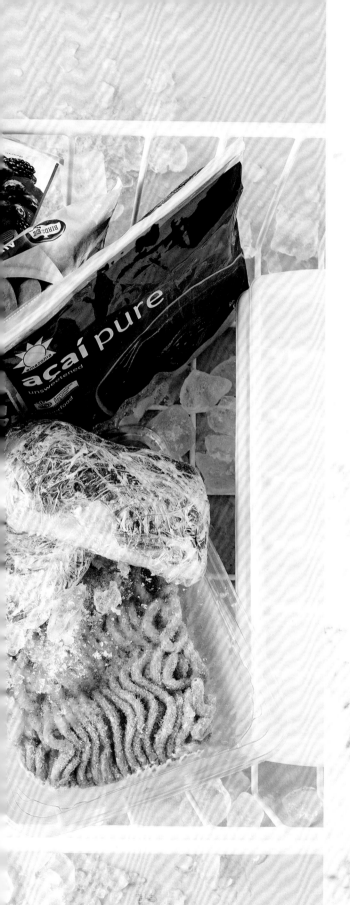

NUTRE TU CUERPO
CON ALIMENTOS
SALUDABLES
Y HAZ
EJERCICIO CON
REGULARIDAD.

¡Mereces
sentirte
increíble!

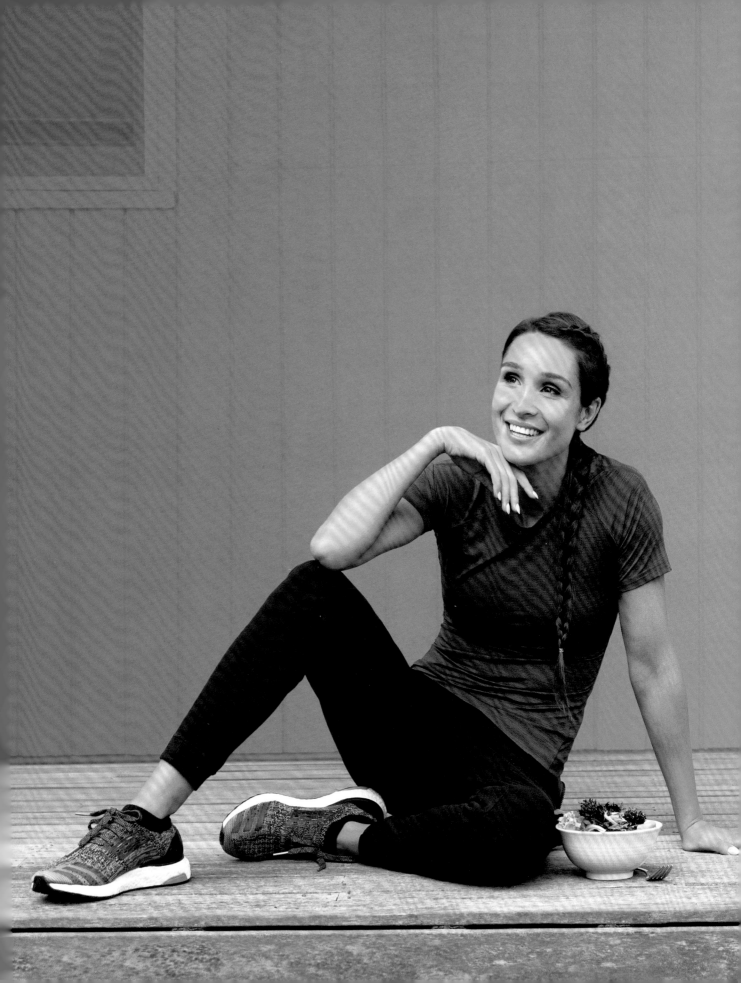

PARTE 2ª

2
LAS RECETAS DEL PLAN DE COMIDAS DE 28 DÍAS

ENCUENTRA 70 RECETAS MÁS EN:
www.kaylaitsines.com/
28day/swapouts

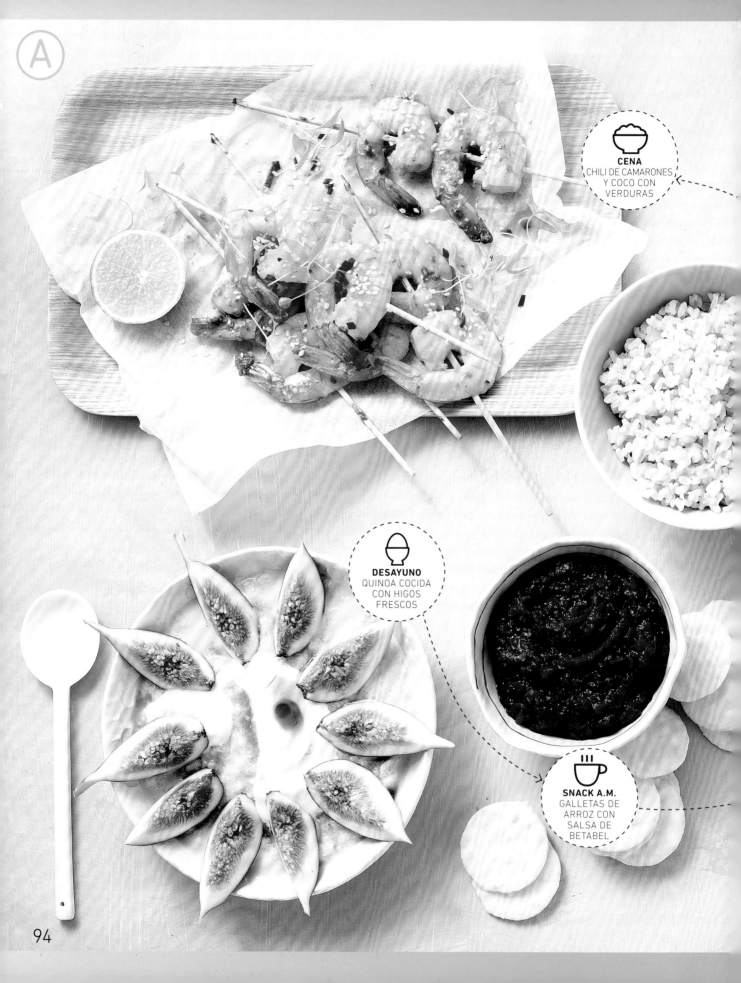

A

CENA
CHILI DE CAMARONES
Y COCO CON
VERDURAS

DESAYUNO
QUINOA COCIDA
CON HIGOS
FRESCOS

SNACK A.M.
GALLETAS DE
ARROZ CON
SALSA DE
BETABEL

94

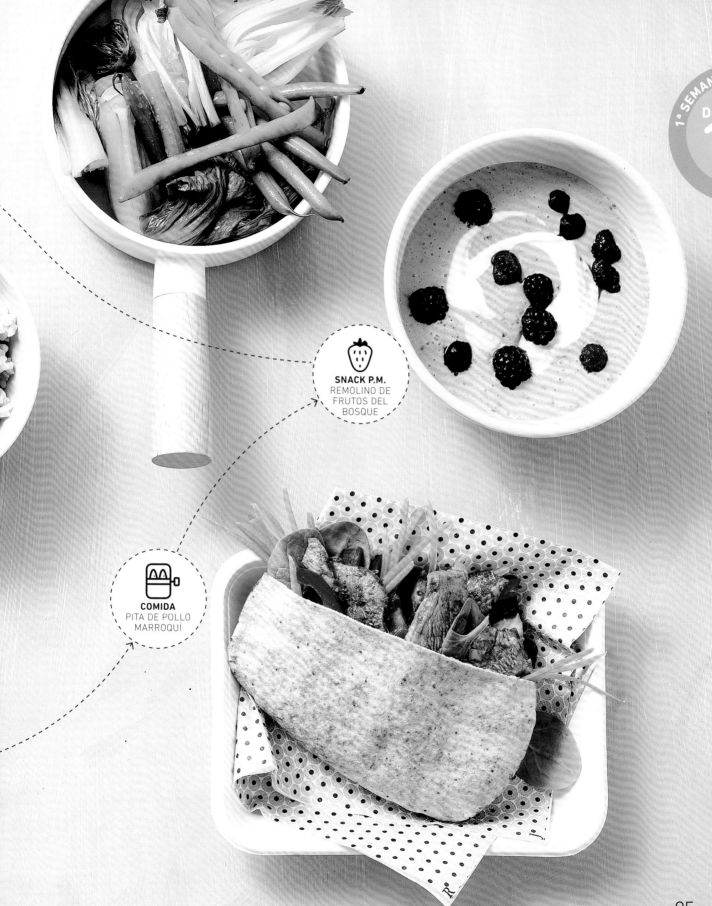

SNACK P.M.
REMOLINO DE
FRUTOS DEL
BOSQUE

COMIDA
PITA DE POLLO
MARROQUÍ

QUINOA COCIDA CON HIGOS FRESCOS

RACIONES 1 | **PREPARACIÓN** 5 MINUTOS | **COCCIÓN** 5 MINUTOS | **DIFICULTAD** FÁCIL

½ cucharadita de extracto de vainilla

½ taza (125 ml) de leche semidescremada

60 g de hojuelas de quinoa

100 g de yogur natural descremado

2 cucharaditas de miel de maple

2 higos medianos, en trozos

En una cacerola pequeña, llevar a ebullición **½** taza (125 ml) de agua, vainilla y la mitad de la leche a fuego alto. Añadir la quinoa y bajar el fuego al mínimo. Dejar hervir durante 5 minutos o hasta que espese, removiendo de vez en cuando.

Mientras, poner el yogur y el miel de maple en un recipiente pequeño y remover hasta mezclar bien.

Para servir, verter la quinoa cocida en un *bowl*. Verter encima la otra mitad de la leche y decorar con los higos troceados y el yogur con miel de maple.

GALLETAS DE ARROZ CON SALSA DE BETABEL

RACIONES 1 | **PREPARACIÓN** 5 MINUTOS | **DIFICULTAD** FÁCIL

1 betabel pequeño, lavado y rallado

75 g de alubias blancas en lata, lavadas y escurridas

¼ diente de ajo, machacado

1 pizca de cilantro molido

1 pizca de comino

1 pizca de pimiento dulce

jugo de limón al gusto

sal de mar y pimienta al gusto

12 galletas de arroz

Poner el betabel, las alubias blancas, el ajo, el cilantro, el comino, el pimiento y 2 cucharaditas de agua en el procesador de alimentos y triturar hasta conseguir un puré sin grumos. Si se desea, aderezar con jugo de limón, sal de mar y pimienta negra molida.

Incorporar la salsa de betabel en un *bowl* pequeño y servir con las galletas de arroz.

PITA DE POLLO MARROQUÍ

RACIONES 1 | **PREPARACIÓN** 10 MINUTOS + 30 MINUTOS MARINANDO | **COCCIÓN** 8 MINUTOS | **DIFICULTAD** FÁCIL

¼ cucharadita de pimienta de cayena en polvo

¼ cucharadita de canela en polvo

½ cucharadita de comino molido

½ cucharadita de cilantro molido

½ cucharadita de pimiento ahumado

1 cucharadita de sal de mar

½ diente de ajo, machacado

el jugo de ½ limón

100 g de pechuga de pollo, cortada a tiras finas

aceite en *spray*

1 puñado pequeño de espinaca *baby*

¼ pimiento rojo mediano, sin semillas y en rodajas finas

½ zanahoria mediana rallada

½ jitomate mediano en trozos

½ pan pita integral

Poner la pimienta de cayena, la canela, el comino, el cilantro, el pimiento, la sal, el ajo y el jugo de limón en un tazón pequeño y remover hasta que esté todo bien mezclado. Añadir el pollo al tazón y frotarlo con la mezcla de especias. Asegurarse de que el pollo esté totalmente cubierto. Tapar con envoltura plástica adherente y refrigerar 30 minutos para que marine.

Calentar un sartén antiadherente a fuego medio y rociar con una fina capa de aceite en *spray*. Añadir las tiras de pollo y cocinar durante 3-4 minutos por cada lado o hasta que estén doradas por fuera y cocidas por dentro. Apartar el sartén del fuego y reservar.

Para servir, poner una capa de pollo y una de espinacas, pimiento, zanahoria y jitomate en la mitad del pan pita.

REMOLINO DE FRUTOS DEL BOSQUE

RACIONES 1 | **PREPARACIÓN** 5 MINUTOS | **DIFICULTAD** FÁCIL

170 g de frutos del bosque variados, descongelados

300 g de yogur natural descremado

Poner la mitad de los frutos del bosque y la mitad del yogur en la licuadora de alta potencia y batir hasta que no queden grumos.

Para servir, verter el resto de yogur en un *bowl*. Añadir el yogur con frutos del bosque y remover con una cuchara.

Decorar con los frutos del bosque restantes.

CHILI DE CAMARONES Y COCO CON VERDURAS

RACIONES 2 | **PREPARACIÓN** 15 MINUTOS + 1-2 HORAS MARINANDO | **COCCIÓN** 35 MINUTOS | **DIFICULTAD** FÁCIL

120 ml de leche de coco *light*

el jugo y la ralladura de 1 lima

1 diente de ajo, machacado

1 chile rojo fresco, picado

2 cucharaditas de salsa de pescado

2 cucharaditas de tamari o salsa de soya baja en sal

20 camarones medianos, crudos, pelados, sin venas y con las colas intactas

120 g de arroz integral

240 g de bok choy, en trozos

15 g de ejotes, sin puntas y cortados por la mitad

80 g de chícharos frescos tiernos en su vaina, sin puntas.

1 cucharada de cilantro fresco machacado

20 g de semillas de ajonjolí

cuartos de lima, para servir

Mezclar la leche de coco con el jugo y la ralladura de lima, el ajo, el chile, la salsa de pescado y el tamari o salsa de soya en un tazón grande. Añadir los camarones y untarlos bien. Tapar con envoltura plástica adherente y dejar marinar por 1-2 horas en el refrigerador.

Sumergir 10 brochetas de madera en agua fría durante 30 minutos. Así no se quemarán mientras se cuecen los camarones.

En una cacerola pequeña, llevar a ebullición a fuego alto el arroz con 300 ml de agua, removiendo de vez en cuando. Tapar y bajar el fuego a medio-bajo. Hervir a fuego lento 20-25 minutos o hasta que el arroz esté tierno y haya absorbido el líquido. Retirar del fuego y dejar enfriar, tapado, durante 5 minutos.

Precalentar la plancha o el sartén tipo parrilla a fuego medio-alto. Ensartar los camarones en las brochetas. Cocinar durante 3 minutos por cada lado hasta que estén listos, al gusto. Una vez cocinados, untar el marinado nuevamente.

Llenar con 5 cm de agua una cacerola y colocar en él una vaporera. Tapar y llevar el agua a ebullición a fuego alto, luego reducir a fuego medio. Añadir el bok choy y los ejotes y cocer con la tapa durante 3 minutos al vapor. Añadir los chícharos frescos y tiernos en su vaina y dejar cocer al vapor otros 2-3 minutos o hasta que las verduras estén tiernas pero crujientes.

Para servir, poner el arroz, las brochetas de camarones y las verduras al vapor en dos platos. Espolvorear por encima las semillas de ajonjolí y el cilantro machacado. Servir con los cuartos de lima por un lado.

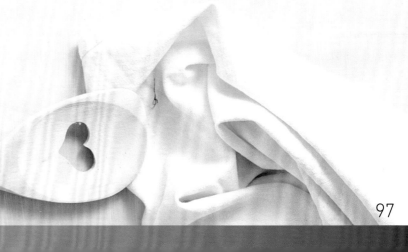

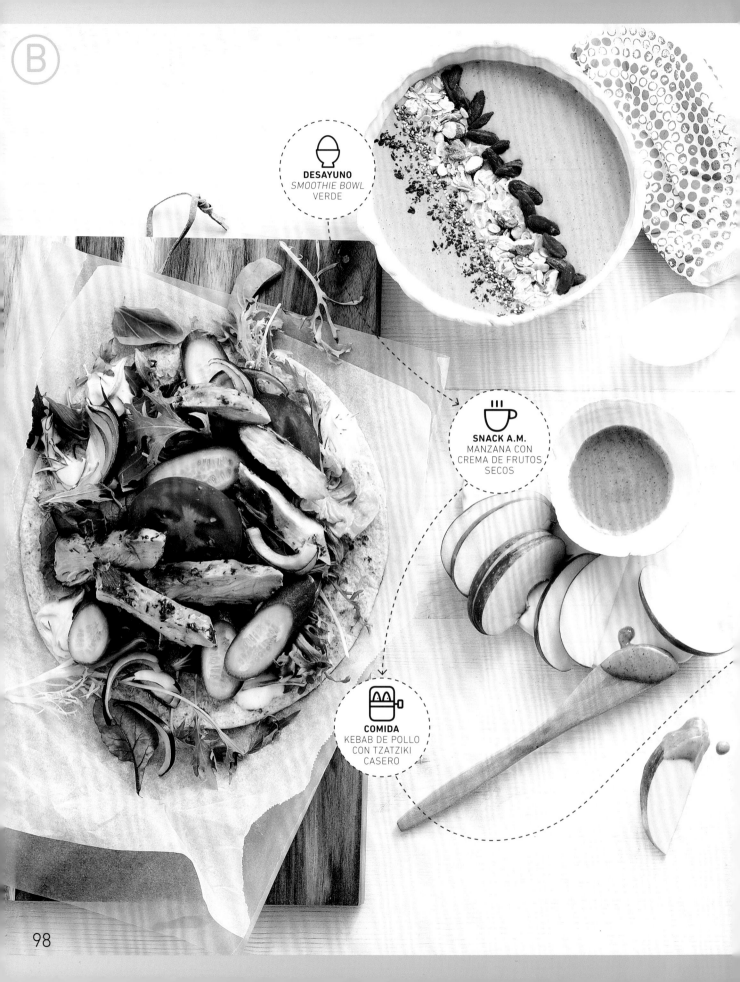

B

DESAYUNO
*SMOOTHIE BOWL
VERDE*

SNACK A.M.
MANZANA CON
CREMA DE FRUTOS
SECOS

COMIDA
KEBAB DE POLLO
CON TZATZIKI
CASERO

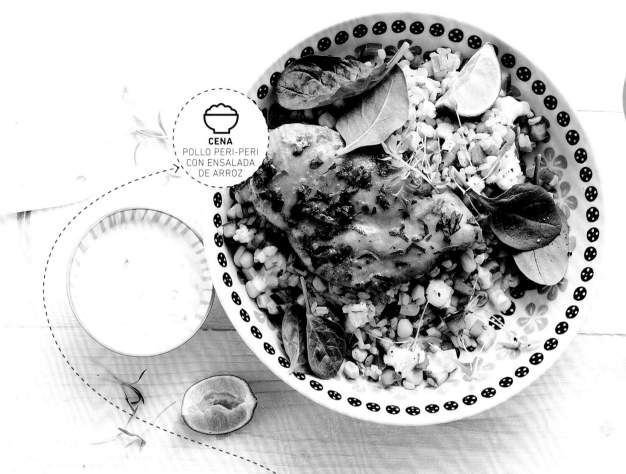

CENA
POLLO PERI-PERI
CON ENSALADA
DE ARROZ

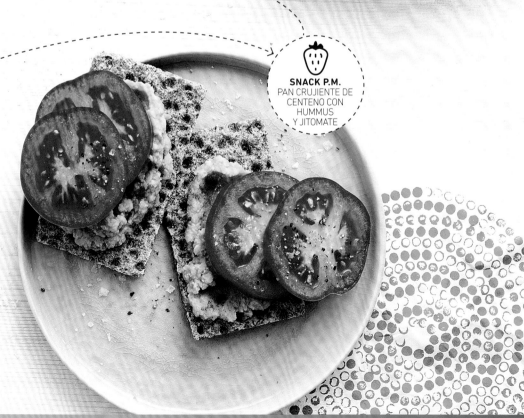

SNACK P.M.
PAN CRUJIENTE DE
CENTENO CON
HUMMUS
Y JITOMATE

SMOOTHIE BOWL VERDE

RACIONES 1 | **PREPARACIÓN** 5 MINUTOS | **DIFICULTAD** FÁCIL

1 puñado pequeño de espinaca *baby*

1 plátano mediano congelado, aplastado

65 g de fresas

200 g de yogur natural descremado

½ taza (125 ml) de leche semidescremada

¼ cucharadita de té verde matcha en polvo (opcional)

PARA DECORAR

30 g de muesli natural

1½ cucharadita de bayas de goji

2 cucharaditas de semillas de chía

Colocar las espinacas, el plátano, las fresas, el yogur, la leche y el matcha (opcional) en una licuadora de alta potencia y batir hasta que no haya grumos.

Para servir, verter el *smoothie* batido en un *bowl* y espolvorear por encima el muesli, las bayas de goji y las semillas de chía.

MANZANA CON CREMA DE FRUTOS SECOS

RACIONES 1 | **PREPARACIÓN** 2 MINUTOS | **DIFICULTAD** FÁCIL

2 cucharaditas de crema de frutos secos 100 % natural (la que tú prefieras)

½ manzana mediana, sin corazón y en rodajas

Para servir, untar la crema de frutos secos en las rodajas de manzana.

KEBAB DE POLLO CON TZATZIKI CASERO

RACIONES 1 | **PREPARACIÓN** 15 MINUTOS + 30 MINUTOS MARINANDO | **COCCIÓN** 15 MINUTOS | **DIFICULTAD** FÁCIL

100g de pechuga de pollo, cortada en trozos de 2 cm

1 tortilla integral de trigo

100 g de tzatziki

½ jitomate mediano, en rodajas

¼ pepino europeo, en rodajas

¼ cebolla morada pequeña, en rodajas finas

1 puñado pequeño de hojas de lechuga

ADOBO

½ diente de ajo, machacado

1 cucharadita de jugo de limón

½ cucharadita de romero fresco machacado muy fino

½ cucharadita de orégano fresco machacado muy fino

Para hacer el adobo, mezclar el ajo, el jugo de limón, el romero y el orégano en un tazón mediano.

Añadir el pollo al tazón y untarlo con la mezcla de especias. Tapar con envoltura plástica adherente y refrigerar 30 minutos con el adobo.

Calentar un sartén antiadherente a fuego medio-alto y rociar ligeramente con aceite en *spray*. Añadir el pollo y saltear durante 8-12 minutos o hasta que el pollo esté bien cocido, removiendo de vez en cuando. Transferir a un tazón que resista altas temperaturas y reservar. Para ahorrar tiempo, el pollo se puede adobar y saltear la noche anterior y dejarlo guardado en un recipiente hermético en el refrigerador.

Para servir, poner la tortilla en un plato. Untar la mitad del tzatziki en la tortilla y colocar encima, formando una línea en el centro, el pollo, el jitomate, el pepino, la cebolla y la lechuga. Doblar uno de los extremos y enrollar la tortilla para contener el relleno. Aderezar con el tzatziki restante.

PAN CRUJIENTE DE CENTENO CON HUMMUS Y JITOMATE

RACIONES 1 | **PREPARACIÓN** 5 MINUTOS | **DIFICULTAD** FÁCIL

75g de hummus

2 panes crujientes de centeno

1 jitomate mediano, en rodajas
pimienta negra molida, al gusto

Para servir, untar los panes crujientes de centeno con el hummus.

Colocar encima las rodajas de jitomate y sazonar, si se quiere, con pimienta.

POLLO PERI-PERI CON ENSALADA DE ARROZ

RACIONES 2 | **PREPARACIÓN** 15 MINUTOS + 1 HORA MARINANDO | **COCCIÓN** 35 MINUTOS | **DIFICULTAD** FÁCIL

200 g de pechuga de pollo

aceite en *spray*

cuartos de lima, para servir

ADOBO

2 dientes de ajo, machacados

2cm de jengibre fresco, pelado y rallado

el jugo de 1 limón

2 cucharaditas de miel

½ cucharadita de chile seco

½ cucharadita de pimiento dulce

2 cucharadas de perejil fresco machacado

sal de mar y pimienta negra molida, al gusto

ENSALADA DE ARROZ

120 g de arroz integral

½ pimiento verde mediano, cortado en dados pequeños

½ cebolla morada pequeña, en dados pequeños

1 pepino mediano, en dados pequeños

60 g de granos de maíz congelado, descongelado

1 puñado pequeño de espinaca *baby*, troceado

ADEREZO

200 g de yogur natural descremado

jugo de lima, al gusto

1 cucharada de cilantro fresco machacado

Para hacer el adobo, mezclar el ajo, el jengibre, el jugo de limón, la miel, el chile, el pimiento, el perejil, la sal, la pimienta y una cucharada de agua en un tazón mediano.

Añadir el pollo al tazón y untarlo con la mezcla de especias. Tapar con envoltura plástica adherente y dejar adobar una hora en el refrigerador.

Para preparar la ensalada de arroz, poner el arroz y 300 ml de agua a fuego alto en un pequeño cacerola. Llevar a ebullición, removiendo de vez en cuando. Tapar y reducir el fuego a medio-bajo. Hervir a fuego lento 20-25 minutos o hasta que el arroz esté tierno y haya absorbido el líquido. Retirar del fuego y dejar enfriar, tapado, durante 5 minutos.

Poner el arroz, el pimiento, la cebolla, el pepino, el maíz y las espinacas en un tazón y mezclar con cuidado.

Para hacer el aderezo, mezclar el yogur con la menta, el ajo, el jugo de limón y el cilantro en un tazón pequeño.

Calentar un sartén antiadherente a fuego medio y rociar con una fina capa de aceite en *spray*. Añadir el pollo y cocinar durante 4-6 minutos por cada lado o hasta que esté hecho. Reservar para dejar enfriar ligeramente.

Para servir, poner la ensalada de arroz en dos platos y colocar encima el pollo peri-peri. Rociar con el aderezo de yogur y servir con los cuartos de lima.

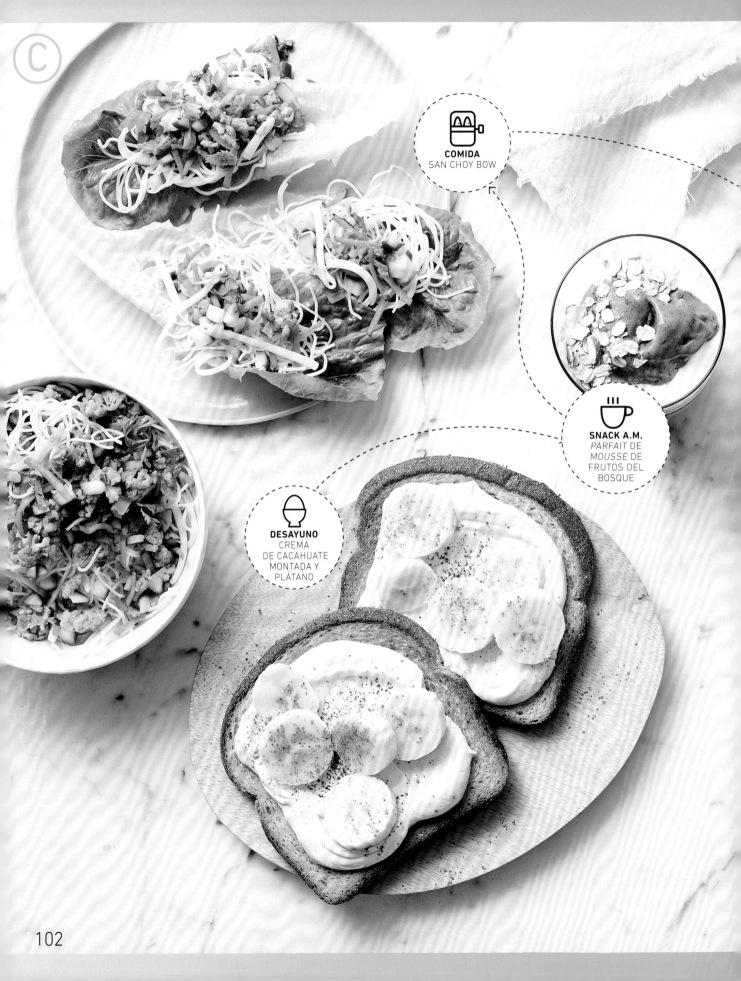

COMIDA
SAN CHOY BOW

SNACK A.M.
PARFAIT DE
MOUSSE DE
FRUTOS DEL
BOSQUE

DESAYUNO
CREMA
DE CACAHUATE
MONTADA Y
PLÁTANO

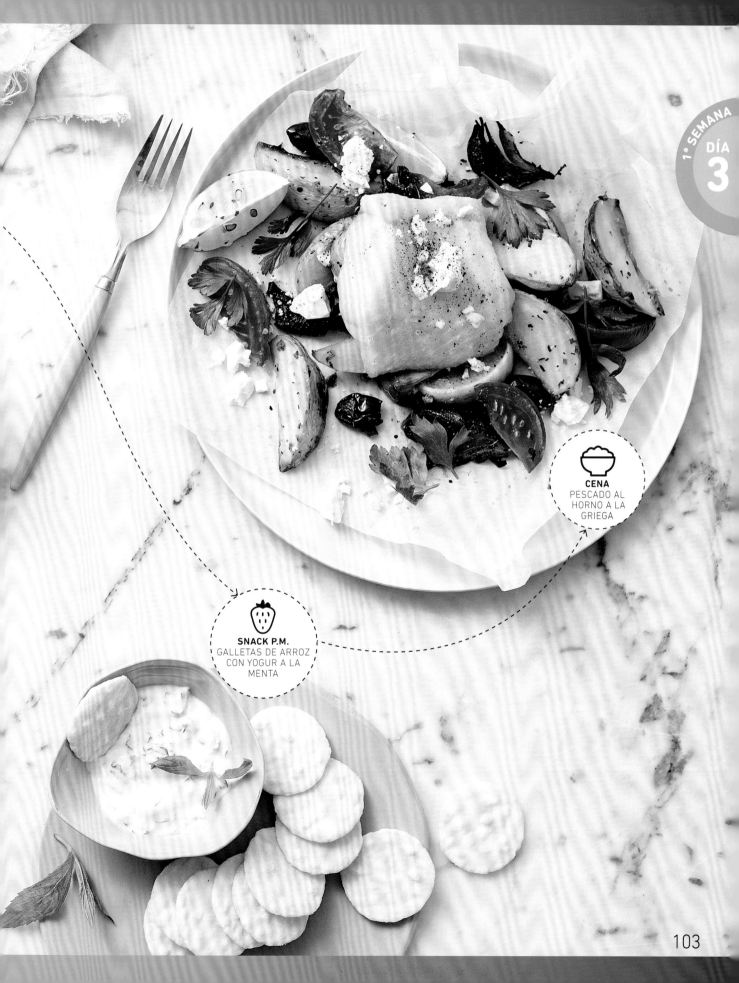

CENA
PESCADO AL
HORNO A LA
GRIEGA

SNACK P.M.
GALLETAS DE ARROZ
CON YOGUR A LA
MENTA

CREMA DE CACAHUATE MONTADA Y PLÁTANO

RACIONES 1 | **PREPARACIÓN** 5 MINUTOS | **COCCIÓN** 2 MINUTOS | **DIFICULTAD** FÁCIL

2 rebanadas de pan integral

½ plátano mediano, pelado y en rodajas

½ cucharadita de cacao natural en polvo (véase página 49; opcional)

CREMA DE CACAHUATE MONTADA

3 cucharaditas de crema de cacahuate 100 % natural

150 g de yogur natural descremado

Tostar el pan.

Para montarlo, poner la crema de cacahuate y el yogur en un tazón pequeño. Con una batidora de mano, batir la mezcla hasta que quede ligera y aireada.

Para servir, untar la crema de cacahuate sobre el pan tostado y cubrir con el plátano. Si se quiere, espolvorear con el cacao natural en polvo.

PARFAIT DE *MOUSSE* DE FRUTOS DEL BOSQUE

RACIONES 1 | **PREPARACIÓN** 5 MINUTOS + 10 MINUTOS EN EL REFRIGERADOR | **DIFICULTAD** FÁCIL

200 g de yogur natural descremado

250 g de frutos del bosque variados, descongelados

30 g de muesli natural

Poner la mitad de los frutos del bosque y la mitad del yogur natural en la licuadora de alta potencia y batir hasta que no queden grumos.

En una copa, alternar una capa de yogur de frutas del bosque con una capa del yogur natural restante, del muesli y del resto de los frutos que queden.

Dejar enfriar 10 minutos en el refrigerador. Servir.

SAN CHOY BOW

RACIONES 1 | **PREPARACIÓN** 15 MINUTOS + 10 MINUTOS REMOJANDO | **COCCIÓN** 10 MINUTOS | **DIFICULTAD** FÁCIL

100 g de fideos de arroz

aceite en *spray*

½ diente de ajo, machacado

1 cm de jengibre fresco, pelado y rallado

85 g de carne magra de cerdo picada

¼ de pepino mediano, en dados pequeños

1 puñado pequeño germen de soya

¼ de zanahoria mediana, rallada

1 cucharada de cilantro fresco machacado

½ cucharadita de tamari o salsa de soya baja en sal

½ cucharadita de salsa de pescado

2 cucharaditas de jugo de lima

½ cucharadita de miel

3 hojas grandes de lechuga romana enteras, con el tallo cortado

Poner los fideos en un recipiente resistente al calor y cubrir con agua hirviendo. Dejar reposar 10 minutos y luego soltar los fideos con un tenedor. Colar y refrescar bajo un chorro de agua fría. Escurrir bien y reservar para enfriar ligeramente. Cuando estén tibios y se puedan manipular, cortar en trozos más pequeños.

Calentar un sartén antiadherente a fuego medio y rociar ligeramente con aceite en *spray*. Añadir el ajo, el jengibre y la carne de cerdo picada y saltear durante 5-7 minutos hasta que el cerdo esté dorado, removiendo con frecuencia con una cuchara de madera para ir deshaciendo la carne picada. Transferir a un tazón que resista altas temperaturas y reservar.

Añadir los fideos, el pepino, el germen de soya, la zanahoria y el cilantro al tazón del cerdo y remover con cuidado.

En un tazón pequeño, mezclar la salsa de soya, la salsa de pescado, el jugo de lima y la miel. Verter sobre la mezcla de cerdo y fideos y remover con cuidado.

Para servir, poner las hojas de lechuga en un plato y rellenarlas con la mezcla de san choy bow.

SNACK P.M.

GALLETAS DE ARROZ CON YOGUR A LA MENTA

RACIONES 1 | **PREPARACIÓN** 5 MINUTOS | **DIFICULTAD** FÁCIL

12 galletas de arroz

YOGUR A LA MENTA

50 g de yogur natural descremado

2 cucharadas de menta fresca picada

¼ de diente de ajo, machacado

jugo de limón, al gusto

sal de mar y pimienta negra molida, al gusto

Mezclar el yogur con la menta, el jugo de limón, la sal y la pimienta en un tazón pequeño. Para ahorrar tiempo, la mezcla del yogur y la menta se puede preparar la noche anterior y dejarla guardada en un recipiente hermético en el refrigerador.

Servir las galletas de arroz con el yogur a la menta.

CENA

PESCADO AL HORNO A LA GRIEGA

RACIONES 2 | **PREPARACIÓN** 15 MINUTOS | **COCCIÓN** 50 MINUTOS | **DIFICULTAD** FÁCIL

1½ papa mediana, pelada y cortada en gajos

1 cebolla morada pequeña, cortada a la mitad y en rodajas

2 dientes de ajo, machacados

1 cucharadita de orégano seco

1½ cucharadita de aceite de oliva

sal de mar y pimienta negra molida, al gusto

1 limón, cortado en cuartos

2 jitomates medianos, en cuartos

8 aceitunas kalamata

2 x 185 g de filetes de pescado blanco

1 puñado pequeño de perejil fresco, machacado

60 g de queso feta bajo en grasa y sal, desmenuzado

Precalentar el horno a 200 °C (180 °C horno de aire) y forrar una bandeja de horno con papel para hornear.

Poner la papa, la cebolla, el ajo, el orégano, el aceite, la sal y la pimienta en un tazón grande y y revuelve suavemente hasta mezclar bien. Asegurar que todas las verduras y hortalizas queden cubiertas.

Colocar las verduras en la bandeja de horno forrada y hornear 15 minutos. Darle la vuelta a la papa y a la cebolla y hornear otros 15 minutos. Añadir el limón, el jitomate y las aceitunas y hornear 10 minutos más. Añadir los filetes de pescado y hornear otros 10 minutos más o hasta que el pescado esté cocido.

Para servir, poner las verduras y hortalizas en dos platos de servir con el pescado encima. Espolvorear los platos con perejil y queso feta.

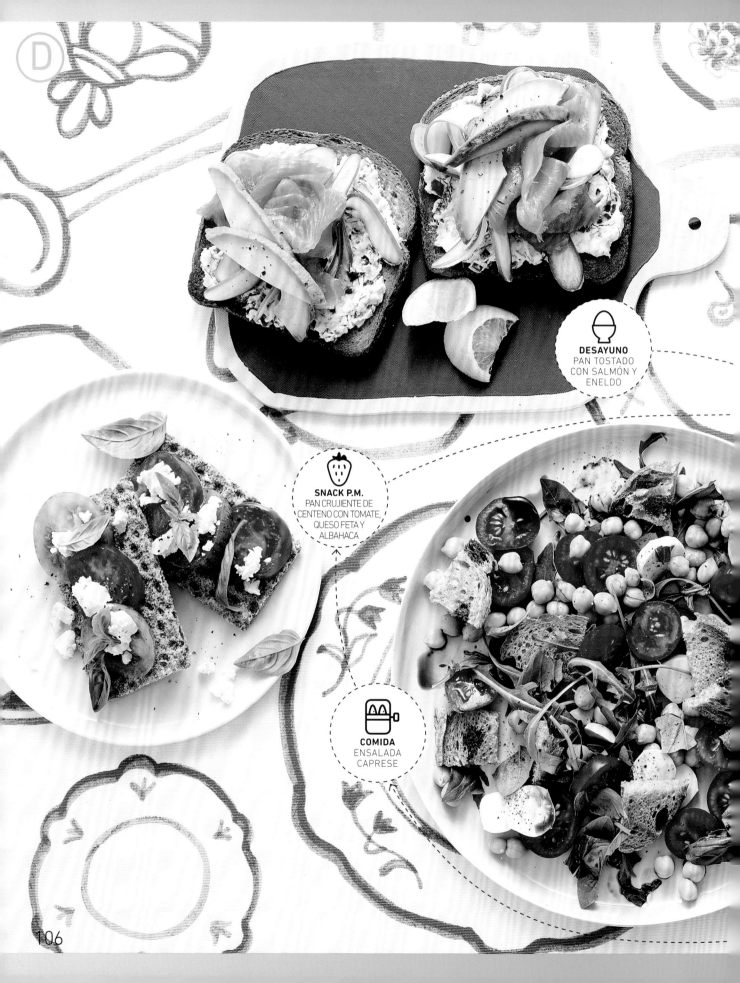

D

DESAYUNO
PAN TOSTADO
CON SALMÓN Y
ENELDO

SNACK P.M.
PAN CRUJIENTE DE
CENTENO CON TOMATE,
QUESO FETA Y
ALBAHACA

COMIDA
ENSALADA
CAPRESE

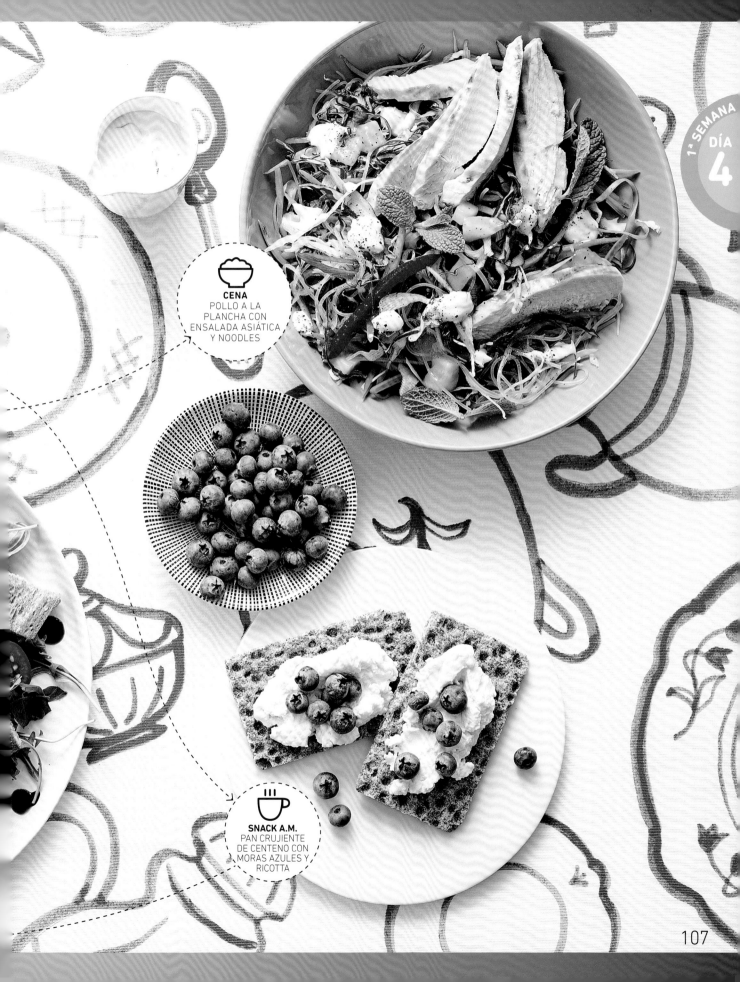

CENA
POLLO A LA
PLANCHA CON
ENSALADA ASIÁTICA
Y NOODLES

SNACK A.M.
PAN CRUJIENTE
DE CENTENO CON
MORAS AZULES Y
RICOTTA

PAN TOSTADO CON SALMÓN Y ENELDO

RACIONES 1 | **PREPARACIÓN** 10 MINUTOS | **COCCIÓN** 2 MINUTOS | **DIFICULTAD** FÁCIL

2 rebanadas de pan integral

50 g de ricotta bajo en grasa

¼ de cebolla morada pequeña, en dados pequeños

2 cucharaditas de eneldo fresco machacado

1 limón, jugo y ralladura fina, al gusto

¾ de pepino mediano, en rodajas

70 g de salmón ahumado

25 g de aguacate, en rodajas

Tostar el pan.

Poner el ricotta, la cebolla, el eneldo, el jugo y la ralladura de limón en un tazón pequeño y mezclarlos bien.

Para servir, untar el pan tostado con la mezcla de queso fresco. Colocar encima el pepino, el salmón ahumado y el aguacate.

PAN CRUJIENTE DE CENTENO CON MORAS AZULES Y RICOTTA

RACIONES 1 | **PREPARACIÓN** 2 MINUTOS | **DIFICULTAD** FÁCIL

50 g de ricotta bajo en grasa

2 panes crujientes de centeno

160 g de moras azules

Para servir, untar el queso en los panes y colocar encima las moras azules.

ENSALADA *CAPRESE*

RACIONES 1 | **PREPARACIÓN** 10 MINUTOS | **COCCIÓN** 2 MINUTOS | **DIFICULTAD** FÁCIL

1 rebanada de pan integral

½ cucharadita de vinagre balsámico

1 puñado pequeño de arúgula

10 jitomates cherry, cortados por la mitad

20 g de minimozzarella, en cuartos

75 g de garbanzos en lata, escurridos y enjuagados

Albahaca fresca picada, al gusto

Tostar el pan. Cortarlo en cuadrados pequeños y reservar.

Combinar el vinagre y una cucharadita de agua en un tazón pequeño.

Para servir, poner la arúgula, el jitomate, la minimozzarella, los garbanzos y la albahaca en una ensaladera. Aderezar y mezclar con cuidado. Decorar con los crutones.

PAN CRUJIENTE DE CENTENO CON JITOMATE, QUESO FETA Y ALBAHACA

SNACK P.M. **RACIONES** 1 | **PREPARACIÓN** 2 MINUTOS | **DIFICULTAD** FÁCIL

2 panes crujientes de centeno

½ jitomate mediano, en rodajas

30 g de queso feta bajo en grasa y sin sal, desmenuzado

albahaca fresca picada, para servir

Para servir, poner las rodajas de jitomate en los panes y colocar encima el queso feta y las hojas de albahaca.

POLLO A LA PLANCHA CON ENSALADA ASIÁTICA Y NOODLES

CENA **RACIONES** 2 | **PREPARACIÓN** 20 MINUTOS + 10 MINUTOS REMOJANDO | **COCCIÓN** 10 MINUTOS | **DIFICULTAD** FÁCIL

100g de fideos o noodles vermicelli de arroz

aceite en *spray*

200 g de pechuga de pollo, cortada en tiras gruesas

ADEREZO DE YOGUR CON LIMA

200 g de yogur natural descremado

2 cucharadas de cilantro fresco machacado

2 cucharaditas de jugo de lima

3 cucharaditas de aceite de ajonjolí

2 cucharaditas de tamari o salsa de soya baja en sal

2 cucharaditas de miel

1 pizca de jengibre molido

ENSALADA ORIENTAL

1 zanahoria mediana, rallada

50 g de col, en trozos

50 g de col morada en trozos

2 cebollas cambray, en rodajas finas

½ pimiento rojo mediano, sin semillas y en rodajas finas

1 mango mediano, pelado y en trozos

25 g de pasas

2 cucharadas de menta picada

Poner los fideos en un tazón resistente al calor y cubrir con agua hirviendo. Dejar reposar 10 minutos y luego separar los fideos con un tenedor. Colar y refrescar bajo un chorro de agua fría. Escurrir bien y reservar para dejar enfriar.

Calentar un sartén antiadherente a fuego medio y rociar con una fina capa de aceite en *spray*. Añadir las tiras de pollo y cocinar durante 3-4 minutos por cada lado o hasta que estén doradas por fuera y cocidas por dentro. Transferir a un tazón que resista altas temperaturas y reservar.

Para hacer el aderezo de yogur y lima, mezclar el yogur con el cilantro, el jugo de lima, el aceite de ajonjolí, la salsa tamari o salsa de soya, la miel y el jengibre en un tazón pequeño.

Para preparar la ensalada oriental, poner la zanahoria, la col, la col morada, las cebollas cambray, el pimiento, el mango, las pasas y la menta en un tazón grande. Añadir los fideos. Aderezar con la mitad la preparación de yogur con lima y mezclar con cuidado.

Para servir, dividir la ensalada en dos platos. Colocar encima el pollo y rociar con el aderezo restante.

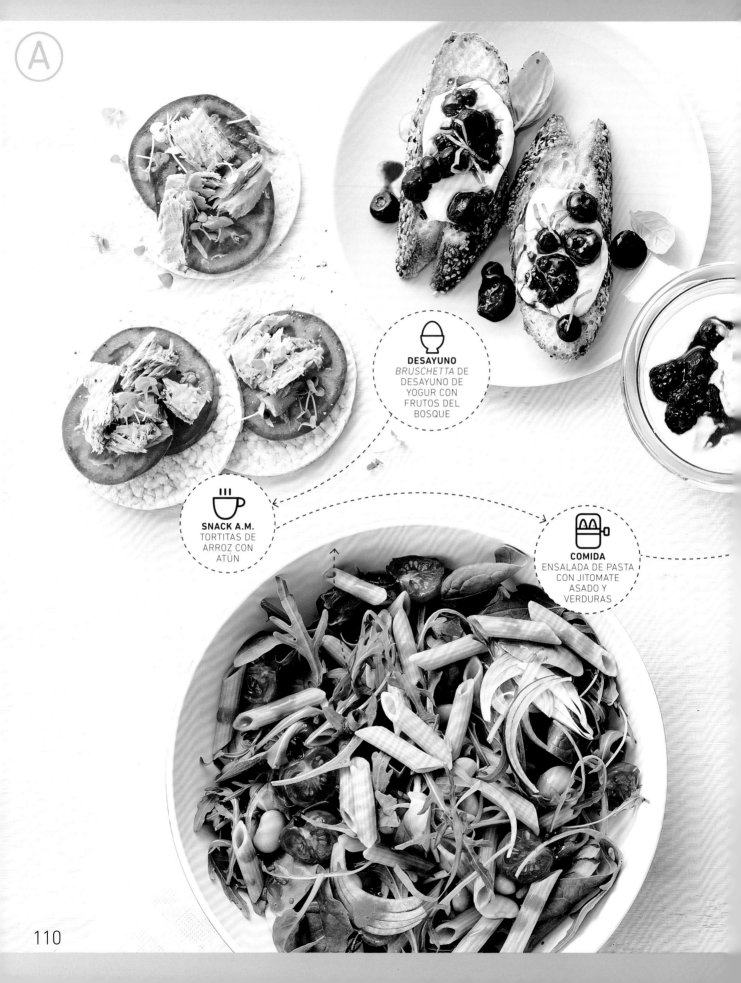

DESAYUNO
BRUSCHETTA DE
DESAYUNO DE
YOGUR CON
FRUTOS DEL
BOSQUE

SNACK A.M.
TORTITAS DE
ARROZ CON
ATÚN

COMIDA
ENSALADA DE PASTA
CON JITOMATE
ASADO Y
VERDURAS

Ⓐ

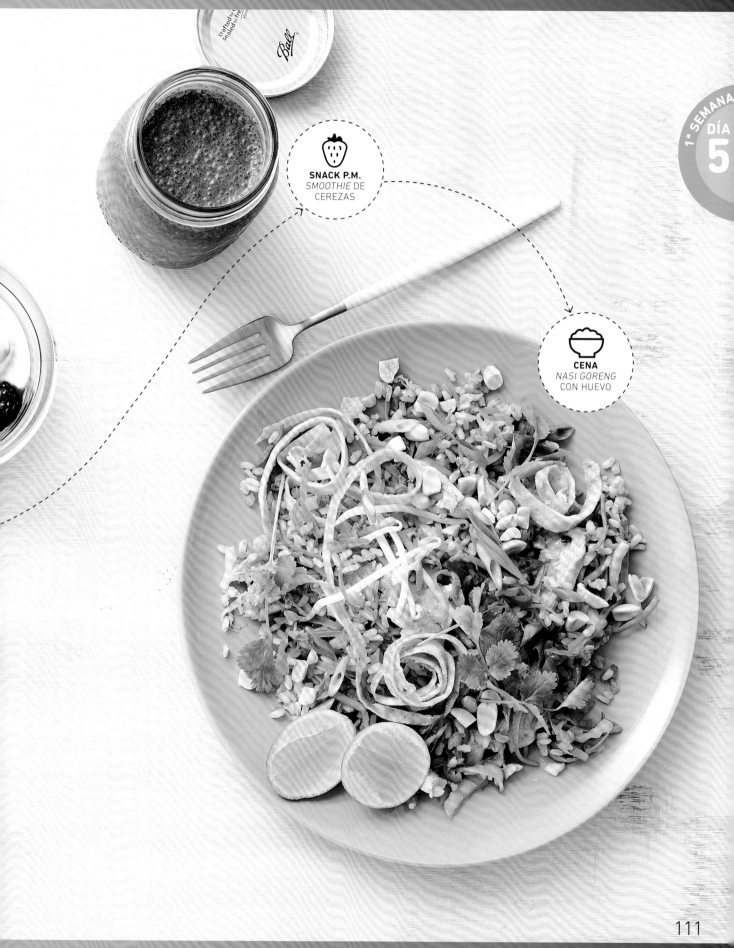

SNACK P.M.
SMOOTHIE DE
CEREZAS

CENA
NASI GORENG
CON HUEVO

BRUSCHETTA DE DESAYUNO DE YOGUR CON FRUTOS DEL BOSQUE

RACIONES 1 | **PREPARACIÓN** 5 MINUTOS | **COCCIÓN** 2 MINUTOS | **DIFICULTAD** FÁCIL

200 g de yogur natural descremado

2 cucharaditas de miel

¼ de cucharadita de extracto de vainilla

170 g de frutos del bosque variadas congeladas, descongeladas

2 cucharaditas de albahaca fresca picada

2 rebanadas de pan integral

Poner el yogur, la miel y la vainilla en un tazón pequeño y remover hasta mezclar bien.

Poner los frutos del bosque en un tazón pequeño y machacarlos ligeramente con un tenedor para triturarlos un poco. Añadir la albahaca y remover.

Tostar el pan.

Para servir, untar la mezcla de yogur en el pan y decorar por encima con el puré de frutos del bosque.

TORTITAS DE ARROZ CON ATÚN

RACIONES 1 | **PREPARACIÓN** 2 MINUTOS | **DIFICULTAD** FÁCIL

3 tortitas de arroz

1 jitomate mediano, en rodajas

50 g de atún en agua en lata

sal de mar y pimienta negra molida, al gusto

Para servir, poner las rodajas de jitomate y el atún en las tortitas de arroz. Si se desea, sazonar con sal de mar y pimienta negra molida.

ENSALADA DE PASTA CON JITOMATE ASADO Y VERDURAS

RACIONES 1 | **PREPARACIÓN** 10 MINUTOS | **COCCIÓN** 15 MINUTOS | **DIFICULTAD** FÁCIL

40 g de pasta integral

8 jitomates cherry, cortados por la mitad

aceite en *spray*

una pizca de orégano seco

una pizca de tomillo seco

sal de mar y pimienta negra molida, al gusto

1 puñado pequeño de espinaca *baby*

1 puñado pequeño de arúgula

¼ de cebolla morada pequeña, en rodajas finas

150 g de alubias blancas cocidas, lavadas y escurridas

ADEREZO

1 cucharadita de vinagre balsámico

½ cucharadita de mostaza de Dijon

Precalentar el horno a 200 °C (180 °C horno de aire) y forrar una bandeja de horno con papel para hornear.

Llenar una cacerola grande con agua, añadir una pizca de sal y llevar a ebullición. Añadir la pasta y cocinar hasta que esté al dente (seguir los tiempos de cocción recomendados en la etiqueta). Escurrir y reservar para dejar enfriar.

Poner los jitomates, con la mitad cortada hacia arriba, en la bandeja de horno forrada y rociar con una capa ligera de aceite en *spray*. Si se desea, espolvorear por encima el orégano y el tomillo y sazonar con sal de mar y pimienta negra molida. Hornear de 10 a 15 minutos o hasta que queden tiernos, sacar del horno y dejar enfriar. Para ahorrar tiempo, se puede hervir la pasta y hornear los jitomates la noche anterior y dejarlos guardados en un recipiente hermético en el refrigerador.

Para hacer el aderezo, mezclar el vinagre, la mostaza y una cucharada de agua en un tazón pequeño.

Para servir, incorporar la pasta, los jitomates, la espinaca, la arúgula, la cebolla y las alubias blancas en una ensaladera. Verter encima el aderezo y revolver suavemente hasta mezclar bien.

SMOOTHIE DE CEREZAS

SNACK P.M. **RACIONES** 1 | **PREPARACIÓN** 5 MINUTOS | **DIFICULTAD** FÁCIL

20 cerezas, sin hueso

1 medida (30 g) de proteína en polvo, sabor chocolate (opcional)

1 taza (250 ml) de leche semidescremada

100 g de yogur natural descremado

1 cucharadita de cacao natural en polvo (véase página 49)

Poner las cerezas, la proteína en polvo (opcional), la leche, el yogur y el cacao natural en polvo en la licuadora de alta potencia y batir hasta que no queden grumos.

Servir en un vaso de cristal o en un mezclador.

NASI GORENG CON HUEVO

CENA **RACIONES** 2 | **PREPARACIÓN** 15 MINUTOS | **COCCIÓN** 30 MINUTOS | **DIFICULTAD** MEDIA

120 g de arroz integral

aceite en *spray*

2 huevos grandes, batidos

3 cucharaditas de aceite de ajonjolí

½ cebolla pequeña, en dados pequeños

1 diente de ajo, machacado

1 cm de jengibre fresco, pelado y rallado

¼ de cucharadita de cúrcuma molida

½ cucharadita de comino molido

100 g de pechuga de pollo, en tiras finas

1 chile rojo fresco, picado y sin semillas

4 cucharaditas de tamari o salsa de soya baja en sal

1 zanahoria mediana, rallada

1 puñado pequeño de germen de soya

100 g de col china, en trozos

1 cucharada de cilantro fresco

1 cebolla cambray, en rodajas

20 g de cacahuates sin sal, machacados

cuartos de lima, para servir

En una cacerola pequeña, llevar a ebullición a fuego alto el arroz y 300 ml de agua, removiendo de vez en cuando. Tapar y bajar el fuego al mínimo. Hervir a fuego lento 20-25 minutos o hasta que el arroz esté tierno y haya absorbido el líquido. Retirar del fuego y dejar reposar tapado, durante 5 minutos.

Mientras, calentar una sartén antiadherente a fuego medio y rociar con una fina capa de aceite en *spray*. Verter el huevo en el sartén y moverlo hasta que el huevo cubra toda la base. Dejar al fuego 1-2 minutos, hasta que el huevo cuaje. Transferir el omelette a un plato y reservar. Cuando esté tibio y se pueda manipular, cortar en tiras finas.

Calentar el aceite en una sartén antiadherente grande a fuego medio. Añadir la cebolla y pochar 5 minutos o hasta que esté translúcida y blanda. Añadir el ajo, el jengibre, la cúrcuma, el comino y saltear un minuto o hasta percibir el aroma.

Añadir el pollo y saltear 5 minutos o hasta que esté ligeramente dorado por ambas caras.

Añadir el arroz, el chile y la salsa de tamari o de soya y remover con cuidado.

Añadir la zanahoria, el germen de soya y la col y saltear 3-4 minutos o hasta que las verduras y las hortalizas estén tiernas.

Para servir, repartir el *nasi goreng* en dos platos, decorar con el huevo y espolvorear por encima el cilantro, la cebolleta y los cacahuates.

Servir aparte los cuartos de lima.

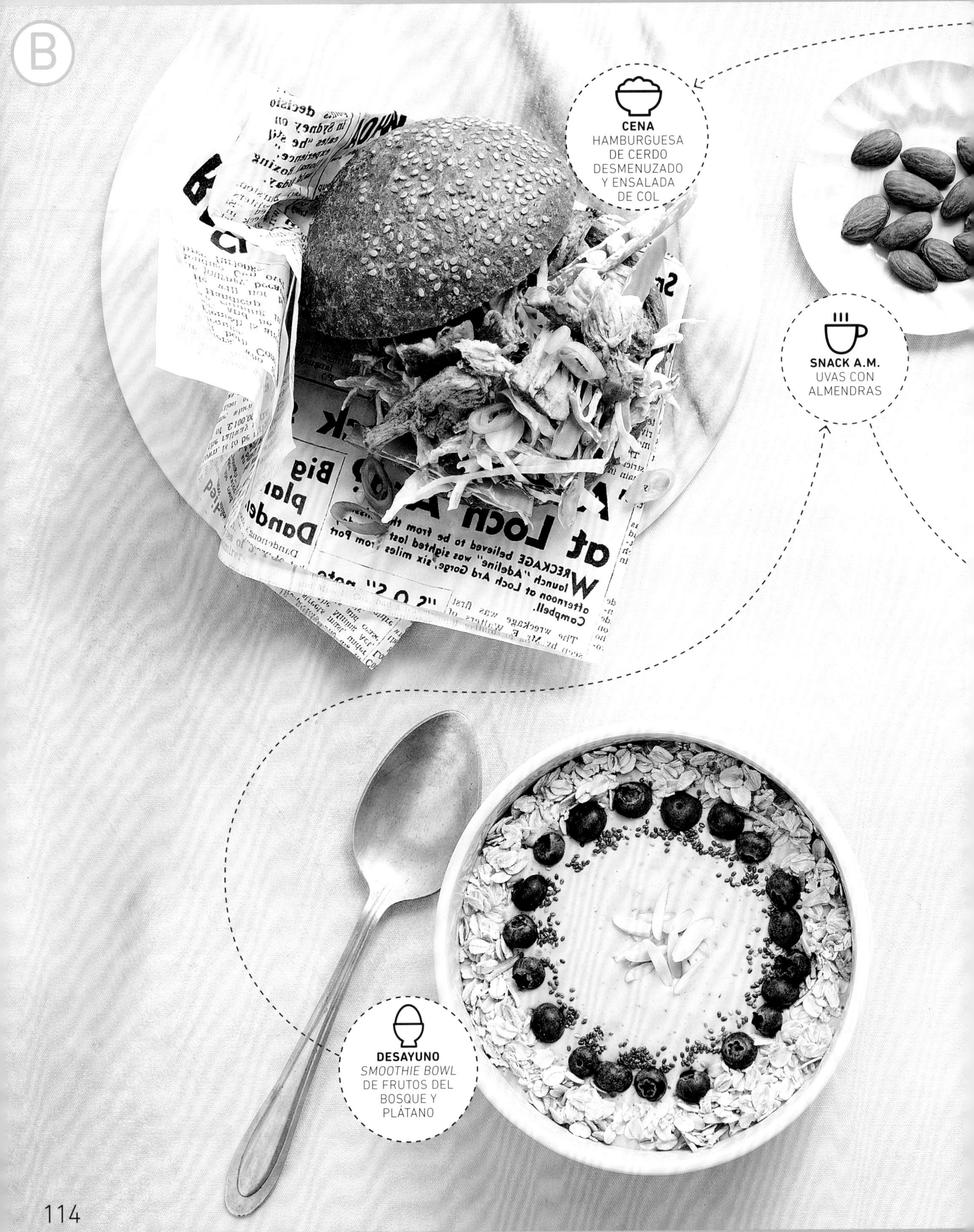

CENA
HAMBURGUESA
DE CERDO
DESMENUZADO
Y ENSALADA
DE COL

SNACK A.M.
UVAS CON
ALMENDRAS

DESAYUNO
SMOOTHIE BOWL
DE FRUTOS DEL
BOSQUE Y
PLÁTANO

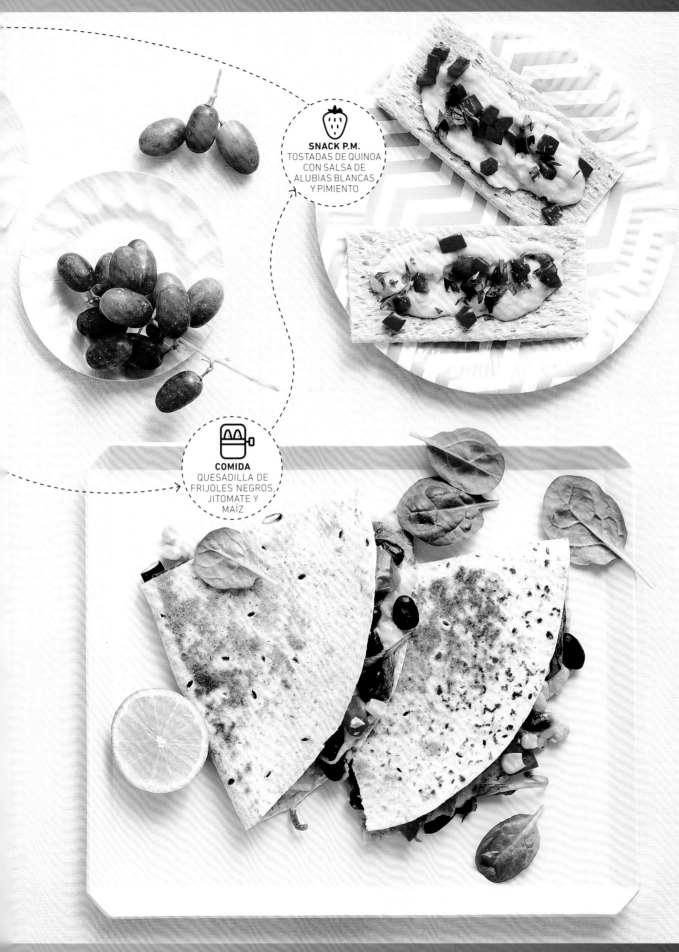

SNACK P.M.
TOSTADAS DE QUINOA
CON SALSA DE
ALUBIAS BLANCAS
Y PIMIENTO

COMIDA
QUESADILLA DE
FRIJOLES NEGROS,
JITOMATE Y
MAÍZ

SMOOTHIE BOWL DE FRUTOS DEL BOSQUE Y PLÁTANO

RACIONES 1 | **PREPARACIÓN** 5 MINUTOS | **DIFICULTAD** FÁCIL

60 g de moras azules

1 plátano mediano congelado, en trozos

1 puñado pequeño de espinaca *baby*

2 cucharaditas de açaí en polvo (opcional)

200 g de yogur natural descremado

½ taza (125 ml) de leche semidescremada

PARA DECORAR

30 g de muesli natural

20 g de moras azules

1 cucharadita de semillas de chía

1 cucharadita de almendras fileteadas

Poner las moras azules, el plátano, las espinacas, el açaí en polvo (opcional), el yogur y la leche en la licuadora de alta potencia y batir hasta que no queden grumos.

Para servir, verter el *smoothie* batido en un tazón y espolvorear por encima el muesli, las moras azules, las semillas de chía y las almendras fileteadas.

UVAS CON ALMENDRAS

RACIONES 1 | **PREPARACIÓN** 2 MINUTOS | **DIFICULTAD** FÁCIL

10 g de almendras

12 uvas

Servir las almendras junto con las uvas en un tazón pequeño.

QUESADILLA DE FRIJOLES NEGROS, JITOMATE Y MAÍZ

RACIONES 1 | **PREPARACIÓN** 10 MINUTOS | **COCCIÓN** 5 MINUTOS | **DIFICULTAD** FÁCIL

75 g de frijoles negros en lata, escurridos y enjuagados

½ jitomate mediano, en dados

30 g de granos de maíz en lata, escurridos y enjuagados

75 g de hummus

1 tortilla integral de trigo

1 puñado pequeño de espinaca *baby*

20 g de queso cheddar bajo en grasa, rallado

Precalentar una sandwichera.

Poner las frijoles negros, el jitomate y el maíz en un tazón pequeño y mezclar bien.

Untar una mitad de la tortilla de trigo con el hummus y extenderla en la sandwichera. Colocar encima las espinacas, la mezcla de frijoles negros y el queso rallado. Doblar la tortilla por la mitad para contener el relleno y, con cuidado, cerrar la sandwichera.

Dejar en la sandwichera 3-5 minutos, hasta que la tortilla esté dorada y crujiente.

Sacar la quesadilla de la sandwichera y ponerla en un plato. Servir.

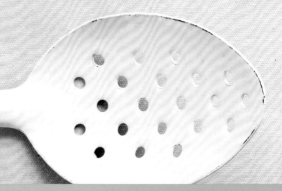

TOSTADAS DE QUINOA CON SALSA DE ALUBIAS BLANCAS Y PIMIENTO

RACIONES 1 | **PREPARACIÓN** 5 MINUTOS | **DIFICULTAD** FÁCIL

2 tostadas de quinoa

½ pimiento rojo mediano, sin semillas y en dados

perejil fresco machacado para decorar (opcional)

SALSA DE ALUBIAS BLANCAS

75g de alubias blancas en lata, escurridas y enjuagadas

¼ de diente de ajo, machacado

jugo de limón, al gusto

2 cucharaditas de perejil fresco machacado

sal de mar y pimienta negra molida, al gusto

Para preparar la salsa de alubias blancas, poner las alubias blancas, el ajo, el jugo de limón, el perejil, la sal, la pimienta y una cucharada de agua en un procesador de alimentos y picar hasta que quede suave y cremosa. Para ahorrar tiempo, se puede preparar la salsa de alubias la noche anterior y guardarla en un recipiente hermético en el refrigerador.

Para servir, untar las tostadas de quinoa con la salsa de alubias y decorar con el pimiento y el perejil (opcional).

HAMBURGUESA DE CERDO DESMENUZADO Y ENSALADA DE COL

RACIONES 2 | **PREPARACIÓN** 20 MINUTOS | **COCCIÓN** 45 MINUTOS | **DIFICULTAD** FÁCIL

aceite en *spray*

170 g de filetes de paleta de cerdo

½ cucharadita de pimiento ahumado

½ cucharadita de comino molido

1 pizca de canela molida

2 cucharaditas de miel de maple

sal de mar y pimienta negra molida, al gusto

½ taza (125 ml) de caldo de verduras bajo en sal

2 panecillos integrales

ENSALADA

200 g de yogur natural descremado

½ cucharadita de mostaza de Dijon

1 cucharadita de perejil fresco machacado

100 g de col, rallada

1 zanahoria mediana, rallada

80 g de chícharos frescos tiernos en su vaina, en trozos pequeños

2 cebollas cambray, en rodajas finas

Precalentar el horno a 150 °C (130 °C horno de aire) y forrar una bandeja de horno con papel para hornear.

Calentar un sartén antiadherente grande a fuego medio-alto y rociar ligeramente con aceite en *spray*. Añadir el cerdo y cocinar durante 3-4 minutos por cada lado o hasta que esté hecho. Apartar el sartén del fuego y reservar.

Servir el pimiento, el comino, la canela y la miel de maple en un tazón mediano y remover bien. Añadir el cerdo al tazón y untarlo con la mezcla de especias. Colocar en la bandeja de horno forrada y, si se desea, sazonar con sal de mar y pimienta negra molida. Añadir el caldo y cubrir con una tapa o con papel de aluminio. Dejar estofar en el horno de 20 a 35 minutos o hasta que esté bien cocido. Sacar del horno y dejar enfriar.

Mientras, para preparar la ensalada, batir juntos en un tazón pequeño el yogur, la mostaza y el perejil. Poner la col, la zanahoria, los guisantes y la cebolla cambray en un tazón. Rociar con el aderezo de yogur y mezclar con cuidado.

Colocar el cerdo en una tabla de cortar limpia y desmenuzarlo con dos tenedores.

Para servir, cortar los panecitos por la mitad y tostar un poco en el horno o en el grill caliente del horno. En una mitad de cada pan, colocar una capa de cerdo y otra de ensalada. Tapar con la otra mitad del pan.

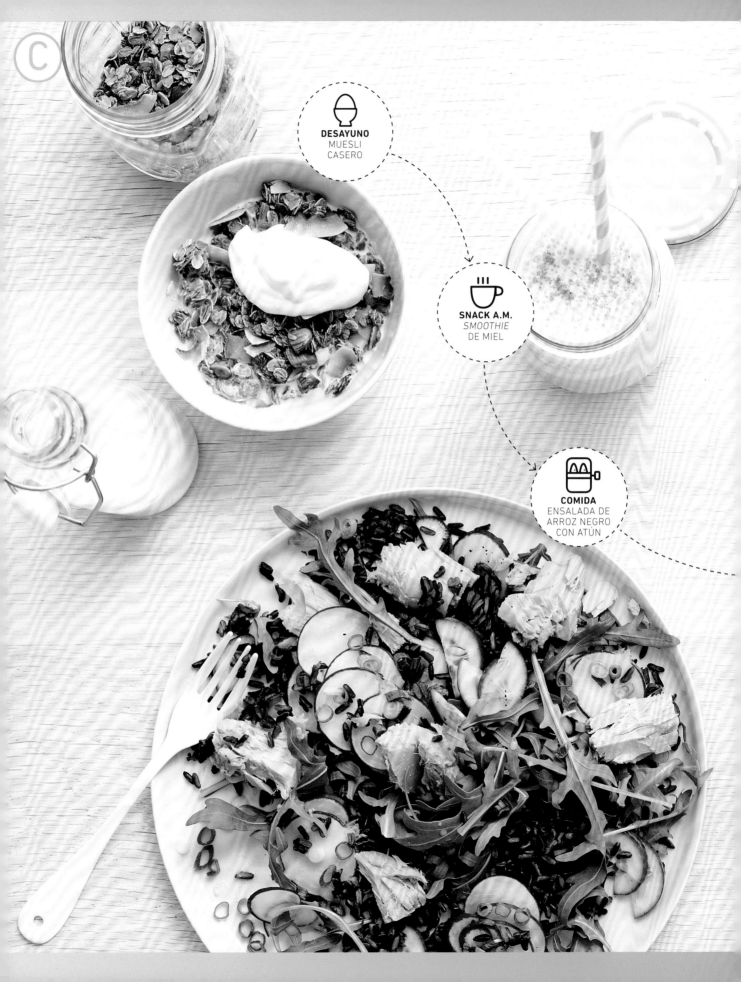

DESAYUNO
MUESLI
CASERO

SNACK A.M.
SMOOTHIE
DE MIEL

COMIDA
ENSALADA DE
ARROZ NEGRO
CON ATÚN

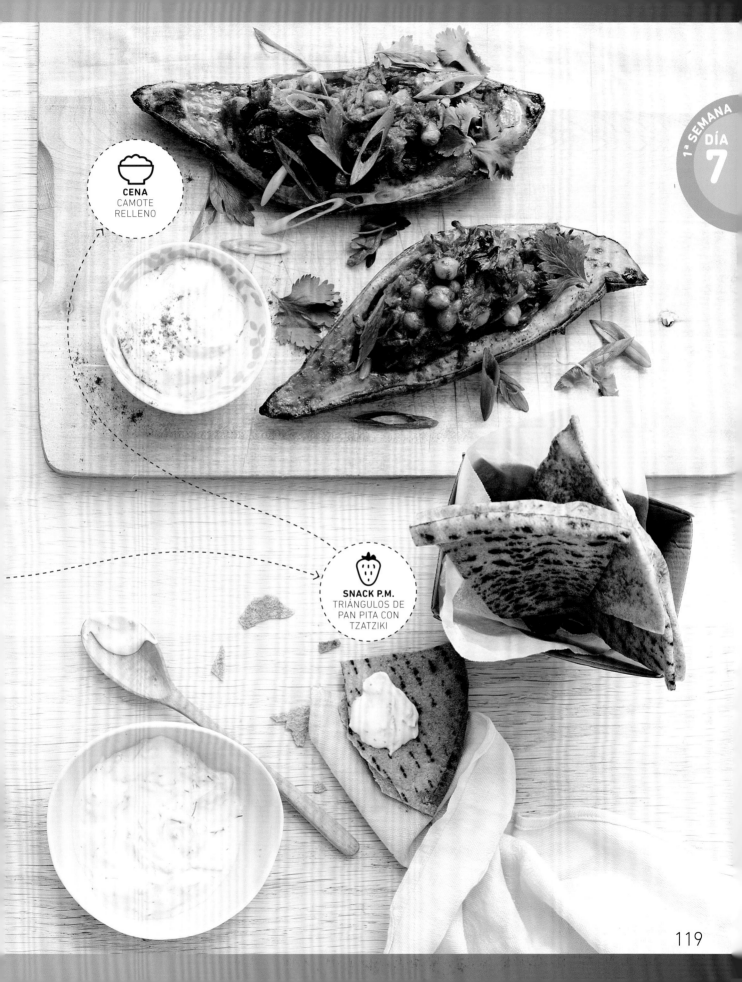

CENA
CAMOTE
RELLENO

SNACK P.M.
TRIÁNGULOS DE
PAN PITA CON
TZATZIKI

119

MUESLI CASERO

RACIONES 6 (500 G EN TOTAL)| **PREPARACIÓN** 10 MINUTOS | **COCCIÓN** 30 MINUTOS | **DIFICULTAD** FÁCIL

2 cucharadas de miel

½ taza (125 ml) de miel de maple

1 cucharadita de extracto de vainilla

360 g de hojuelas de avena

35 g de almendras picadas

25 g de pepitas

30 g de coco rallado

40 g de pasas

45 g de arándanos secos

PARA SERVIR

½ taza (125 ml) de leche semidescremada

50 g de yogur natural descremado

Precalentar el horno a 150 °C (130 °C horno de aire) y forrar dos bandejas de horno con papel para hornear.

Batir en un tazón grande la miel, la miel de maple y la vainilla. Añadir las hojuelas de avena, la almendra y las pepitas y mezclar bien. Todos los ingredientes tienen que quedar cubiertos con la mezcla de miel de maple.

Distribuir de manera uniforme el muesli entre las dos bandejas. Extenderlo hasta que forme una fina capa. Hornear durante 15 minutos y después añadir el coco rallado. Asegurar que el muesli continúa extendido en una capa uniforme y delgada.

Hornear de nuevo entre 10 y 15 minutos hasta que esté dorado y tostado, removiendo cada 3-4 minutos. Esparcir por encima de las dos bandejas la fruta deshidratada y remover. Dejar en las bandejas hasta que el muesli se haya enfriado y se vuelva crujiente.

Colocar una porción de muesli caramelizado en un tazón y decorar con el yogur y la leche. Guardar el muesli que sobre en un recipiente cerrado herméticamente.

SMOOTHIE DE MIEL

RACIONES 1 | **PREPARACIÓN** 5 MINUTOS | **DIFICULTAD** FÁCIL

30 g de hojuelas de avena

1½ plátano mediano, pelado y en rodajas

¾ taza (190 ml) de leche semidescremada

50 g de yogur natural descremado

2 cucharaditas de miel

¼ de cucharadita de canela en polvo

cubitos de hielo

Poner las hojuelas de avena, el plátano, la leche, el yogur, la miel, la canela y los cubitos de hielo en la licuadora de alta potencia y batir hasta que no queden grumos.

Servir en un vaso de cristal o en un mezclador.

ENSALADA DE ARROZ NEGRO CON ATÚN

RACIONES 1 | **PREPARACIÓN** 5 MINUTOS | **COCCIÓN** 35 MINUTOS | **DIFICULTAD** FÁCIL

60 g de arroz negro

100 g de atún en agua en lata, escurrido

1 puñado pequeño de arúgula

½ pepino mediano, en rodajas finas

½ cebollas cambray, en rodajas finas

1 rábano, cortado a lo largo y en rodajas finas

ADEREZO

¼ de diente de ajo, machacado

2 cucharaditas de vinagre de vino blanco

¼ de cucharadita de mostaza de Dijon

sal de mar y pimienta negra molida, al gusto

En una cacerola pequeña, llevar a ebullición a fuego alto el arroz y 1 taza (250ml) de agua, removiendo de vez en cuando. Tapar y bajar el fuego al mínimo. Hervir a fuego lento 35-40 minutos o hasta que el arroz esté tierno y haya absorbido el líquido. Reservar para dejar enfriar.

Para hacer el aderezo, mezclar el ajo, el vinagre, la mostaza, la sal y la pimienta y 2 cucharaditas de agua en un tazón pequeño.

Para servir, poner el atún, la arúgula, el pepino, la cebolla cambray, el rábano y el arroz negro en un tazón. Aderezar y mezclar con cuidado.

TRIÁNGULOS DE PAN PITA CON TZATZIKI

RACIONES 1 | **PREPARACIÓN** 5 MINUTOS | **COCCIÓN** 12 MINUTOS | **DIFICULTAD** FÁCIL

½ pan pita integral
cortado en cuatro triángulos
aceite en *spray*
50 g de tzatziki

Precalentar el horno a 200 °C (180 °C horno de aire) y forrar una bandeja de horno con papel para hornear.

Distribuir los triángulos de pita en la bandeja de horno forrada formando una sola capa y rociar con una capa ligera de aceite en *spray*. Hornear durante 5 minutos, hasta que empiecen a cambiar de color. Darles la vuelta a los triángulos y hornear otros 5-8 minutos o hasta que estén dorados por ambas caras. Dejar enfriar.

Servir los triángulos de pan pita con el tzatziki.

CAMOTE RELLENO

RACIONES 2 | **PREPARACIÓN** 15 MINUTOS | **COCCIÓN** 50 MINUTOS | **DIFICULTAD** FÁCIL

1 camote mediano, lavado, seco y cortado a lo largo por la mitad

1½ cucharaditas de aceite de girasol, sal de mar y pimienta negra molida, al gusto

aceite en *spray*

½ cebolla pequeña, finamente picada

1 zanahoria mediana, rallada

2 dientes de ajo, machacados

¼ de cucharadita de comino molido

¼ de cucharadita de jengibre molido

1 pizca de canela en polvo

1 pizca de pimienta gorda

1 pizca de pimienta de cayena

380 g de garbanzos en lata, escurridos y enjuagados

1 cucharadita de miel de maple

150 g de jitomates machacados en lata

2 puñados grandes de espinaca *baby*, troceados

2 cucharadas de cilantro fresco machacado

1 huevo grande, batido ligeramente

1 cebolla cambray, en rodajas finas

ADEREZO DE YOGUR ESPECIADO

200 g de yogur natural descremado

1 pizca de pimiento dulce

jugo de limón, al gusto

Precalentar el horno a 200 °C (180 °C horno de aire) y forrar una bandeja de horno con papel para hornear.

Poner el camote, el aceite, la sal y la pimienta en un tazón mediano y revolver hasta mezclar bien. Asegurar que todo el camote quede ligeramente cubierto en el aceite. Colocar el camote en la bandeja de horno, con la mitad cortada hacia arriba, y hornear durante 30 a 35 minutos o hasta que esté tierno. Reservar para dejar enfriar ligeramente.

Mientras, calentar un sartén antiadherente a fuego medio y rociarlo con una fina capa de aceite en *spray*. Añadir la cebolla y la zanahoria y saltear durante 3-4 minutos hasta que la cebolla se torne translúcida, removiendo de vez en cuando.

Añadir el ajo, el jengibre, el comino, la canela, la pimienta gorda y la pimienta de cayena y saltear un minuto o hasta que se perciba el aroma. Añadir los garbanzos, el miel de maple y los jitomates y cocer durante 5 minutos o hasta que esté caliente, removiendo con frecuencia. Añadir las espinacas y la mitad del cilantro y remover. Reservar.

Sin romper la piel del camote, sacarle la pulpa con una cuchara y ponerla en un tazón. Aplastarla con un tenedor para hacer un puré. Añadir a la mezcla el puré de camote y el huevo batido a la mezcla de garbanzos y jitomate y mezclar bien.

Rellenar la piel del camote con la mezcla de pulpa de camote y garbanzos y volver a colocar ambas mitades en la bandeja de horno. Rociarlas con aceite en *spray* y hornear 15 minutos, hasta que estén calientes y levemente doradas.

Para hacer el aderezo de yogur especiado, mezclar el yogur con el pimiento dulce y el jugo de limón en un tazón pequeño.

Para servir, colocar las dos mitades de camote rellenas en platos grandes. Espolvorear con la cebolla cambray y rociar con el aderezo de yogur especiado.

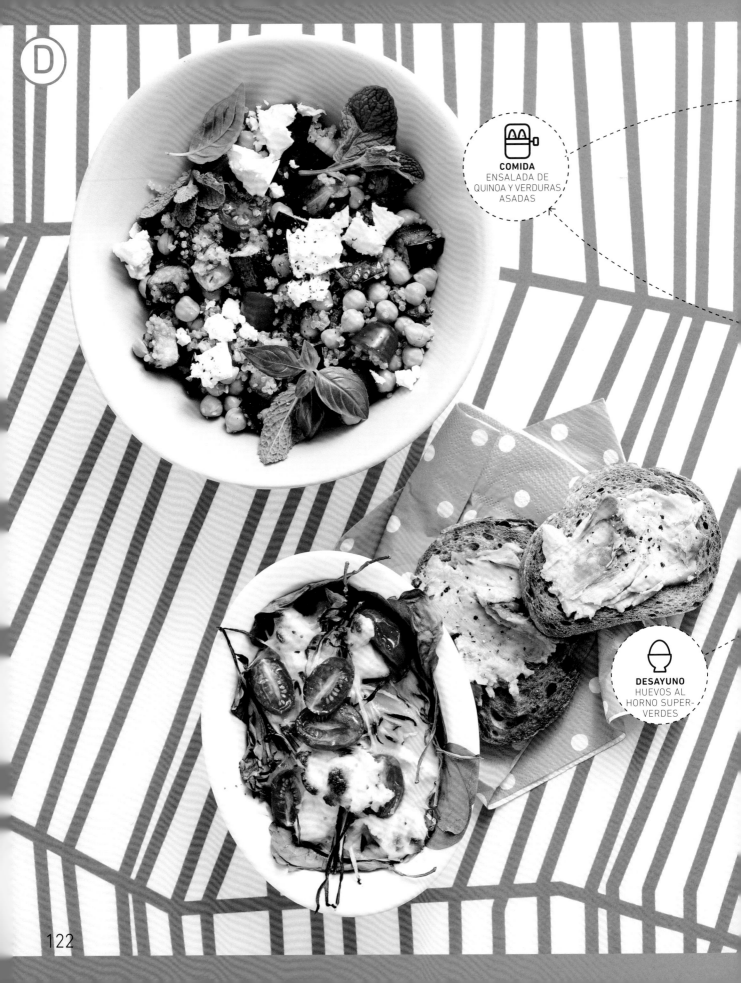

COMIDA
ENSALADA DE
QUINOA Y VERDURAS
ASADAS

DESAYUNO
HUEVOS AL
HORNO SUPER-
VERDES

122

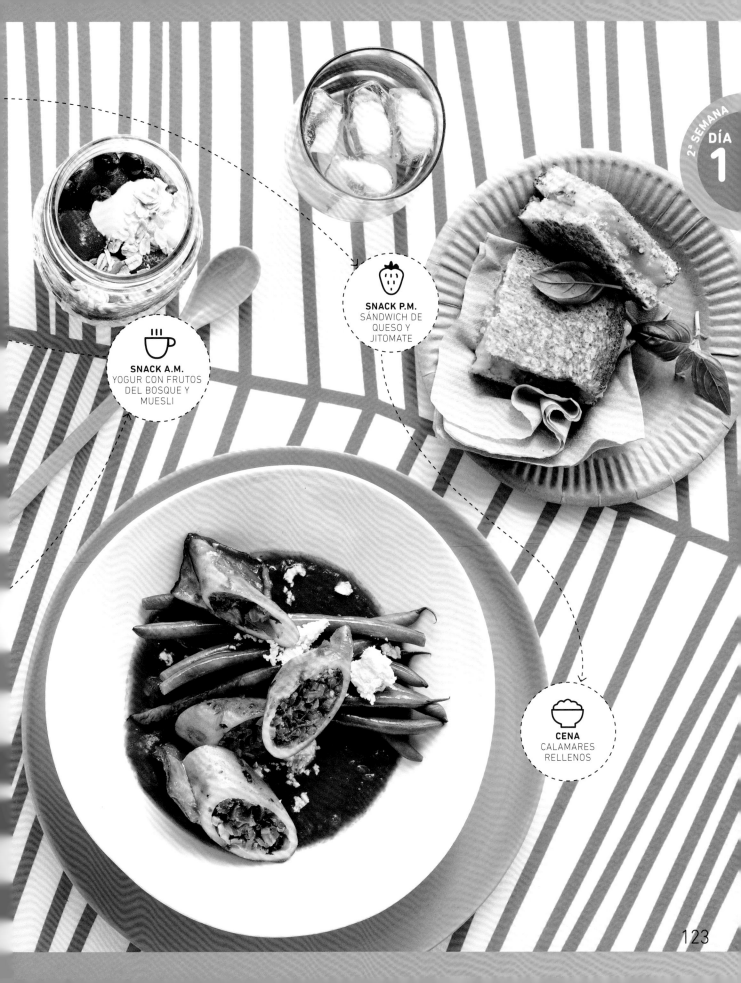

SNACK A.M.
YOGUR CON FRUTOS
DEL BOSQUE Y
MUESLI

SNACK P.M.
SÁNDWICH DE
QUESO Y
JITOMATE

CENA
CALAMARES
RELLENOS

DESAYUNO

HUEVOS AL HORNO SUPERVERDES

RACIONES 1 | **PREPARACIÓN** 10 MINUTOS | **COCCIÓN** 20 MINUTOS | **DIFICULTAD** FÁCIL

aceite en *spray*

¼ de calabacita mediana, rallada

1 puñado pequeño de espinaca baby

50 g de queso fresco bajo en grasa

2 huevos grandes

sal de mar y pimienta negra molida, al gusto

3 jitomates cherry, cortados por la mitad

2 rebanadas de pan integral

25 g de aguacate, machacado

Precalentar el horno a 180 °C (160 °C horno de aire) y rociar ligeramente con aceite en *spray* un ramekin de 10 cm de diámetro.

Calentar un sartén antiadherente a fuego medio y rociar con una fina capa de aceite en *spray*. Añadir la calabacita y las espinacas y saltear durante 3-4 minutos o hasta que la calabacita esté tierna. Añadir las espinacas y saltear 1-2 minutos, hasta que queden marchitas. Poner la calabacita y las espinacas en el ramekin preparado y añadir encima el queso fresco desmenuzado.

Batir los huevos, la sal y la pimienta en otro tazón pequeño. Verter el huevo batido en el ramekin y colocar encima los jitomates cherry. Hornear de 10 a 15 minutos o hasta que los huevos cuajen.

Mientras, tostar el pan. Untar el pan tostado con el aguacate y servir acompañando a los huevos.

SNACK A.M.

YOGUR CON FRUTOS DEL BOSQUE Y MUESLI

RACIONES 1 | **PREPARACIÓN** 2 MINUTOS | **DIFICULTAD** FÁCIL

100 g de yogur natural descremado

170 g de frutos del bosque variados, descongelados

30 g de muesli natural

Poner el yogur y los frutos del bosque en un tazón pequeño o en un frasco y añadir encima el muesli. Servir.

COMIDA

ENSALADA DE QUINOA Y VERDURAS ASADAS

RACIONES 1 | **PREPARACIÓN** 10 MINUTOS | **COCCIÓN** 35 MINUTOS | **DIFICULTAD** FÁCIL

¼ de berenjena mediana, cortada en dados de 2 cm

½ calabacita mediana, cortada en dados de 2 cm

aceite en *spray*

sal de mar y pimienta negra molida, al gusto

30 g de quinoa

75 g de garbanzos en lata, escurridos y enjuagados

5 jitomates cherry, cortados por la mitad

2 cucharaditas de albahaca fresca picada

2 cucharaditas de menta fresca picada

30 g de queso feta bajo en grasa, desmenuzado

ADEREZO

1 cucharada de jugo de limón

¼ de diente de ajo, machacado

Precalentar el horno a 200 °C (180 °C horno de aire) y forrar una bandeja de horno con papel para hornear. Colocar la berenjena y la calabacita en la bandeja de horno forrada y rociar con una capa ligera de aceite en *spray*. Si se desea, sazonar con sal de mar y pimienta negra molida. Asar al horno durante 10 minutos, darles la vuelta y asar otros 10 minutos hasta que estén tiernos y ligeramente dorados. Reservar.

En una cacerola pequeña, llevar a ebullición a fuego alto la quinoa y ½ taza (125 ml) de agua, removiendo de vez en cuando. Tapar y bajar el fuego al mínimo. Hervir a fuego lento 10-12 minutos o hasta que la quinoa esté tierna. Escurrir el exceso de líquido y reservar. Para ahorrar tiempo, las hortalizas y la quinoa se pueden preparar la noche anterior y dejarlas guardadas en un recipiente hermético en el refrigerador.

Para hacer el aderezo, mezclar el jugo de limón, el ajo y una cucharada de agua en un tazón pequeño.

Colocar las hortalizas, la quinoa, los garbanzos, los jitomates, la albahaca y la menta en un tazón y servir. Aderezar y remover con cuidado. Decorar con el queso feta desmenuzado.

SNACK P.M.

SÁNDWICH DE QUESO Y JITOMATE

RACIONES 1 | **PREPARACIÓN** 5 MINUTOS | **COCCIÓN** 5 MINUTOS | **DIFICULTAD** FÁCIL

1 rebanada de pan integral cortada por la mitad

½ jitomate mediano, en rodajas

20 g de queso cheddar bajo en grasa, en rebanadas

sal de mar y pimienta negra molida, al gusto

albahaca fresca, para decorar

Precalentar una sandwichera.

Poner media rebanada de pan en una tabla de cortar limpia y colocar sobre ella el jitomate y el queso. Si se desea, sazonar con sal de mar y pimienta negra molida. Cubrir con la otra media rebanada.

Poner el sándwich en la sandwichera y cerrarla con cuidado. Dejar en la sandwichera 3-5 minutos, hasta que el queso se haya fundido y el pan esté crujiente. Decorar con la albahaca y servir.

CENA

CALAMARES RELLENOS

RACIONES 2 | **PREPARACIÓN** 20 MINUTOS | **COCCIÓN** 1 HORA | **DIFICULTAD** MEDIA

3 cucharaditas de aceite de oliva

2 naranjas medianas, solo el jugo

70 g de cuscús

½ cebolla pequeña, en dados pequeños

3 dientes de ajo, machacados

½ zanahoria mediana, rallada

½ calabacita mediana, rallada

190 g de jitomates machacados en lata

sal de mar y pimienta negra molida, al gusto

½ cucharadita de hojuelas de chile seco (opcional)

perejil fresco picado al gusto (opcional)

300 g de calamar (2 calamares) limpios

1 cucharada de jitomate doble concentrado

½ taza (125 ml) de caldo de verduras bajo en sal

12 ejotes, sin puntas

60 g de queso feta bajo en grasa y sin sal, desmenuzado

En una cacerola pequeña, llevar a ebullición ¼ de cucharadita de aceite, el jugo de naranja y 2½ cucharadas de agua. Añadir el cuscús y retirar del fuego. Dejar reposar, tapado, 2-3 minutos antes de removerlo con un tenedor para separar los granos de cuscús.

Calentar el aceite restante en una cacerola mediana a fuego medio. Añadir la cebolla y 2 dientes de ajo y saltear durante 1-2 minutos sin dejar de remover. Añadir la zanahoria y la calabacita. Saltear durante 3-4 minutos hasta que estén tiernas, removiendo de vez en cuando.

Añadir un cuarto de los jitomates machacados, la sal, la pimienta y las hojuelas de chile (opcional) y reducir el fuego a medio-bajo. Dejar al fuego 7-10 minutos, hasta que se caliente todo, removiendo de vez en cuando. Retirar del fuego, añadir el cuscús y el perejil y remover.

Rellenar los calamares con la mezcla de jitomate y cuscús y cerrarlos con un palillo. Con la punta de un cuchillo afilado, pinchar los calamares de arriba a abajo.

Calentar el aceite restante en una cacerola mediana a fuego medio. Añadir los calamares y cocinar durante 3 minutos por cada lado o hasta que estén ligeramente dorados.

Añadir el diente de ajo y los jitomates machacados restantes, el jitomate doble concentrado y el caldo de verduras y reducir el fuego a medio-bajo. Cocer durante 35-40 minutos hasta que los calamares estén tiernos y hechos, dándoles la vuelta de vez en cuando.

Llenar con 5 cm de agua una cacerola y colocar en él una vaporera. Tapar y llevar el agua a ebullición a fuego alto, luego reducir a fuego medio. Añadir los ejotes y cocinar durante 2-3 minutos, con la cacerola tapada, hasta que queden tiernos, pero todavía crujientes. Refrescarlos bajo un chorro de agua fría.

Para servir, dividir la salsa de jitomate en dos tazones. Decorar con los ejotes encima, seguidas de los calamares rellenos y el queso feta.

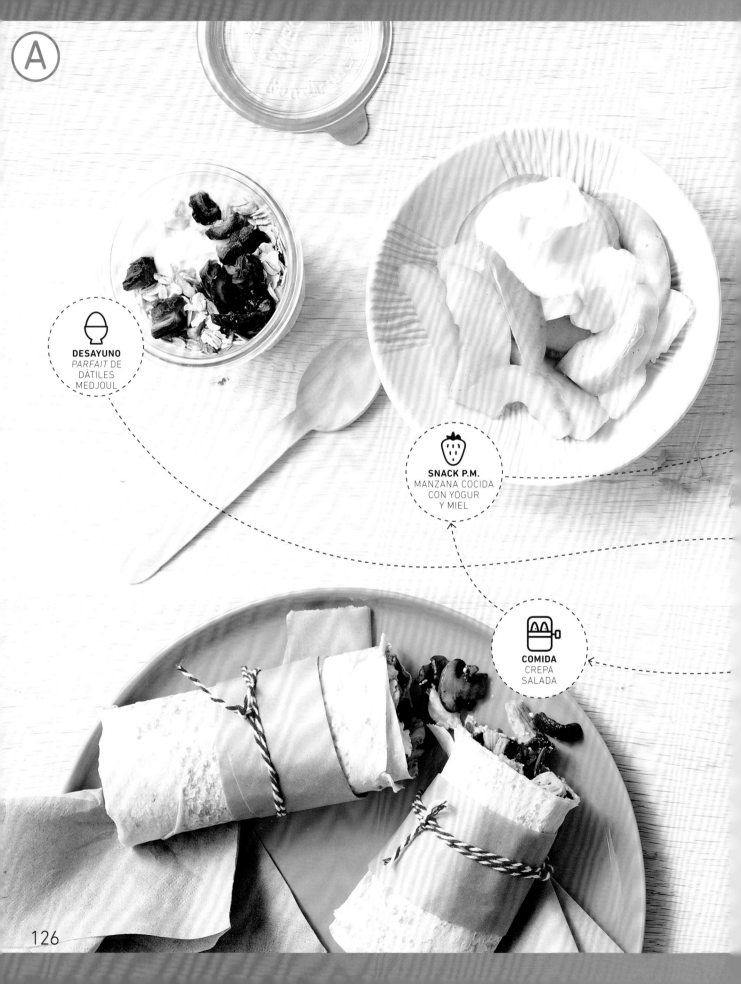

A

DESAYUNO
PARFAIT DE
DÁTILES
MEDJOUL

SNACK P.M.
MANZANA COCIDA
CON YOGUR
Y MIEL

COMIDA
CREPA
SALADA

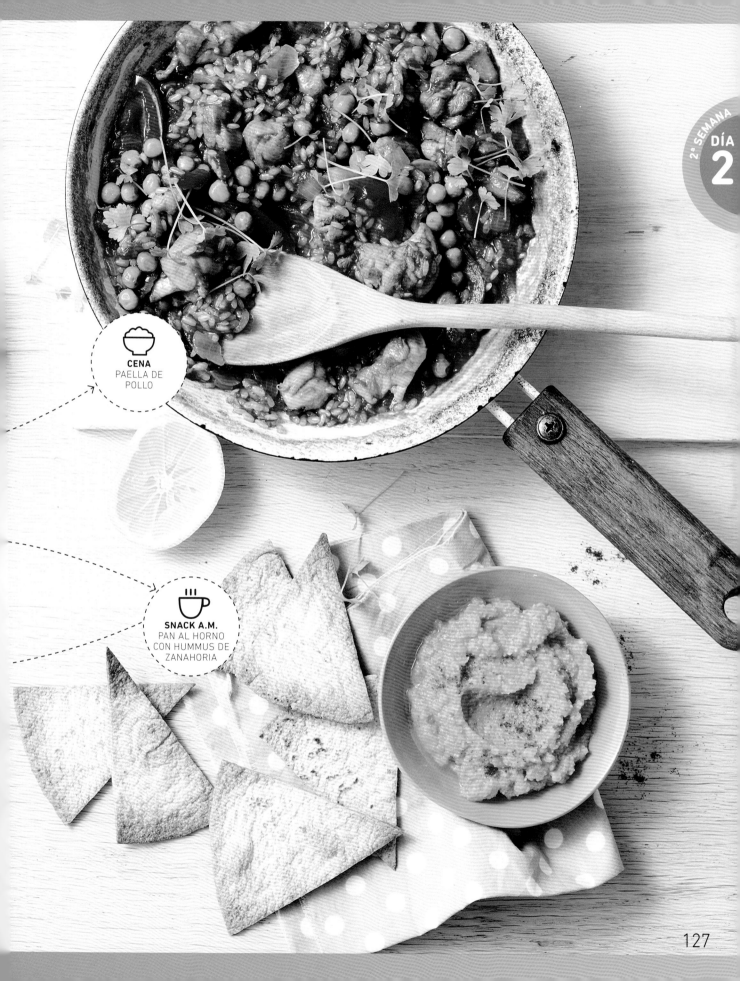

CENA
PAELLA DE
POLLO

SNACK A.M.
PAN AL HORNO
CON HUMMUS DE
ZANAHORIA

127

PARFAIT DE DÁTILES MEDJOUL

DESAYUNO **RACIONES** 1 | **PREPARACIÓN** 5 MINUTOS + 10 MINUTOS EN EL REFRIGERADOR | **DIFICULTAD** FÁCIL

200 g de yogur natural
descremado

60 g de muesli natural

3 dátiles medjoul, sin hueso y
cortados en dados

En una copa, alternar capas de yogur con capas de muesli y de dátiles.

Dejar enfriar 10 minutos en el refrigerador. Servir.

PAN AL HORNO CON HUMMUS DE ZANAHORIA

SNACK A.M. **RACIONES** 1 | **PREPARACIÓN** 5 MINUTOS | **COCCIÓN** 30 MINUTOS | **DIFICULTAD** FÁCIL

½ tortilla integral de trigo
cortada en 4 o en 6 triángulos

HUMMUS DE ZANAHORIA

1 zanahoria mediana, en trozos
irregulares

75 g de garbanzos en lata,
escurridos y enjuagados

¼ de diente de ajo, picado

jugo de limón, al gusto

una pizca de pimiento ahumado

sal de mar, al gusto

Para hacer el hummus de zanahoria, poner la zanahoria en una cacerola y llenarla de agua fría hasta cubrirla. Llevar el agua a ebullición y luego reducir a fuego medio-bajo. Hervir a fuego lento 15-20 minutos o hasta que la zanahoria esté tierna. Escurrir y reservar para enfriar.

Poner la zanahoria, los garbanzos, el ajo, el jugo de limón, el pimiento y la sal en un procesador de alimentos y triturar hasta que quede suave y cremoso. Para ahorrar tiempo, el hummus de zanahoria se puede preparar la noche anterior y dejarlo guardado en un recipiente hermético en el refrigerador.

Precalentar el horno a 180 °C (160 °C horno de aire) y forrar una bandeja de horno con papel para hornear.

Colocar los triángulos de tortilla de trigo en la bandeja forrada en una sola capa y hornear durante tres minutos, hasta que empiecen a cambiar de color. Darles la vuelta a los triángulos y hornear otros 3-5 minutos o hasta que estén dorados por ambas caras. Dejar enfriar.

Servir los triángulos crujientes con el hummus de zanahoria.

CREPA SALADA

COMIDA **RACIONES** 1 | **PREPARACIÓN** 5 MINUTOS | **COCCIÓN** 10 MINUTOS | **DIFICULTAD** FÁCIL

aceite en *spray*

¼ de cebolla morada pequeña,
en rodajas finas

125 g de champiñones, en rodajas

80 g de pechuga de pollo ya
cocinada, desmenuzada

1 puñado pequeño de espinaca
baby

sal de mar y pimienta negra
molida, al gusto

½ tortilla para *wrap* integral
grande

Calentar un sartén antiadherente a fuego medio y rociar con una fina capa de aceite en *spray*. Añadir la cebolla, los champiñones y el pollo y saltear durante cinco minutos o hasta que la cebolla esté transparente y el pollo caliente. Remover de vez en cuando.

Añadir las espinacas y saltear 1-2 minutos removiendo de vez en cuando hasta que se ablanden un poco. Si se desea, sazonar con sal de mar y pimienta negra molida.

Calentar la tortilla para *wrap* en un sartén seco, a fuego medio por 30 segundos. Retirar del fuego y cortarla por la mitad.

Para servir, colocar las dos mitades la tortilla para *wrap* en un plato y repartir entre ellas la mezcla de pollo y champiñones. Doblar uno de los extremos y enrollarla para contener el relleno.

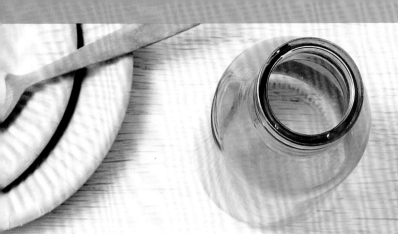

SNACK P.M.

MANZANA COCIDA CON YOGUR Y MIEL

RACIONES 1 | **PREPARACIÓN** 5 MINUTOS | **COCCIÓN** 5 MINUTOS | **DIFICULTAD** FÁCIL

1 manzana mediana, sin corazón y en rodajas

canela en polvo, al gusto

300 g de yogur natural descremado

1 cucharadita de miel

Calentar un sartén pequeño a fuego medio. Añadir la manzana, la canela y 2 cucharadas de agua y cocer, tapada, durante 5 minutos o hasta que la manzana esté tierna, removiendo de vez en cuando.

Mientras, poner el yogur y la miel en un *bowl* pequeño y remover hasta mezclar bien.

Para servir, decorar la manzana cocida con el yogur mezclado con miel.

CENA

PAELLA DE POLLO

RACIONES 2 | **PREPARACIÓN** 10 MINUTOS | **COCCIÓN** 50 MINUTOS | **DIFICULTAD** FÁCIL

¼ cucharadita de azafrán

3 cucharadas de aceite de oliva

200 g de pechuga de pollo, cortada en dados

sal de mar y pimienta negra molida, al gusto

½ cebolla pequeña, en dados

1 diente de ajo, machacado

2 cucharaditas de pimiento dulce

300 ml de caldo de verduras bajo en sal

120 g de arroz integral

½ pimiento rojo mediano, sin semillas y en rodajas

150 g de jitomates machacados en lata

45 g de chícharos congelados

2 cucharaditas de perejil fresco machacado

1 cucharada de piñones

cuartos de limón, para servir

Poner el azafrán en un tazón pequeño con 2 cucharaditas de agua hirviendo y reservar.

Calentar la mitad del aceite en un sartén antiadherente grande a fuego medio. Añadir el pollo y saltear durante 5–6 minutos o hasta que se dore. Transferir a un tazón que resista altas temperaturas y reservar. Si se desea, sazonar con sal de mar y pimienta negra molida.

Calentar el resto del aceite en el sartén a fuego medio. Añadir la cebolla y pochar 3–4 minutos o hasta que esté translúcida y blanda. Agregar el ajo y sofreír un minuto sin dejar de remover. Añadir el pimiento y sofreír otros 2 minutos sin parar de remover.

Volver a poner el pollo en el sartén. Añadir 100 ml de caldo, y reducir el fuego a medio-bajo. Dejar hervir durante 10 minutos o hasta que casi todo el líquido se haya evaporado, removiendo de vez en cuando.

Añadir el arroz, la mezcla de azafrán, el pimiento, los jitomates machacados y 150 ml de caldo a el sartén. Dejar hervir durante 15 minutos o hasta que casi todo el líquido se haya evaporado, removiendo de vez en cuando.

Añadir los chícharos y el resto del caldo y dejar hervir otros 5–8 minutos, hasta que el arroz esté tierno y haya absorbido todo el caldo. Si no queda caldo y el arroz sigue duro, añadir ½ taza (60ml) de agua caliente cada vez hasta que el arroz esté cocido. Añadir el perejil machacado y los piñones y remover. Si se desea, sazonar con sal de mar y pimienta negra molida.

Para servir, dividir la paella de pollo en dos platos. Servir con los cuartos de limón por un lado.

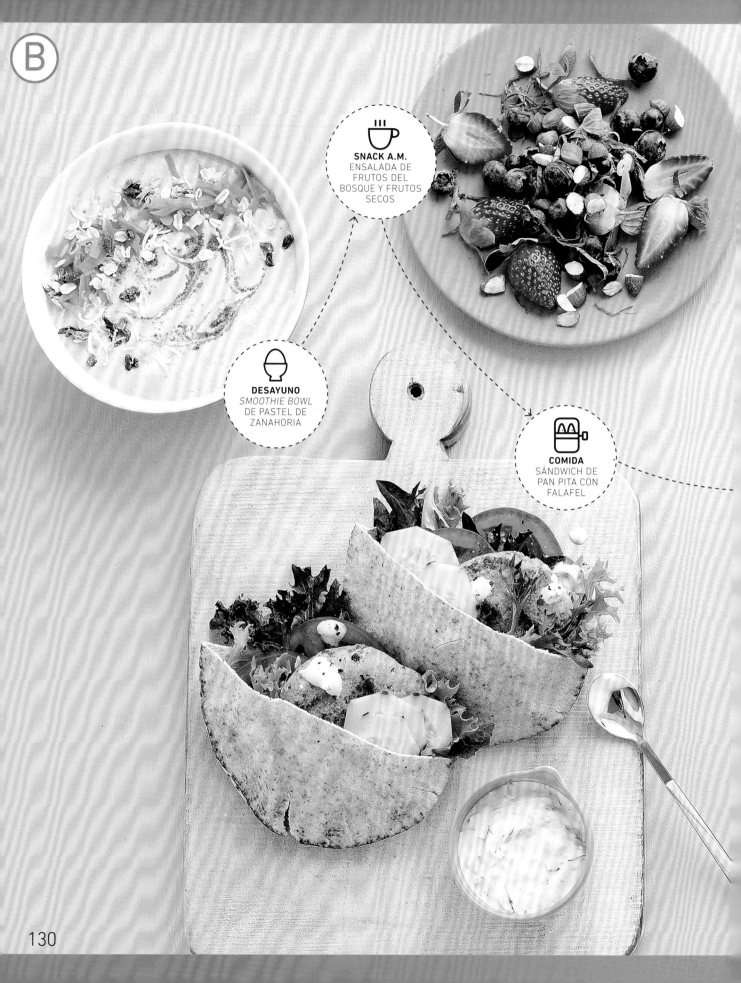

B

SNACK A.M.
ENSALADA DE
FRUTOS DEL
BOSQUE Y FRUTOS
SECOS

DESAYUNO
SMOOTHIE BOWL
DE PASTEL DE
ZANAHORIA

COMIDA
SÁNDWICH DE
PAN PITA CON
FALAFEL

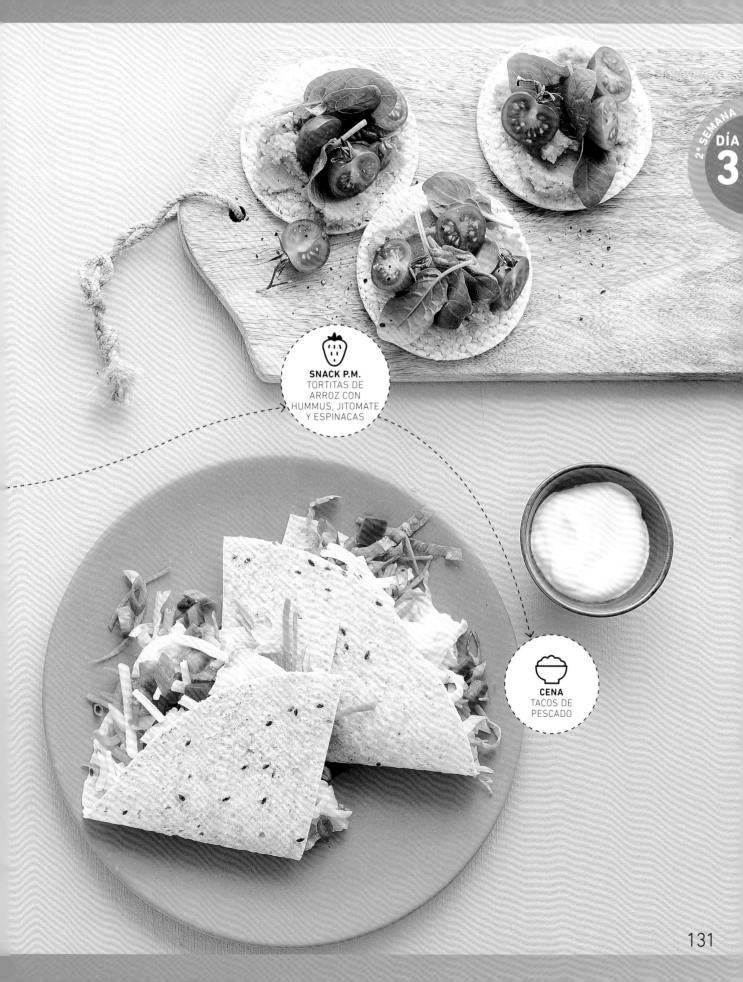

SNACK P.M.
TORTITAS DE
ARROZ CON
HUMMUS, JITOMATE
Y ESPINACAS

CENA
TACOS DE
PESCADO

SMOOTHIE BOWL DE PASTEL DE ZANAHORIA

RACIONES 1 | **PREPARACIÓN** 5 MINUTOS + 30 MINUTOS REMOJADO | **DIFICULTAD** FÁCIL

1½ dátiles medjoul, sin hueso

½ zanahoria mediana, en trozos irregulares

1 plátano mediano, pelado y en rodajas

200 g de yogur natural descremado

½ taza (125 ml) de leche semidescremada

½ cucharadita de canela en polvo

½ cucharadita de jengibre molido

1 cucharadita de maca en polvo (véase página 48; opcional)

PARA DECORAR

30 g de muesli natural

1 cucharada de coco rallado

1 cucharada de semillas de cacao natural

ralladura de ½ limón

1 cucharada de zanahoria rallada (opcional)

En un tazón resistente al calor, cubrir los dátiles con agua hirviendo y dejar en remojo 30 minutos para que se ablanden. Escurrir.

Poner la zanahoria, el plátano, el yogur, la leche, los dátiles, la canela, el jengibre y la maca (opcional) en una licuadora de alta potencia y batir hasta que no haya grumos.

Para servir, verter el *smoothie* batido en un *bowl* y espolvorear por encima el muesli, el coco rallado, las semillas de cacao, la ralladura de limón y la zanahoria rallada (opcional).

ENSALADA DE FRUTOS DEL BOSQUE Y FRUTOS SECOS

RACIONES 1 | **PREPARACIÓN** 5 MINUTOS | **DIFICULTAD** FÁCIL

65 g de fresas, cortadas por la mitad o en cuartos

40 g de moras azules

3-4 hojas de menta fresca, picadas

10 g de almendras, picadas

Servir las moras azules junto con las fresas y la menta en un tazón pequeño y remover con cuidado. Espolvorear por encima la almendra picada.

SÁNDWICH DE PAN PITA CON FALAFEL

RACIONES 1 | **PREPARACIÓN** 15 MINUTOS + 30 MINUTOS EN EL REFRIGERADOR | **COCCIÓN** 10 MINUTOS | **DIFICULTAD** FÁCIL

150 g de garbanzos en lata, escurridos y enjuagados

¼ de cebolla pequeña, picada

½ de diente de ajo

¼ de cucharadita de comino molido

¼ de cucharadita de cilantro molido

1 cucharada de perejil fresco picado

2 cucharaditas de harina integral de trigo

sal de mar y pimienta negra molida, al gusto

aceite en *spray*

100 g de tzatziki

1 pan pita integral, cortado por la mitad

1 puñado pequeño de hojas de lechuga

½ jitomate mediano, en rodajas

½ pepino mediano, en rodajas

Poner los garbanzos, la cebolla, el ajo, el comino, el cilantro, el perejil, la harina, la sal y la pimienta en un procesador de alimentos y triturar hasta que casi no queden grumos. Dividir la pasta en dos bolas y darles forma de hamburguesa.

Colocarlas en un plato, cubrir con envoltura plástica adherente y refrigerar por 30 minutos.

Calentar un sartén antiadherente a fuego medio y rociar con una fina capa de aceite en *spray*. Añadir los falafel al sartén y cocinar durante 4-5 minutos por cada lado o hasta que estén listos. Para ahorrar tiempo, los falafel se pueden preparar y saltear la noche anterior y dejarlos guardados en un recipiente hermético en el refrigerador.

Para servir, untar la mitad del tzatziki por dentro del pan. Rellenarlo con la lechuga, el jitomate, el pepino y los falafel. Aderezar con el tzatziki restante.

TORTITAS DE ARROZ CON HUMMUS, JITOMATE Y ESPINACAS

SNACK P.M. **RACIONES** 1 | **PREPARACIÓN** 2 MINUTOS | **DIFICULTAD** FÁCIL

75 g de hummus

3 tortitas de arroz

1 puñado pequeño de espinaca *baby*

5 jitomates cherry, cortados por la mitad

Para servir, untar las tortitas con el hummus.

Encima, poner las espinacas y los jitomates.

TACOS DE PESCADO

CENA **RACIONES** 2 | **PREPARACIÓN** 10 MINUTOS | **COCCIÓN** 10 MINUTOS | **DIFICULTAD** FÁCIL

aceite en *spray*

250 g de filetes de pescado blanco

sal de mar y pimienta negra molida, al gusto

2 tortillas integrales de trigo

1 hoja grande de lechuga romana, en trozos

1 jitomate mediano, en dados

1 zanahoria mediana, rallada

2 cebollas cambray, en rodajas

20 g queso cheddar bajo en grasa, rallado

ADEREZO

100 g de yogur natural descremado

jugo de limón, al gusto

Calentar un sartén antiadherente a fuego medio-alto y rociar con una fina capa de aceite en *spray*.

Sazonar los filetes de pescado con sal de mar y pimienta negra molida, ponerlos en el sartén durante 2-3 minutos, hasta que se doren. Darles la vuelta con cuidado y dejarlos otros 2-3 minutos o hasta que queden opacos y se deshagan con facilidad.

Servirlos en un plato y partirlos en trozos grandes con dos tenedores.

Para hacer el aderezo, mezclar el yogur con el jugo de limón en un tazón pequeño.

Mientras, calentar las tortillas de trigo en un sartén grande y secar a fuego medio-alto durante 30 segundos por cada lado. Retirar del fuego y cortarlas por la mitad.

Para servir, colocar las mitades en dos platos. Servir encima la lechuga, el jitomate, la zanahoria, la cebolla cambray, el pescado y el queso. Aderezar y doblar por la mitad.

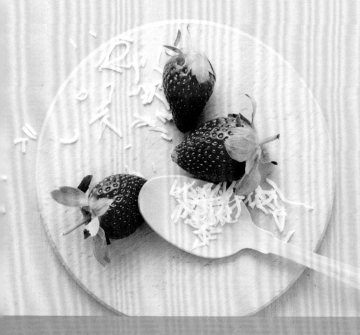

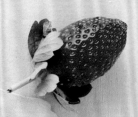

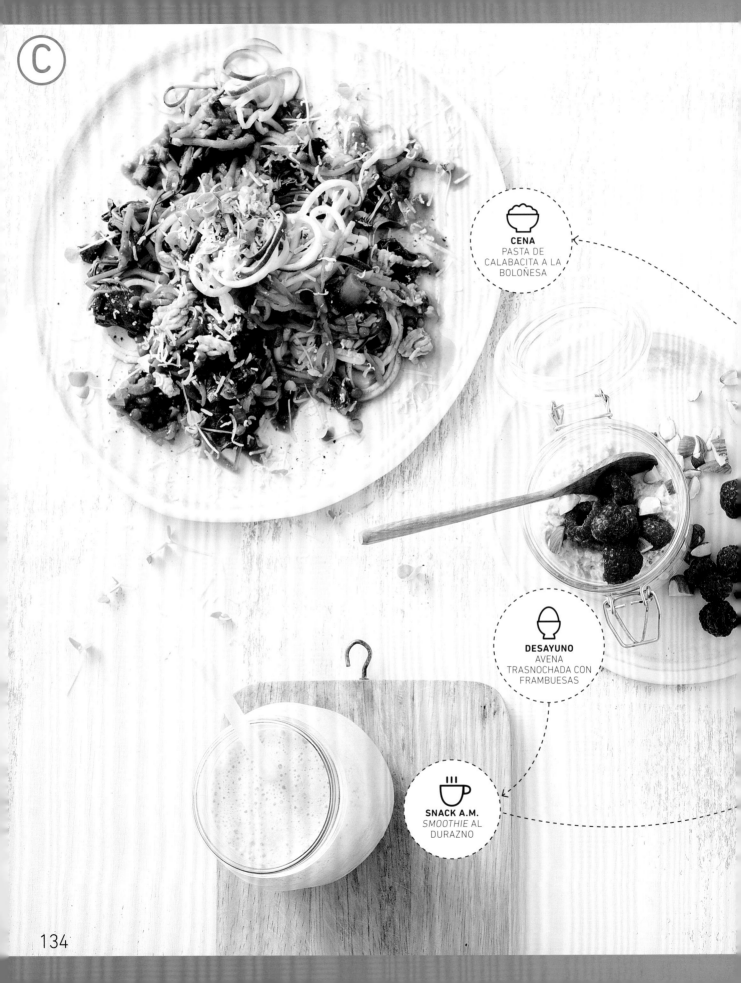

CENA
PASTA DE
CALABACITA A LA
BOLOÑESA

DESAYUNO
AVENA
TRASNOCHADA CON
FRAMBUESAS

SNACK A.M.
SMOOTHIE AL
DURAZNO

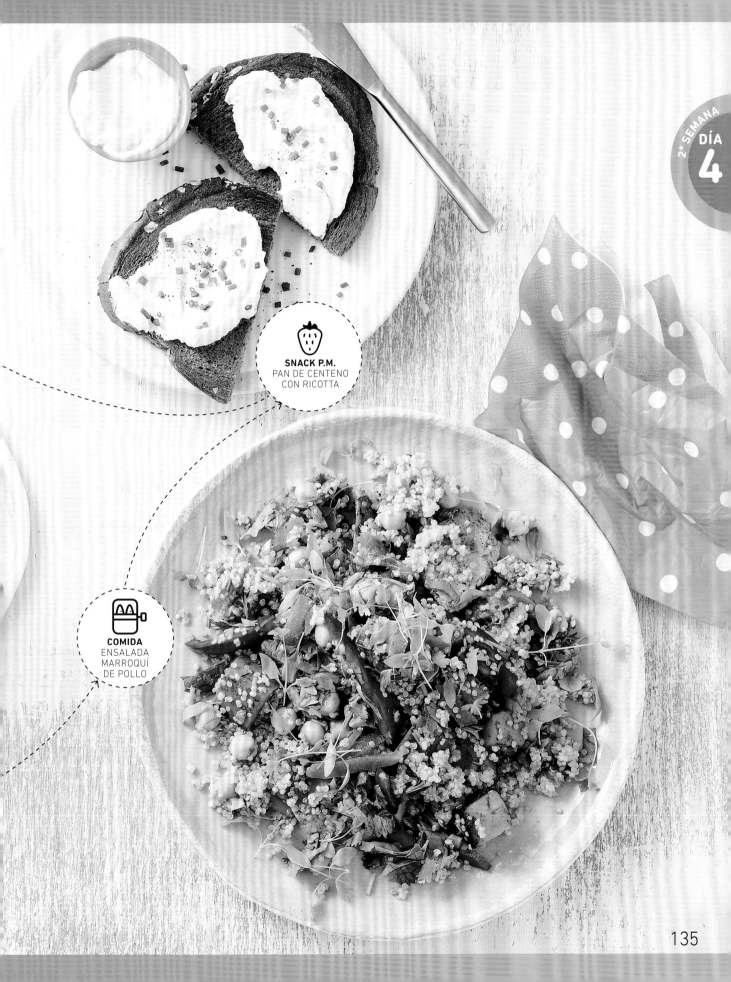

SNACK P.M.
PAN DE CENTENO
CON RICOTTA

COMIDA
ENSALADA
MARROQUÍ
DE POLLO

AVENA TRASNOCHADA CON FRAMBUESAS

RACIONES 1 | **PREPARACIÓN** 5 MINUTOS + TODA UNA NOCHE EN EL REFRIGERADOR | **DIFICULTAD** FÁCIL

60 g de hojuelas de avena

½ taza (125 ml) de leche semidescremada

50 g de yogur natural descremado

1 cucharadita de miel de maple

1 cucharadita de semillas de chía

80 g de frambuesas, descongeladas

10 g de almendras, picadas

En un *bowl*, poner la avena, la leche, el yogur, la miel de maple, la chía y 60 g de frambuesas y remover bien.

Verter la mezcla de avena en un *bowl* o en un tarro. Tapar con envoltura plástica adherente y dejar reposar toda la noche en el refrigerador.

Para servir, remover la mezcla de avena trasnochada y decorar con las frambuesas restantes y con las almendras.

SMOOTHIE AL DURAZNO

RACIONES 1 | **PREPARACIÓN** 5 MINUTOS | **DIFICULTAD** FÁCIL

30 g de hojuelas de avena

1 durazno grande, sin hueso y cortado en trozos

½ plátano mediano, pelado y en rodajas

¾ taza (190 ml) de leche semidescremada

50 g de yogur natural descremado

cubitos de hielo

Poner las hojuelas de avena, el durazno, el plátano, la leche, el yogur y los cubitos de hielo en la licuadora de alta potencia y batir hasta que no queden grumos.

Servir en un vaso de cristal o en un mezclador.

ENSALADA MARROQUÍ DE POLLO

RACIONES 1 | **PREPARACIÓN** 10 MINUTOS | **COCCIÓN** 35 MINUTOS | **DIFICULTAD** FÁCIL

60 g de quinoa

60 g de calabaza, pelada y cortada en dados de 1,5 cm

aceite en *spray*

100 g de pechuga de pollo, en tiras

40 g de garbanzos en lata, escurridos y enjuagados

¼ de pimiento rojo mediano, sin semillas y en rodajas

1 puñado pequeño de cilantro fresco, machacado

el jugo de 1 limón

ralladura fina de ½ limón

sal de mar y pimienta negra molida, al gusto

MEZCLA DE ESPECIAS MARROQUÍ

¼ de cucharadita de pimienta de cayena en polvo

¼ de cucharadita de canela en polvo

¼ de cucharadita de comino molido

¼ de cucharadita de cilantro molido

¼ de cucharadita de pimiento ahumado

1 cucharadita de sal de mar

½ diente de ajo, machacado

el jugo de ½ limón

Para la mezcla de especias, revolver las especias con la sal, el ajo y el jugo de limón en un tazón pequeño.

En una cacerola pequeña, llevar a ebullición a fuego alto la quinoa y 160 ml de agua, removiendo de vez en cuando. Tapar y reducir el fuego a bajo. Hervir a fuego lento 10-12 minutos o hasta que la quinoa esté tierna y haya absorbido el líquido. Reservar para dejar enfriar.

Poner la calabaza en un tazón pequeño con una cucharadita de la mezcla de especias marroquí e incorporar con cuidado. Asegurarse de que todos los dados de calabaza queden cubiertos ligeramente con la mezcla de especias.

Calentar un sartén antiadherente a fuego medio y rociar con una fina capa de aceite en *spray*. Añadir la calabaza y saltear durante 3-4 minutos o hasta que se dore por todas partes, removiendo de vez en cuando. Añadir el pollo y saltear otros 3-4 minutos o hasta que el pollo y la calabaza estén listos. Reservar para dejar enfriar.

Para servir, poner la calabaza, el pollo, la quinoa, los garbanzos, el pimiento, el cilantro, el jugo y la ralladura de limón en un tazón. Sazonar con sal de mar y pimienta negra molida, al gusto, y remover con cuidado.

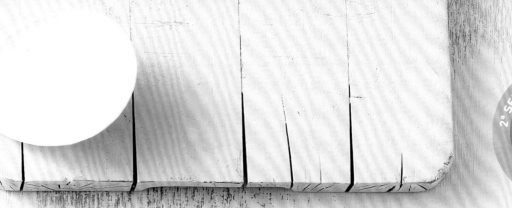

PAN DE CENTENO CON RICOTTA

RACIONES 1 | **PREPARACIÓN** 5 MINUTOS | **DIFICULTAD** FÁCIL

1 rebanada de pan de centeno

25 g de queso ricotta bajo en grasa

1 cucharada de eneldo fresco picado

Tostar el pan al gusto.

Para servir, untar el queso en el pan tostado y espolvorear con el eneldo machacado.

PASTA DE CALABACITA A LA BOLOÑESA

RACIONES 2 | **PREPARACIÓN** 20 MINUTOS | **COCCIÓN** 45 MINUTOS | **DIFICULTAD** FÁCIL

1½ cucharadita de aceite de oliva

220 g de carne de pavo o de pollo picada (o 170 g de carne molida de ternera de primera)

½ cebolla pequeña, en dados pequeños

1 diente de ajo, machacado

½ zanahoria mediana, rallada

100 g de champiñones, picados

2 cucharadas de jitomate doble concentrado

220 g de jitomates machacados en lata

150 g de lentejas en lata, escurridas y enjuagadas

2 calabacitas medianas

aceite en *spray*

1 puñado pequeño de espinaca *baby*

sal de mar y pimienta negra molida, al gusto

40 g de queso parmesano, rallado

albahaca fresca picada, para decorar

Calentar el aceite en un sartén antiadherente a fuego medio. Añadir la carne picada y saltear durante 10 minutos hasta que se dore, removiendo con frecuencia con una cuchara de madera para ir deshaciendo la carne molida. Transferir a un tazón que resista altas temperaturas y reservar.

Añadir la cebolla y pochar 5 minutos o hasta que esté translúcida y blanda. Añadir el ajo y sofreír un minuto removiendo frecuentemente. Añadir la zanahoria y los champiñones. Saltear por 3-4 minutos más o hasta que estén tiernos. Añadir el jitomate doble concentrado y cocinar por otros 2 minutos o hasta que la salsa haya espesado ligeramente.

Añadir los jitomates y llevar a ebullición. Reducir el fuego a medio-bajo y cocer durante 15–20 minutos, removiendo de vez en cuando. Añadir las lentejas y dejar cocer otros 5 minutos o hasta que estén calientes.

Mientras, espiralizar las calabacitas en espaguetis largos. Calentar un sartén antiadherente a fuego medio y rociar con una fina capa de aceite en *spray*. Añadir la calabacita y las espinacas y saltear durante 2-3 minutos o hasta que el calabacita esté tierna y las espinacas cambien de color. Si se desea, sazonar con sal de mar y pimienta negra molida.

Para servir, dividir los espaguetis de calabacita en dos platos y decorar con la salsa boloñesa. Espolvorear por encima con el parmesano rallado y la albahaca.

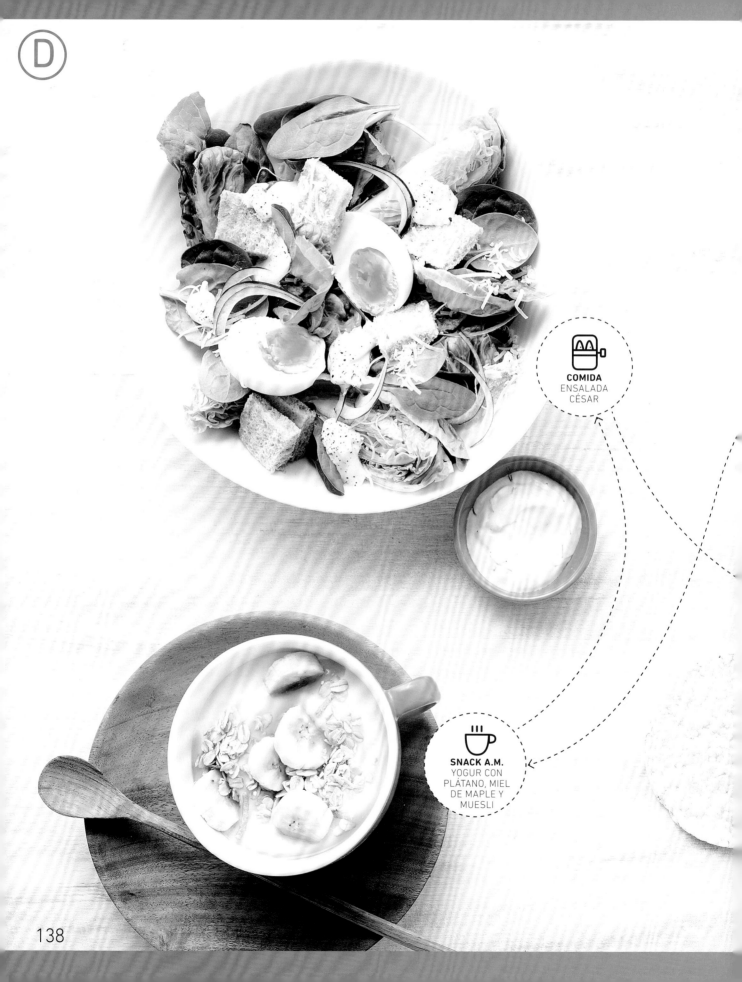

D

COMIDA
ENSALADA
CÉSAR

SNACK A.M.
YOGUR CON
PLÁTANO, MIEL
DE MAPLE Y
MUESLI

138

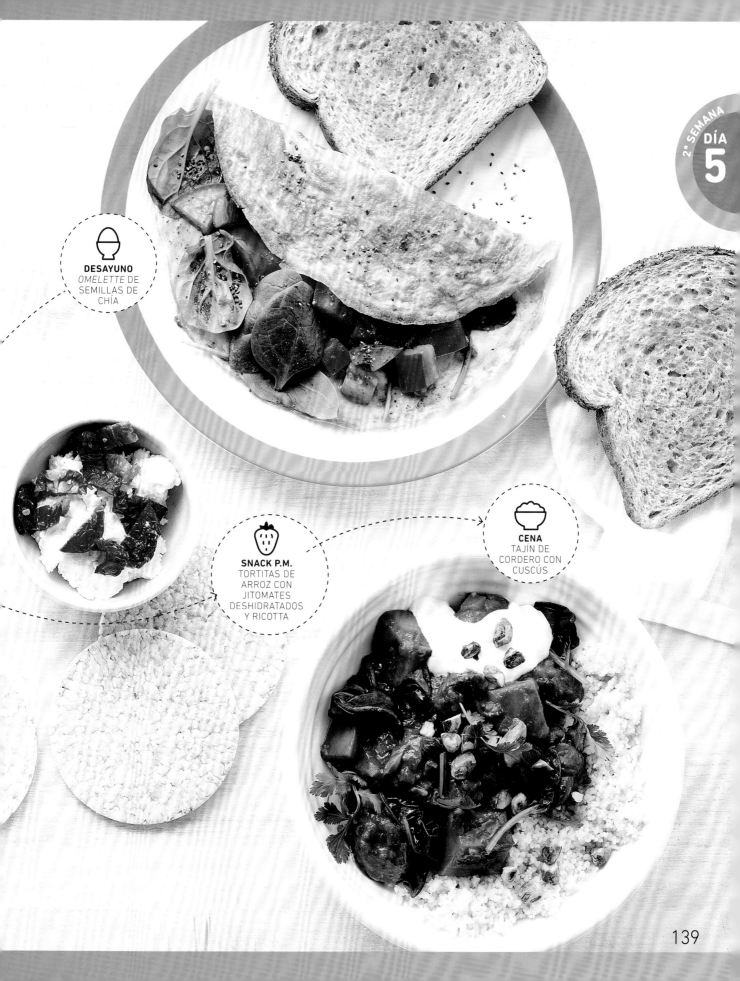

DESAYUNO
OMELETTE DE
SEMILLAS DE
CHÍA

SNACK P.M.
TORTITAS DE
ARROZ CON
JITOMATES
DESHIDRATADOS
Y RICOTTA

CENA
TAJÍN DE
CORDERO CON
CUSCÚS

OMELETTE DE SEMILLAS DE CHÍA

RACIONES 1 | **PREPARACIÓN** 10 MINUTOS | **COCCIÓN** 5 MINUTOS | **DIFICULTAD** FÁCIL

2 huevos grandes

1 cucharadita de semillas de chía

sal de mar y pimienta negra molida, al gusto

¾ cucharadita de aceite de oliva

1 puñado pequeño de espinaca *baby*

½ jitomate mediano, en dados

20 g de queso cheddar bajo en grasa, rallado

2 rebanadas de pan integral

Batir los huevos, la chía, la sal y la pimienta en un tazón pequeño.

Calentar el aceite en un sartén antiadherente a fuego medio. Verter en el sartén el huevo batido y moverlo hasta que el huevo cubra toda la base. Dejar al fuego 1-2 minutos, hasta que el huevo empiece a cuajar y la base se dore. Reducir el fuego a medio-bajo

Espolvorear el huevo con las espinacas, el jitomate y el queso. Dejar al fuego un minuto, hasta que el huevo termine de cuajar. Doblar por la mitad para cubrir el relleno y servir en un plato.

Tostar el pan al gusto. Servir el omelette con el pan tostado.

YOGUR CON PLÁTANO, MIEL DE MAPLE Y MUESLI

RACIONES 1 | **PREPARACIÓN** 5 MINUTOS | **DIFICULTAD** FÁCIL

100 g de yogur natural descremado

½ cucharadita de miel de maple

1 plátano mediano, pelado y en rodajas

30 g de muesli natural

Poner el yogur, el miel de maple y tres cuartos del plátano en un *bowl* pequeño y remover hasta mezclar bien.

Para servir, decorar con el muesli y con el resto del plátano.

ENSALADA CÉSAR

RACIONES 1 | **PREPARACIÓN** 15 MINUTOS | **COCCIÓN** 10 MINUTOS | **DIFICULTAD** FÁCIL

1 huevo grande

1 rebanada de pan integral

50 g de yogur natural descremado

½ diente de ajo, machacado

1 cucharadita de mostaza de Dijon

1 limón, jugo y ralladura fina, al gusto

1 cucharadita de eneldo machacado

1 hoja grande de lechuga romana, en trozos

1 puñado pequeño de espinaca baby

¼ de cebolla morada pequeña, en rodajas finas

10 g de queso parmesano, rallado

Poner el huevo en una cacerola y llenarlo de agua fría hasta que cubra el huevo 2 cm por encima. Llevar a ebullición a fuego alto. Reducir el fuego a bajo, tapar y cocer 5-6 minutos. Con una rasera, sacar el huevo y ponerlo en un tazón con agua muy fría. Dejar un minuto en el agua fría. Con delicadeza, romper la cáscara del huevo y pelarlo. Cortar el huevo por la mitad.

Tostar el pan. Cortarlo en cuadrados pequeños y reservar.

Mezclar el yogur con el ajo, la mostaza, el jugo de limón y el eneldo en un tazón pequeño.

Para servir, poner la lechuga, las espinacas, la mitad de los crutones y la mitad del aderezo de yogur en un plato y remover con cuidado. Decorar con la cebolla, las mitades de huevo y los picatostes que queden. Rociar con el aderezo restante y espolvorear por encima el queso parmesano.

TORTITAS DE ARROZ CON JITOMATES DESHIDRATADOS Y RICOTTA

RACIONES 1 | **PREPARACIÓN** 5 MINUTOS | **DIFICULTAD** FÁCIL

50 g de ricotta bajo en grasa

3 jitomates deshidratados, en trozos muy pequeños

albahaca fresca troceada, al gusto (opcional)

3 tortitas de arroz

sal de mar y pimienta negra molida, al gusto

Poner el ricotta, los jitomates deshidratados y la albahaca (opcional) en un tazón y remover.

Para servir, untar las tortitas de arroz con la mezcla de ricotta y jitomates deshidratados.

Si se desea, sazonar con sal de mar y pimienta negra molida.

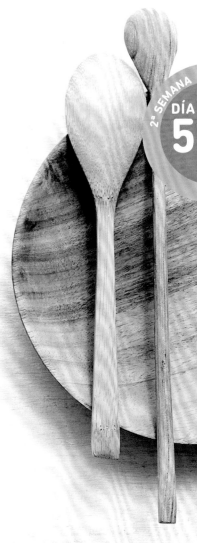

TAJÍN DE CORDERO CON CUSCÚS

RACIONES 2 | **PREPARACIÓN** 15 MINUTOS | **COCCIÓN** 40 MINUTOS | **DIFICULTAD** FÁCIL

aceite en *spray*

170 g de bisteces de pierna de cordero con poca grasa, cortados en dados de 2 cm

½ cebolla pequeña, en dados

1 diente de ajo, machacado

1 cucharadita de pimiento dulce

1 cucharadita de cilantro molido

1 cucharadita de jengibre molido

½ cucharadita de chile molido

¾ taza (190 ml) de caldo de verduras bajo en sal

150 g de jitomates machacados en lata

1 camote, pelado y cortado en dados de 1,5 cm

8 mitades de orejones de chabacano, picados

1 limón, jugo y la ralladura de

sal de mar y pimienta negra molida, al gusto

¼ de cucharadita de aceite de oliva

70 g de cuscús

1 puñado pequeño de cilantro fresco, machacado

1 puñado pequeño de espinaca *baby*

200 g de yogur natural descremado

20 g de pistaches pelados sin sal, picados

Calentar un sartén antiadherente grande a fuego medio y rociar con una fina capa de aceite en *spray*. Añadir la mitad del cordero y saltear durante 2-3 minutos o hasta que se dore, removiendo con frecuencia. Transferir a un plato y reservar. Repetir los pasos anteriores con el resto del cordero.

Calentar una cacerola a fuego medio. Añadir la cebolla y el ajo y sofreír 3-4 minutos. Remover de vez en cuando. Añadir el pimiento el cilantro, el jengibre y el chile y saltear un minuto o hasta que percibas el aroma, sin parar de remover.

Volver a poner el cordero en la cacerola y añadir el caldo, los jitomates, el camote, los orejones, la ralladura y el jugo de limón. Sazonar con sal de mar y pimienta negra molida, al gusto, y remover con cuidado. Bajar el fuego al mínimo, tapar y cocer 20-25 minutos o hasta que el cordero esté hecho y el camote tierno, removiendo de vez en cuando.

Mientras, en una olla pequeña, llevar a ebullición 170 ml de agua y el aceite de oliva. Añadir el cuscús y retirar del fuego. Dejar reposar, tapado, 2-3 minutos antes de removerlo con un tenedor para separar los granos de cuscús. Añadir la mitad del cilantro, remover y reservar.

Añadir las espinacas y la mitad del resto del cilantro al tajín.

Para servir, dividir el cuscús en dos tazones y decorar con el tajine y el yogur. Espolvorear por encima los pistaches picados y el resto del cilantro.

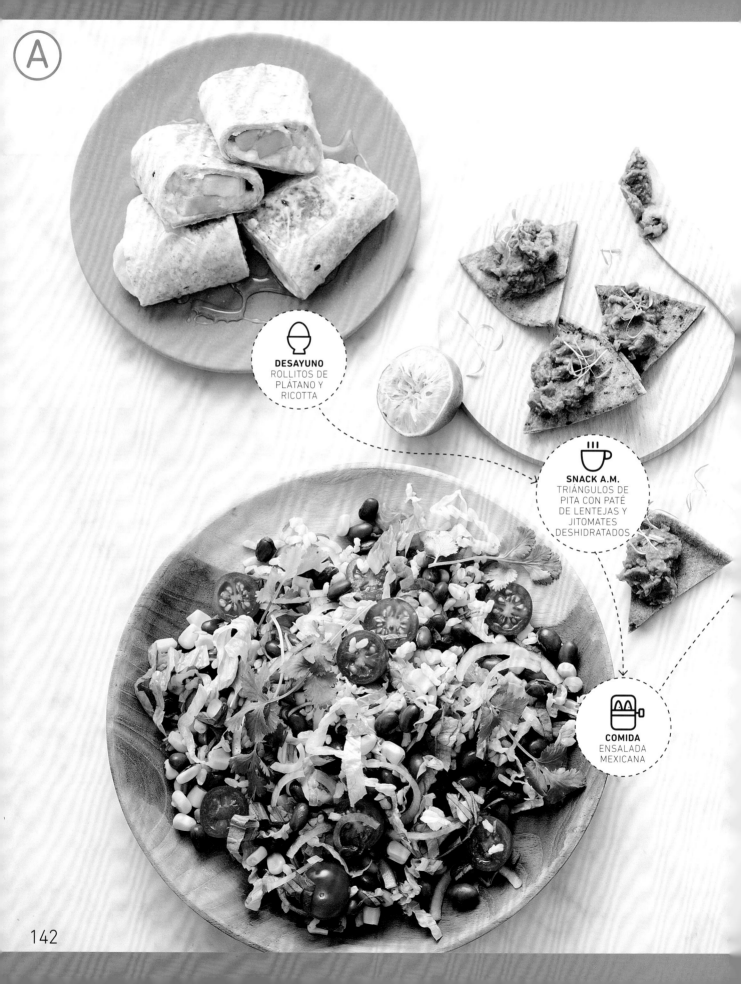

DESAYUNO
ROLLITOS DE
PLÁTANO Y
RICOTTA

SNACK A.M.
TRIÁNGULOS DE
PITA CON PATÉ
DE LENTEJAS Y
JITOMATES
DESHIDRATADOS

COMIDA
ENSALADA
MEXICANA

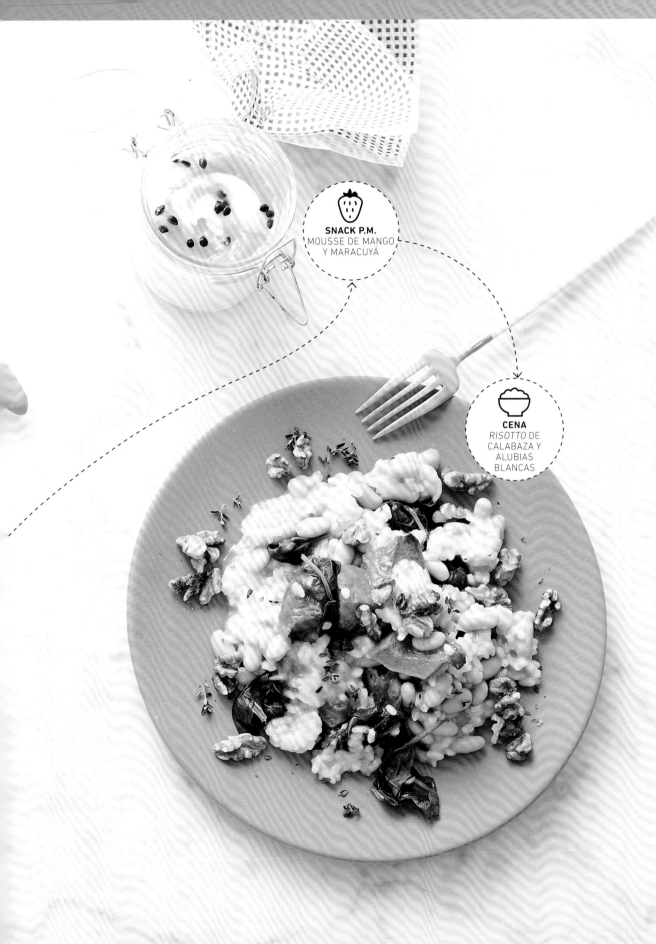

SNACK P.M.
MOUSSE DE MANGO
Y MARACUYÁ

CENA
RISOTTO DE
CALABAZA Y
ALUBIAS
BLANCAS

ROLLITOS DE PLÁTANO Y RICOTTA

RACIONES 1 | **PREPARACIÓN** 5 MINUTOS | **COCCIÓN** 5 MINUTOS | **DIFICULTAD** FÁCIL

100 g de ricotta bajo en grasa

¼ de cucharadita de canela en polvo

1 tortilla integral de trigo

1 plátano mediano, pelado y en rodajas

2 cucharaditas de miel

Precalentar una sandwichera.

Mientras, poner el ricotta y la canela en un tazón pequeño y remover hasta mezclar bien.

Untar un tercio de tortilla de trigo con el ricotta. Poner encima el plátano y luego enrollar para contener el relleno.

Colocar el rollito en la sandwichera y tostar 3-4 minutos o hasta que el rollito quede dorado y el relleno se haya calentado por igual.

Para servir, cortar el rollito en cuatro y rociar con miel.

TRIÁNGULOS DE PITA CON PATÉ DE LENTEJAS Y JITOMATES DESHIDRATADOS

RACIONES 1 | **PREPARACIÓN** 10 MINUTOS | **COCCIÓN** 20 MINUTOS | **DIFICULTAD** FÁCIL

½ pan pita integral cortado en cuatro triángulos

aceite en *spray*

75 g de lentejas en lata, escurridas y enjuagadas

4 jitomates deshidratados, machacados

¼ de diente de ajo, machacado

½ cebolla cambray, en rodajas finas

¼ taza (60 ml) de caldo de verduras bajo en sal

½ cucharadita de comino molido

1 pizca de pimienta de cayena

jugo de limón, al gusto

sal de mar y pimienta negra molida, al gusto

Precalentar el horno a 200 °C (180 °C horno de aire) y forrar una bandeja de horno con papel para hornear.

Distribuir los triángulos de pita en la bandeja de horno formando una sola capa y rociar con una capa ligera de aceite en *spray*. Hornear durante 5 minutos, hasta que empiecen a cambiar de color. Darles la vuelta a los triángulos y hornear otros 5-8 minutos o hasta que estén dorados por ambas caras. Reservar para dejar enfriar. Para ahorrar tiempo, los triángulos de pan pita se pueden preparar la noche anterior y guardarlos en un recipiente cerrado.

Calentar un sartén pequeño a fuego medio-alto. Añadir las lentejas, el jitomate semiseco, el ajo, la cebolla cambray y el caldo y llevar a ebullición. Reducir el fuego a medio-bajo y cocer durante cinco minutos o hasta que el jitomate se ablande. Apartar el sartén del fuego y reservar para dejar enfriar ligeramente.

Poner la mezcla de lentejas y el jitomate semiseco, el comino y la pimienta de cayena en un procesador de alimentos y triturar hasta que quede suave y cremoso. Si se desea, aderezar con jugo de limón, sal de mar y pimienta negra molida.

Para servir, poner el paté de lentejas en un tazón pequeño y servir con los triángulos de pan pita.

ENSALADA MEXICANA

RACIONES 1 | **PREPARACIÓN** 10 MINUTOS | **COCCIÓN** 25 MINUTOS | **DIFICULTAD** FÁCIL

30 g de arroz integral

¼ de cebolla morada pequeña, en rodajas finas

5 jitomates cherry, cortados por la mitad

45 g de granos de maíz congelado, descongelado

150 g de frijoles rojos en lata, escurridos y enjuagados

1 cucharada de cilantro fresco machacado

sal de mar y pimienta negra molida, al gusto

1 puñado pequeño de hojas de lechuga, en trozos

jugo de lima, al gusto

En una cacerola pequeña, llevar a ebullición a fuego alto el arroz y ½ taza (125 ml) de agua, removiendo de vez en cuando. Tapar y reducir el fuego a medio-bajo. Hervir a fuego lento 20-25 minutos o hasta que el arroz esté tierno y haya absorbido el líquido. Retirar del fuego y dejar reposar, tapado, durante 5 minutos. Reservar para dejar enfriar.

Poner el arroz, la cebolla, los jitomates, el maíz, los frijoles, el cilantro, la sal y la pimienta en un tazón y remover con cuidado.

Colocar la lechuga troceada en un *bowl* y servir encima la ensalada de arroz. Rociar con jugo fresco de lima.

MOUSSE DE MANGO Y MARACUYÁ

RACIONES 1 | **PREPARACIÓN** 5 MINUTOS | **DIFICULTAD** FÁCIL

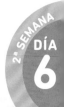

½ mango mediano, pelado

300 g de yogur natural descremado

2½ maracuyá, cortados por la mitad

Poner el mango y la mitad del yogur en una licuadora de alta potencia y batir hasta que no queden grumos.

Para servir, verter el resto de yogur en un *bowl*. Añadir el yogur con mango y remover con una cuchara. Decorar con la pulpa del maracuyá.

RISOTTO DE CALABAZA Y ALUBIAS BLANCAS

RACIONES 2 | **PREPARACIÓN** 10 MINUTOS | **COCCIÓN** 50 MINUTOS | **DIFICULTAD** MEDIA

180 g de calabaza, pelada y cortada en dados de 2 cm

aceite en *spray*

sal de mar y pimienta negra molida, al gusto

20 g de nueces de Castilla

3 tazas (750 ml) de caldo de verduras bajo en sal

3 cucharaditas de aceite de oliva

½ cebolla pequeña, finamente picada

1 diente de ajo, machacado

120 g de arroz arborio

1 cucharadita de tomillo fresco

2 puñados grandes de espinaca *baby*

300 g de alubias blancas en lata, escurridas y enjuagadas

Precalentar el horno a 180 °C (160 °C horno de aire) y forrar una bandeja de horno con papel para hornear.

Colocar la calabaza en la bandeja de horno forrada y rociar con una capa ligera de aceite en *spray*. Si se desea, sazonar con sal de mar y pimienta negra molida. Hornear 20–25 minutos o hasta que esté tierna y dorada.

Mientras, saltear las nueces en un sartén antiadherente pequeño a fuego medio durante 4-5 minutos o hasta que estén ligeramente tostadas y desprendan su aroma, removiendo sin parar. Reservar para dejar enfriar. Picar las nueces cuando se hayan enfriado.

Calentar el caldo en una olla mediana a fuego medio.

Al mismo tiempo, calentar el aceite en una olla grande a fuego medio. Añadir la cebolla y el ajo y pochar 5 minutos o hasta que la cebolla esté translúcida y blanda, removiendo de vez en cuando.

Añadir el arroz y el tomillo y saltear 3-4 minutos o hasta que estén ligeramente tostados y fragantes.

Sin dejar de remover, verter un cuarto del caldo caliente en la olla del arroz y cocer 6-8 minutos o hasta que el arroz haya absorbido la mayor parte del caldo.

Añadir un cucharón con caldo y a la vez dejar que el arroz lo absorba antes de añadir el siguiente cucharón, sin dejar de remover. Cocer 20-25 minutos o hasta que no quede más caldo y el arroz esté cocido pero al dente. Si no queda caldo y el arroz sigue duro, añadir ¼ taza (60ml) de agua caliente cada vez hasta que el arroz esté hecho.

Con cuidado, añadir la calabaza, las espinacas, las alubias y calentarlo todo junto sin dejar de remover.

Para servir, dividir el *risotto* en dos tazones y espolvorear con las nueces picadas.

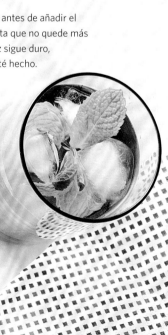

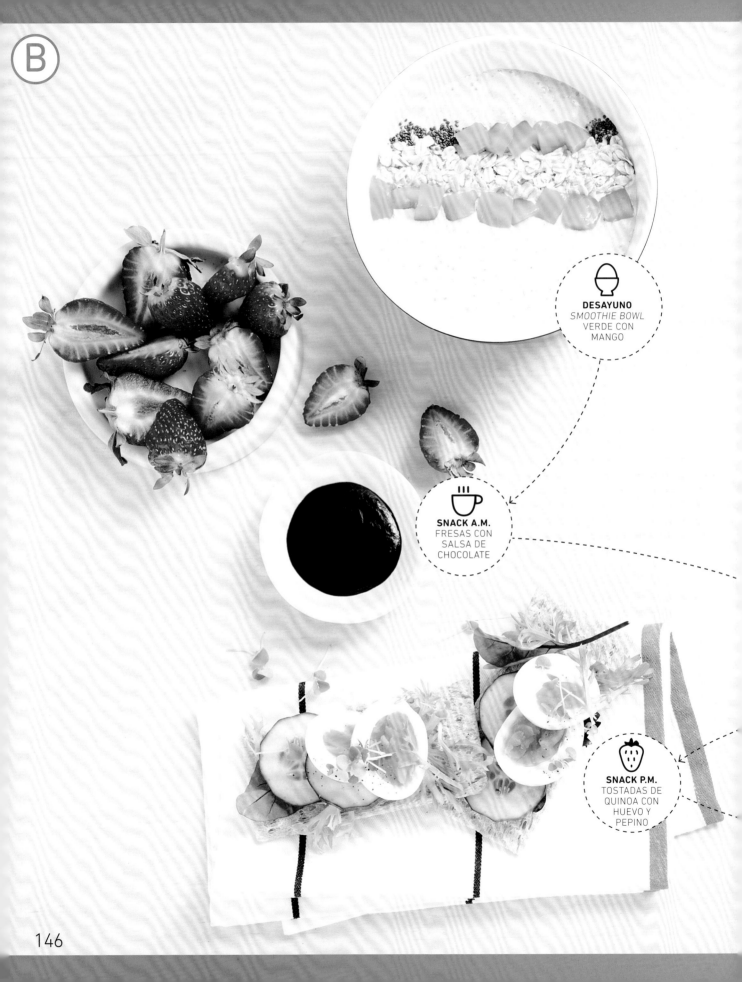

B

DESAYUNO
SMOOTHIE BOWL
VERDE CON
MANGO

SNACK A.M.
FRESAS CON
SALSA DE
CHOCOLATE

SNACK P.M.
TOSTADAS DE
QUINOA CON
HUEVO Y
PEPINO

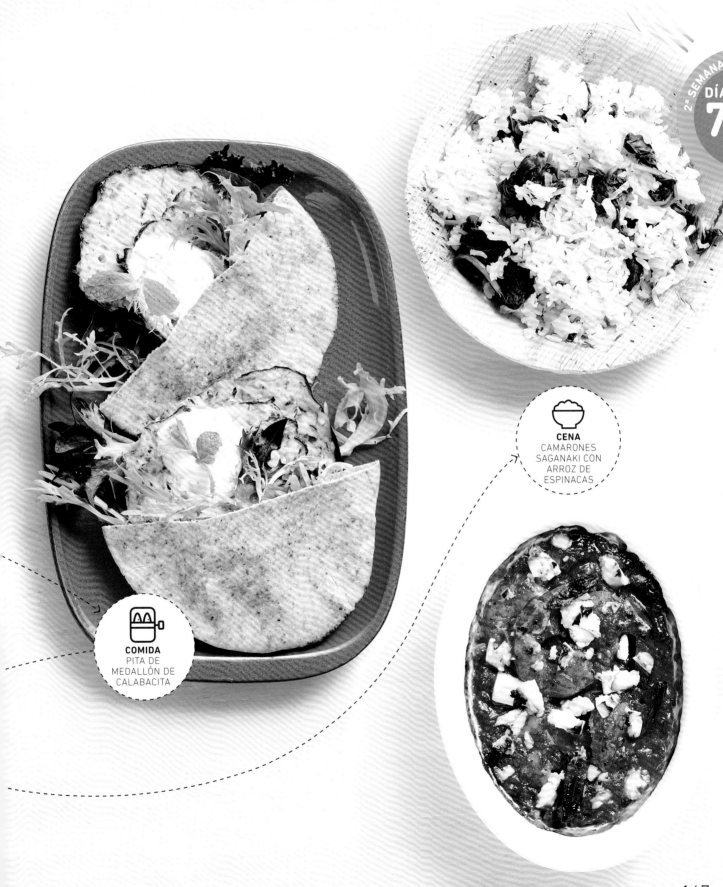

CENA
CAMARONES SAGANAKI CON ARROZ DE ESPINACAS

COMIDA
PITA DE MEDALLÓN DE CALABACITA

SMOOTHIE BOWL VERDE CON MANGO

RACIONES 1 | **PREPARACIÓN** 5 MINUTOS | **DIFICULTAD** FÁCIL

1 plátano mediano congelado, en trozos

1 puñado pequeño de espinaca *baby*

200 g de yogur natural descremado

½ taza (125 ml) de leche semidescremada

¼ de mango mediano, pelado y en rodajas

PARA DECORAR

30 g de muesli natural

¼ de mango mediano, pelado y en rodajas

2 cucharaditas de semillas de chía

Poner el plátano, las espinacas, el yogur, la leche y el mango en una licuadora de alta potencia y batir hasta que no queden grumos.

Para servir, verter el *smoothie* en un *bowl* y espolvorear por encima el muesli, el mango y las semillas de chía.

FRESAS CON SALSA DE CHOCOLATE

RACIONES 1 | **PREPARACIÓN** 5 MINUTOS | **COCCIÓN** 5 MINUTOS | **DIFICULTAD** FÁCIL

1½ cucharadita de aceite de coco

1 cucharadita de miel de maple pura

2 cucharaditas de cacao natural en polvo (véase página 49)

125 g de fresas, cortadas por la mitad

Para preparar la salsa de chocolate, calentar el aceite de coco y la miel de maple en una olla pequeña a fuego bajo. Sin dejar de remover, añadir el cacao en polvo y calentar 5 minutos, hasta que la salsa esté caliente y bien mezclada.

Para servir, poner las fresas en un tazón pequeño y servir con la salsa de chocolate aparte.

PITA DE MEDALLÓN DE CALABACITA

RACIONES 1 | **PREPARACIÓN** 10 MINUTOS + 30 MINUTOS EN EL REFRIGERADOR | **COCCIÓN** 20 MINUTOS | **DIFICULTAD** FÁCIL

1 calabacita mediana, rallada

75 g de alubias blancas en lata, escurridas y enjuagadas

15 g de queso feta bajo en grasa y sal, desmenuzado

¼ de cebolla morada pequeña, en rodajas finas

1 huevo grande, batido ligeramente

sal de mar y pimienta negra molida, al gusto

aceite en *spray*

50 g de yogur natural descremado

4 hojas de menta fresca, picada

1 puñado pequeño de hojas de lechuga

1 pan pita integral, cortado por la mitad

Precalentar el horno a 180 °C (160 °C horno de aire) y forrar una bandeja de horno con papel para hornear.

Con las manos, escurre la calabacita rallada para eliminar todo el líquido posible. Transferir la calabacita a una ensaladera.

Poner las alubias en un tazón pequeño y machacarlas con un tenedor para triturarlas hasta que quede una pasta cremosa. Poner la pasta de alubias, el queso feta, la cebolla, el huevo, la sal y la pimienta en la ensaladera de la calabacita rallada y mezclar bien.

Formar con la mezcla de calabacita cuatro medallones del mismo tamaño. Colocar en un plato, tapar con envoltura plástica adherente y refrigerar por 30 minutos.

Colocar los medallones en la bandeja de horno forrada y rociar con una capa ligera de aceite en *spray*. Hornear durante 10 minutos, darles la vuelta con cuidado y hornear otros 10 minutos o hasta que se doren.

Mezclar el yogur con las hojas de menta en un tazón pequeño.

Para servir, untar la mitad del yogur con menta por dentro de cada mitad de las pitas. Rellenarlas con los medallones de calabacita y la lechuga. Aderezar con el yogur con menta restante.

TOSTADAS DE QUINOA CON HUEVO Y PEPINO

RACIONES 1 | **PREPARACIÓN** 5 MINUTOS | **COCCIÓN** 8 MINUTOS | **DIFICULTAD** FÁCIL

2ª SEMANA DÍA 7

1 huevo grande

2 tostadas de quinoa

1 puñado pequeño de hojas de lechuga

½ pepino mediano, en rodajas

Poner el huevo en una cacerola y llenarlo de agua fría hasta que cubra el huevo 2 cm por encima. Llevar a ebullición a fuego alto. Reducir el fuego a bajo, tapar y cocer 7–8 minutos. Con una rasera, sacar el huevo y ponerlo en un tazón con agua muy fría. Dejarlo ahí por un minuto. Con delicadeza, romper la cáscara del huevo y pelarlo. Cortarlo en rodajas.

Para servir, poner sobre los las tostadas de quinoa la lechuga, el pepino y el huevo.

CENA

CAMARONES SAGANAKI CON ARROZ DE ESPINACAS

RACIONES 2 | **PREPARACIÓN** 15 MINUTOS | **COCCIÓN** 35 MINUTOS | **DIFICULTAD** MEDIA

aceite en *spray*

½ cebolla pequeña, en dados

1 diente de ajo, machacado

½ chile rojo fresco y finamente picado

½ cucharadita de orégano seco

20 camarones medianos, pelados, sin venas y con las colas intactas

1 cucharada de jitomate doble concentrado

220 g de jitomates machacados en lata

1 cucharada de perejil fresco machacado

60 g de queso feta bajo en grasa y sal, desmenuzado

ARROZ CON ESPINACAS

aceite en *spray*

½ cebolla pequeña, en dados

1 puñado grande de espinaca *baby*

2 cucharaditas de eneldo fresco picado

2 cucharaditas de perejil fresco machacado

120 g de arroz integral

jugo de limón, al gusto

sal de mar y pimienta negra molida, al gusto

Para preparar el arroz con espinacas, calentar una cacerola a fuego medio y rociar ligeramente con aceite en *spray*. Añadir la cebolla y pochar 5 minutos o hasta que esté translúcida y blanda, removiendo de vez en cuando. Añadir las espinacas, la mitad del eneldo y del perejil y saltear durante 5–10 minutos o hasta que las espinacas queden marchitas, removiendo frecuentemente. Añadir el arroz y 300 ml de agua hasta llevar a ebullición, removiendo de vez en cuando. Tapar y reducir el fuego a medio-bajo. Hervir a fuego lento 20-25 minutos o hasta que el arroz esté tierno y haya absorbido el líquido. Retirar del fuego y dejar reposar, tapado, durante 5 minutos. Añadir el eneldo y el perejil restantes y, si se desea, aderezar con jugo de limón, sal de mar y pimienta negra molida.

Mientras, calentar un sartén antiadherente a fuego medio y rociarlo con una fina capa de aceite en *spray*. Añadir la cebolla y pochar 3–4 minutos o hasta que esté blanda, removiendo de vez en cuando. Añadir el ajo, el chile, el orégano y los camarones y saltear durante 2–3 minutos o hasta que los camarones estén casi listos, removiendo de vez en cuando.

Añadir el jitomate doble concentrado, los jitomates machacados, el perejil y ½ taza (125 ml) de agua. Reducir el fuego a medio-bajo y cocer durante 7–10 minutos.

Precalentar el grill del horno a intensidad alta. Poner los camarones saganaki en un recipiente pequeño para horno y espolvorearlos con el queso feta. Cocinar los camarones al grill 3–5 minutos o hasta que el queso feta se dore un poco.

Servir las camarones saganaki con el arroz de espinacas de acompañamiento.

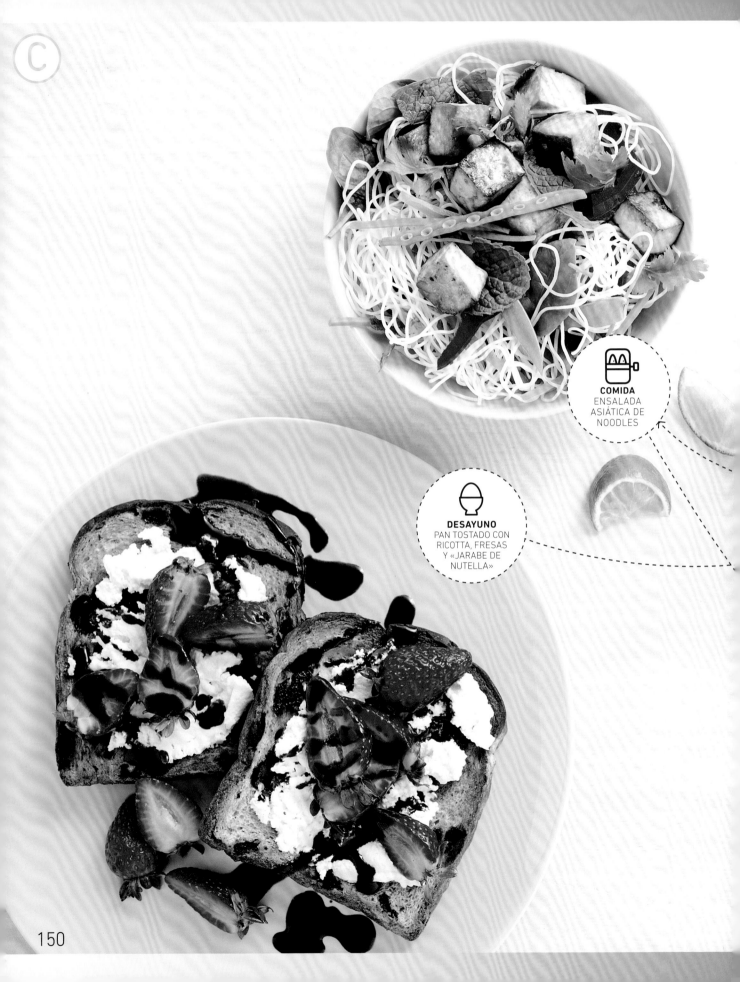

COMIDA
ENSALADA
ASIÁTICA DE
NOODLES

DESAYUNO
PAN TOSTADO CON
RICOTTA, FRESAS
Y «JARABE DE
NUTELLA»

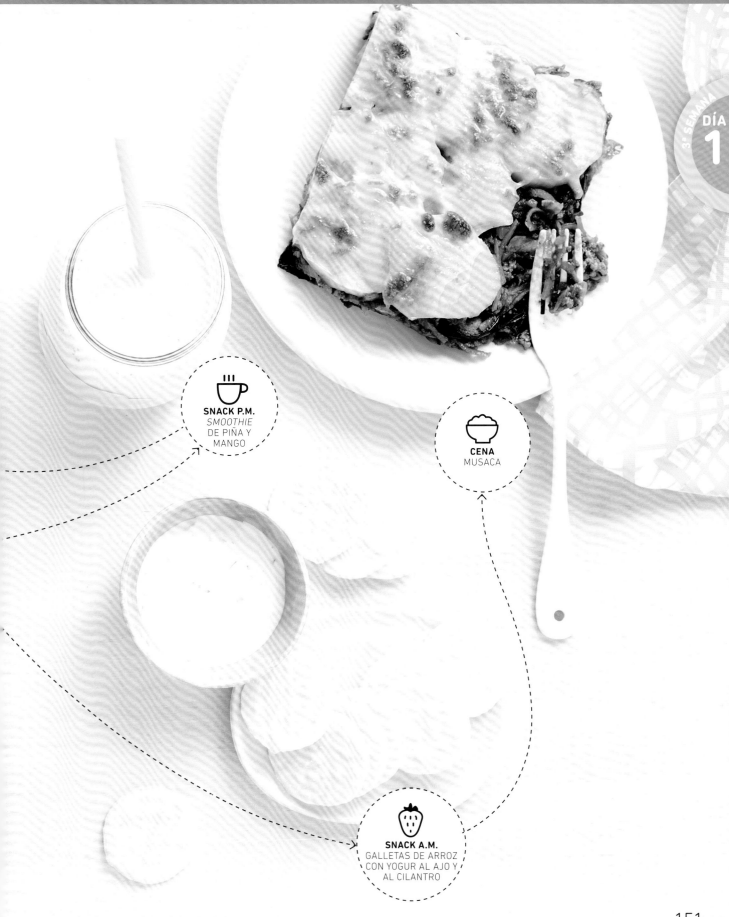

SNACK P.M.
*SMOOTHIE
DE PIÑA Y
MANGO*

CENA
MUSACA

SNACK A.M.
GALLETAS DE ARROZ
CON YOGUR AL AJO Y
AL CILANTRO

PAN TOSTADO CON RICOTTA, FRESAS Y «JARABE DE NUTELLA»

RACIONES 1 | **PREPARACIÓN** 5 MINUTOS + 30 MINUTOS DE REPOSO | **COCCIÓN** 5 MINUTOS | **DIFICULTAD** FÁCIL

125 g de fresas, cortadas por la mitad

jugo de ¼ de naranja

1 cucharadita de miel

2 rebanadas de pan de pasas y chabacanos

75 g de ricotta bajo en grasa

JARABE DE NUTELLA

1½ cucharadita de aceite de coco

1 cucharadita de miel de maple

2 cucharaditas de cacao natural en polvo (véase página 49)

1 cucharadita de avellana molida

Poner las fresas, el jugo de naranja y la miel en un tazón pequeño y remover hasta mezclar bien. Reservar durante 30 minutos a temperatura ambiente. Así las fresas se ablandarán y se pondrán melosas.

Para preparar el jarabe de Nutella, calentar el aceite de coco y la miel de maple en una cacerola pequeña a fuego bajo. Sin dejar de remover, añadir el cacao en polvo y la avellana y calentar 5 minutos, hasta que la salsa esté caliente y bien mezclada.

Tostar el pan de pasas y orejones de chabacano al gusto.

Para servir, untar el pan tostado con el queso fresco. Decorar con las fresas y el jarabe de Nutella.

SMOOTHIE DE PIÑA Y MANGO

RACIONES 1 | **PREPARACIÓN** 5 MINUTOS | **DIFICULTAD** FÁCIL

30 g de hojuelas de avena

1 mango mediano, pelado y en rodajas

85 g de piña, en trozos

¾ taza (190 ml) de leche semidescremada

50 g de yogur natural descremado

cubitos de hielo

Poner la avena, el mango, la piña, la leche, el yogur y el hielo en una licuadora de alta potencia y batir hasta que quede suave y sin grumos.

Servir en un vaso de cristal o en un mezclador.

ENSALADA ASIÁTICA DE NOODLES

RACIONES 1 | **PREPARACIÓN** 10 MINUTOS + 10 MINUTOS EN REMOJO + 30 MINUTOS MARINANDO | **COCCIÓN** 5 MINUTOS | **DIFICULTAD** FÁCIL

100 g de fideos o noodles vermicelli de arroz

½ diente de ajo, machacado

1 cucharada de tamari o salsa de soya baja en sal

1 cucharadita de jugo de lima, o al gusto

una pizca de hojuelas de chile seco (opcional)

170 g de tofu firme, cortado en dados de 2 cm

aceite en *spray*

¼ de pimiento rojo mediano, sin semillas y en rodajas finas

40 g de chícharos frescos tiernos en su vaina, sin puntas

¼ de zanahoria mediana, en juliana

1 puñado pequeño de espinaca baby

1 cucharada de cilantro fresco machacado

1 cucharada de menta picada

½ lima, cortada en cuartos

Poner los fideos en un tazón resistente al calor y cubrir con agua hirviendo. Dejar reposar 10 minutos y luego soltar los fideos con un tenedor. Colar y refrescar bajo un chorro de agua fría. Escurrir bien y reservar para dejar enfriar.

Mientras, en un tazón poco profundo, batir el ajo, la salsa de soya o tamari, el chile en hojuelas (opcional) y el jugo de lima. Añadir el tofu e ir dándole vueltas a los dados para que queden cubiertos por la mezcla. Tapar con envoltura plástica adherente y refrigerar 30 minutos para marinar.

Calentar un sartén antiadherente a fuego medio y rociar con una fina capa de aceite en *spray*. Añadir el tofu y saltear durante 4–5 minutos o hasta que se dore por todas partes, dándole la vuelta a los dados de vez en cuando. Transferir a un plato y reservar.

Para servir, colocar los fideos, el pimiento, los chícharos, la zanahoria, las espinacas, el cilantro y la menta en un tazón y remover con cuidado. Servir el tofu por encima y los cuartos de lima aparte.

GALLETAS DE ARROZ CON YOGUR AL AJO Y AL CILANTRO

RACIONES 1 | **PREPARACIÓN** 5 MINUTOS | **DIFICULTAD** FÁCIL

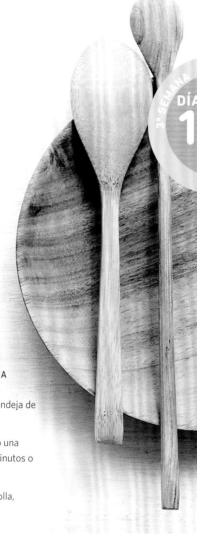

12 galletas de arroz

YOGUR AL AJO Y AL CILANTRO

50 g de yogur natural descremado

2 cucharaditas de cilantro fresco picado

jugo de limón, al gusto

¼ de diente de ajo, machacado

sal de mar y pimienta negra molida, al gusto

Para preparar el yogur al ajo y al cilantro, poner el yogur, el cilantro, el jugo de limón, el ajo, la sal y la pimienta en un tazón pequeño y remover bien. Para ahorrar tiempo, se puede preparar la noche anterior y dejarlo guardado en un recipiente hermético en el refrigerador.

Servir las galletas de arroz con el yogur al ajo y al cilantro.

MUSACA

RACIONES 2 | **PREPARACIÓN** 15 MINUTOS | **COCCIÓN** 1 HORA Y 30 MINUTOS | **DIFICULTAD** MEDIA

1 berenjena mediana, en rodajas finas

aceite en *spray*

1½ cucharadita de aceite de oliva

½ cebolla pequeña, finamente picada

1 diente de ajo, machacado

1 zanahoria mediana, rallada

260 g de carne molida de ternera o de cordero

1 cucharadita de orégano seco

¼ de cucharadita de canela en polvo

1 pizca de nuez moscada molida

1 pizca de pimiento molido

220 g de jitomates machacados en lata

½ taza (125 ml) de caldo de verduras bajo en sal

1 papa mediana, pelada

40 g de queso cheddar bajo en grasa, rallado

Precalentar el horno a 180 °C (160 °C horno de aire) y forrar una bandeja de horno con papel para hornear.

Distribuir las rodajas de berenjena en la bandeja de horno formando una sola capa y rociar ligeramente con aceite en *spray*. Hornear 15-20 minutos o hasta que la berenjena esté tierna. Reservar.

Calentar el aceite en un sartén grande a fuego medio. Añadir la cebolla, el ajo y la zanahoria y pochar 5 minutos o hasta que estén blandos, removiendo de vez en cuando.

Añadir la carne molida y saltear durante 10-15 minutos hasta que se dore, removiendo con frecuencia con una cuchara de madera para ir deshaciendo la carne molida. Añadir el orégano, la canela, la nuez moscada, el pimiento, los jitomates y el caldo y remover. Reducir el fuego a medio-bajo, tapar y cocer durante 15 minutos, removiendo de vez en cuando.

Mientras, poner la papa en una olla. Agregar suficiente agua fría hasta casi cubrirla y llevar a ebullición. Dejar hervir por 15 minutos o hasta que la papa se ablande. Escurrir y reservar para dejar enfriar. Cuando esté tibia y se pueda manipular, cortar en rodajas de 5 mm de grosor.

Esparcir un cucharón pequeño lleno de la mezcla de carne en la base de un recipiente de 2 l de capacidad. Encima, colocar en capas la mitad de las rodajas de berenjena y la mitad del resto de la mezcla de carne. Repetir estas dos capas y acabar con la capa de mezcla de carne por encima.

Repartir encima de la mezcla de carne las rodajas de papa y espolvorear con el queso.

Hornear 30 minutos, hasta que la papa se dore y el queso se derrita. Dejar reposar 5 minutos y servir.

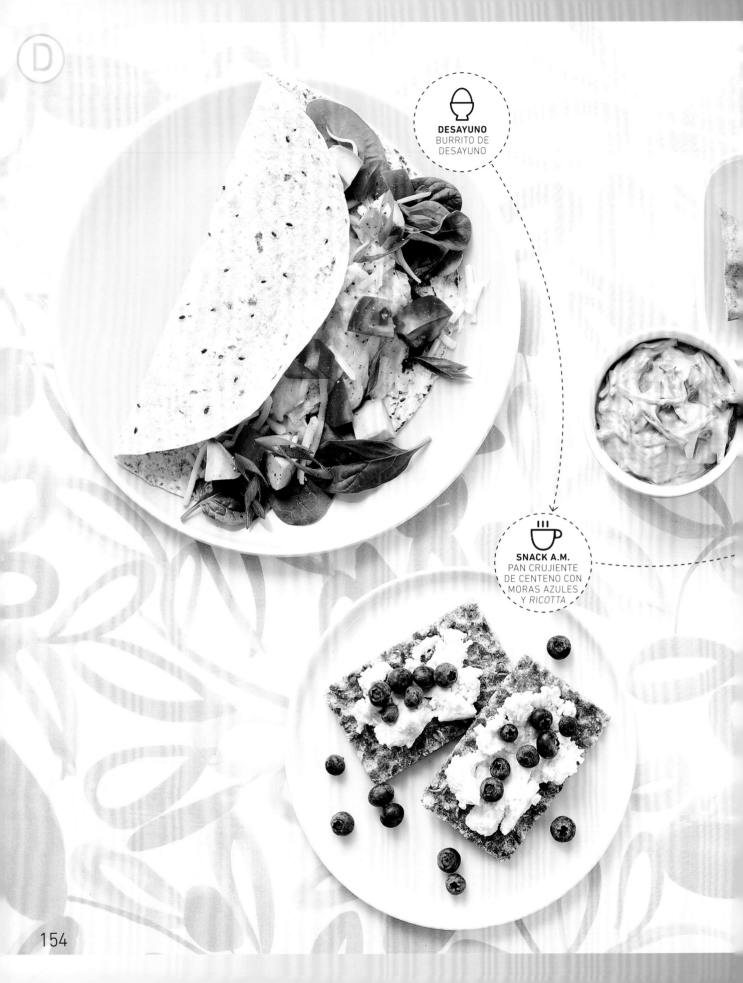

D

DESAYUNO
BURRITO DE
DESAYUNO

SNACK A.M.
PAN CRUJIENTE
DE CENTENO CON
MORAS AZULES
Y *RICOTTA*

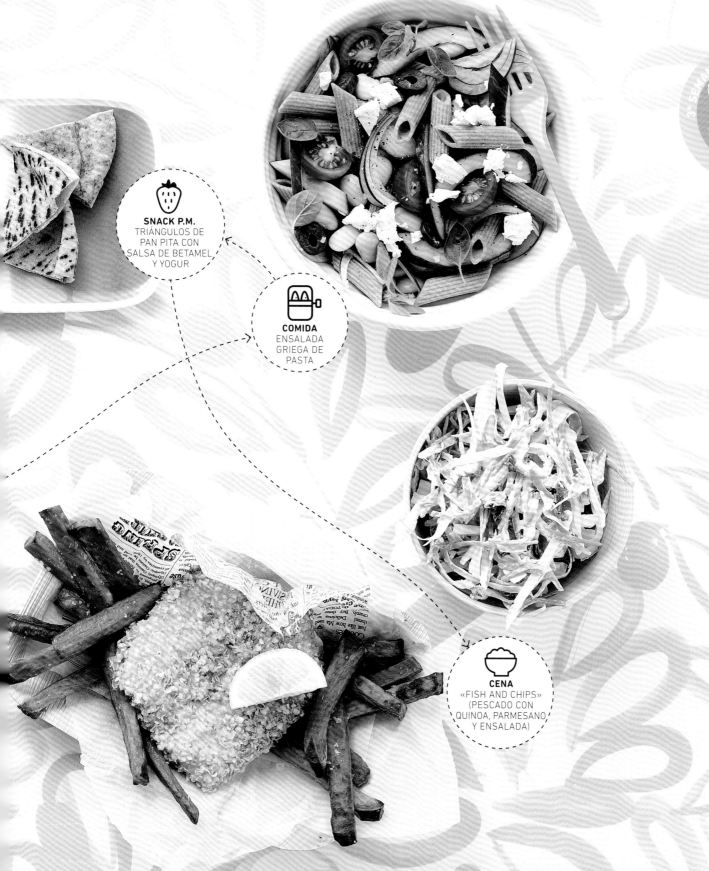

SNACK P.M.
TRIÁNGULOS DE
PAN PITA CON
SALSA DE BETAMEL
Y YOGUR

COMIDA
ENSALADA
GRIEGA DE
PASTA

CENA
«FISH AND CHIPS»
(PESCADO CON
QUINOA, PARMESANO
Y ENSALADA)

BURRITO DE DESAYUNO

RACIONES 1 | **PREPARACIÓN** 5 MINUTOS | **COCCIÓN** 10 MINUTOS | **DIFICULTAD** FÁCIL

2 huevos grandes

sal de mar y pimienta negra molida, al gusto

1 tortilla integral de trigo

1 puñado pequeño de espinaca *baby*

½ jitomate mediano, en dados

½ cebolla cambray, en rodajas finas

25 g de aguacate, en dados

20 g de queso cheddar bajo en grasa, rallado

Batir los huevos, la sal y la pimienta en un tazón pequeño. Colocar en un sartén el huevo batido.

Cuando empiece a cuajarse, empujarlo con cuidado hacia el otro lado del sartén con una cuchara de madera para formar pliegues grandes. Empujar desde diferentes direcciones, sin olvidar el huevo que se queda en los bordes del sartén. Evitar remover constantemente. Continuar hasta que todo el huevo esté cuajado y retirar inmediatamente del fuego.

Para servir, poner la tortilla de trigo en un plato y colocar en el centro el huevo revuelto, las espinacas, el jitomate, la cebolla cambray, el aguacate y el queso. Doblar uno de los extremos y enrollar la tortilla para contener el relleno.

PAN CRUJIENTE DE CENTENO CON MORAS AZULES Y RICOTTA

RACIONES 1 | **PREPARACIÓN** 2 MINUTOS | **DIFICULTAD** FÁCIL

50 g de ricotta bajo en grasa

2 panes crijuentes de centeno

160 g de moras azules

Para servir, untar el queso en los panes y colocar encima las moras azules.

ENSALADA GRIEGA DE PASTA

RACIONES 1 | **PREPARACIÓN** 10 MINUTOS | **COCCIÓN** 15 MINUTOS | **DIFICULTAD** FÁCIL

sal de mar

40 g de pasta integral

75g de alubias blancas en lata, escurridas y enjuagadas

½ pepino europeo, en rodajas

5 jitomates cherry, cortados por la mitad

2 aceitunas kalamata, deshuesadas y fileteadas

¼ de cebolla morada pequeña, en rodajas finas

30 g de queso feta bajo en grasa y sal, desmenuzado

ADEREZO

½ cucharadita de orégano fresco finamente picado

½ diente de ajo, machacado

2 cucharaditas de jugo de limón

Llenar una cacerola grande con agua, añadir una pizca de sal y llevar a ebullición. Añadir la pasta y cocinar hasta que esté al dente (seguir los tiempos de cocción recomendados en la etiqueta). Escurrir y reservar para dejar enfriar. Para ahorrar tiempo, se puede hervir la pasta la noche antes y guardarla en un recipiente hermético en el refrigerador.

Para hacer el aderezo, batir el orégano, el ajo, el jugo de limón y una cucharada de agua en un tazón pequeño.

Servir la pasta con las alubias blancas, el pepino, el jitomate, las aceitunas y la cebolla en una ensaladera y mezclar con cuidado. Espolvorear por encima el queso feta y aderezar.

TRIÁNGULOS DE PAN PITA
CON SALSA DE BETABEL Y YOGUR

SNACK P.M. | **RACIONES** 1 | **PREPARACIÓN** 5 MINUTOS | **COCCIÓN** 15 MINUTOS | **DIFICULTAD** FÁCIL

½ pan pita integral cortado en cuatro triángulos

aceite en *spray*

½ betabel pequeño, pelado y rallado

1 pizca de comino molido

1 pizca de cilantro molido

jugo de limón, al gusto

100 g de yogur natural descremado

sal de mar y pimienta negra molida, al gusto

Precalentar el horno a 200 °C (180 °C horno de aire) y forrar una bandeja de horno con papel para hornear.

Distribuir los triángulos de pita en la bandeja de horno formando una sola capa y rociar con una capa ligera de aceite en *spray*. Hornear durante cinco minutos, hasta que empiecen a cambiar de color. Darles la vuelta a los triángulos y hornear otros 5-8 minutos o hasta que estén dorados por ambas caras. Dejar enfriar.

Mientras, poner el betabel, el comino, el cilantro, el jugo de limón, el yogur, la sal y la pimienta en un tazón pequeño y remover bien.

Servir los triángulos de pan pita con la salsa de yogur y el betabel.

"FISH AND CHIPS"
(PESCADO CON QUINOA, PARMESANO Y ENSALADA)

CENA | **RACIONES** 2 | **PREPARACIÓN** 20 MINUTOS | **COCCIÓN** 35 MINUTOS | **DIFICULTAD** FÁCIL

2 cucharadas de harina de quinoa o de maíz

1 huevo grande

60 g hojuelas de quinoa

ralladura fina de ½ limón

20 g de queso parmesano, finamente rallado

sal de mar y pimienta negra molida, al gusto

250 g de filetes de pescado blanco

1 camote mediano, lavado, secado y cortado en palitos de 1 cm de grosor

3 cucharadas de aceite de oliva

aceite en *spray*

½ limón, cortado en cuartos

ENSALADA

100 g de yogur natural descremado

el jugo de ½ limón

2 cucharadas de perejil fresco finamente picado

100 g de col, en trozos

1 zanahoria mediana, rallada

2 manzanas verdes medianas, sin corazón y en rodajas finas

Precalentar el horno a 200 °C (180 °C horno de aire) y forrar dos bandejas de horno con papel para hornear.

Poner la harina de quinoa o de maíz en un plato llano. Romper la cáscara del huevo y ponerlo en un tazón pequeño para batirlo bien. En un tazón aparte, mezclar los hojuelas de quinoa, la ralladura de limón, el parmesano, la sal y la pimienta.

Rebozar el pescado con una capa ligera de harina. Sacudir el pescado para retirar el exceso de harina y rebozarlo en el huevo batido. Rebozar el pescado en la mezcla de hojuelas de quinoa, presionando con firmeza para que se adhieran de manera uniforme.

Poner el camote y el aceite en una ensaladera y remover. Todos los palitos de camote tienen que quedar cubiertos por una fina capa de aceite.

Distribuir los palitos de camote en una de las bandejas de horno formando una sola capa y sazonar con sal y pimienta al gusto. Hornear durante 10 minutos, darles la vuelta y hornear otros 10 minutos, hasta que se reblandezcan y se vean de color café.

Poner el pescado rebozado en la segunda bandeja de horno forrada y rociar con aceite en *spray*. Hornear con el camote 10 a 15 minutos o hasta que el pescado esté listo.

Mientras, para preparar la ensalada, batir en un tazón pequeño el yogur, el jugo de limón y el perejil. Poner la col, la zanahoria y la manzana en una ensaladera. Rociar con el aderezo de yogur y mezclar con cuidado.

Para servir, dividir el pescado rebozado, los palitos de camote y la ensalada de col en dos platos. Servir aparte los cuartos de limón.

3ª SEMANA DÍA 2

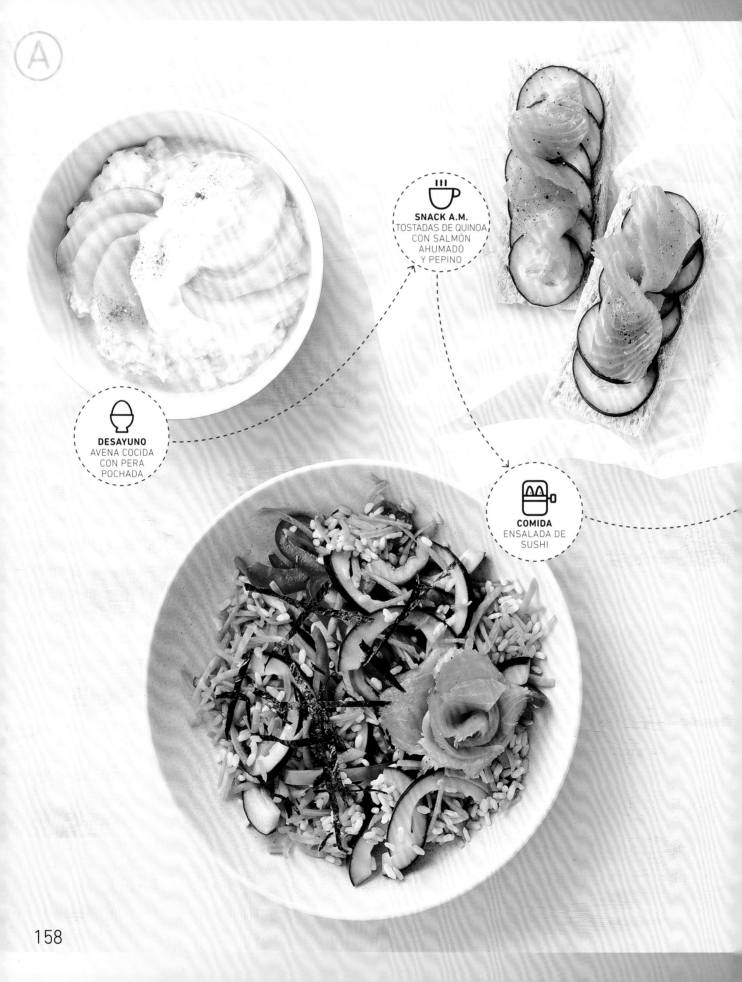

DESAYUNO
AVENA COCIDA
CON PERA
POCHADA

SNACK A.M.
TOSTADAS DE QUINOA
CON SALMÓN
AHUMADO
Y PEPINO

COMIDA
ENSALADA DE
SUSHI

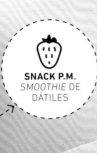

SNACK P.M.
SMOOTHIE DE
DÁTILES

CENA
PAD THAI CON
POLLO

AVENA COCIDA CON PERA POCHADA

RACIONES 1 | **PREPARACIÓN** 10 MINUTOS | **COCCIÓN** 20 MINUTOS | **DIFICULTAD** FÁCIL

1 cucharada de miel

1 pera pequeña, pelada, sin corazón y cortada por la mitad

½ taza (125 ml) de leche semidescremada

60 g de hojuelas de avena

100 g de yogur natural descremado

En una cacerola pequeña, llevar a ebullición la miel y una taza (250ml) de agua a fuego medio-bajo. Añadir las mitades de pera y un poco de agua si fuera necesario (la justa para cubrir las peras). Tapar y dejar hervir durante 10-15 minutos o hasta que la pera esté tierna y el líquido sea un almíbar. Reservar para dejar enfriar ligeramente. Cuando las peras estén tibias y se puedan manipular, cortar en rodajas de 5 mm de grosor. Para ahorrar tiempo, se pueden pochar las peras la noche anterior y guardarlas en un recipiente hermético en el refrigerador.

A fuego alto, llevar a ebullición 200 ml de agua y 50 ml de leche. Añadir las hojuelas de avena y reducir el fuego a medio-bajo. Dejar hervir durante 5 minutos o hasta que espese, removiendo de vez en cuando.

Para servir, verter la avena cocida en un *bowl*. Decorar con el resto de la leche, las peras y el yogur. Aderezar con el almíbar de pochar las peras.

TOSTADAS DE QUINOA CON SALMÓN AHUMADO Y PEPINO

RACIONES 1 | **PREPARACIÓN** 2 MINUTOS | **DIFICULTAD** FÁCIL

2 tostadas de quinoa

1 pepino, en rodajas finas

35 g de salmón ahumado

sal de mar y pimienta negra molida, al gusto

Para servir, poner el pepino y el salmón ahumado sobre las tostadas de quinoa. Si se desea, sazonar con sal de mar y pimienta negra molida.

ENSALADA DE SUSHI

RACIONES 1 | **PREPARACIÓN** 10 MINUTOS | **COCCIÓN** 25 MINUTOS | **DIFICULTAD** FÁCIL

30 g de arroz integral

½ zanahoria mediana rallada

¼ pimiento rojo mediano, sin semillas y en rodajas finas

¼ pimiento verde mediano, sin semillas y en rodajas finas

½ pepino europea, en rodajas finas

70 g de salmón ahumado, en rebanadas muy finas

2 láminas de algas nori, en tiras finas

ADEREZO

2 cucharaditas de vinagre de arroz

1 cucharadita de tamari o salsa de soya baja en sal

una pizca de hojuelas de chile seco (opcional)

jugo de ¼ de lima

En una cacerola pequeña, llevar a ebullición a fuego alto el arroz y ½ taza (125 ml) de agua, removiendo de vez en cuando. Tapar y bajar el fuego a medio-bajo. Hervir a fuego lento 20-25 minutos o hasta que el arroz esté tierno y haya absorbido el líquido. Retirar del fuego y dejar reposar, tapado, durante 5 minutos. Reservar para dejar enfriar.

Para hacer el aderezo, batir en un tazón pequeño el vinagre de arroz con el tamari o la salsa de soya, el chile y el jugo de lima.

Para servir, poner el arroz, la zanahoria, los pimientos, el pepino, el salmón ahumado y el nori en un *bowl*. Aderezar y remover con cuidado.

SMOOTHIE DE DÁTILES

SNACK P.M.   **RACIONES** 1 | **PREPARACIÓN** 5 MINUTOS + 30 MINUTOS EN REMOJO | **DIFICULTAD** FÁCIL

3 dátiles medjoul, sin hueso

1 taza (250 ml) de leche semidescremada

100 g de yogur natural descremado

En un tazón resistente al calor, cubrir los dátiles con agua hirviendo y dejar en remojo por 30 minutos para que se ablanden. Escurrir.

Poner los dátiles, el yogur y la leche en una licuadora de alta potencia y batir hasta que no queden grumos.

Servir en un vaso de cristal o en un mezclador.

PAD THAI CON POLLO

CENA   **RACIONES** 2 | **PREPARACIÓN** 15 MINUTOS + 10 MINUTOS EN REMOJO|
COCCIÓN 15 MINUTOS | **DIFICULTAD** MEDIA

200 g de fideos o de tallarines de arroz

3 cucharaditas de aceite de ajonjolí

100 g de pechuga de pollo, a tiras finas

1 zanahoria mediana, en juliana

2 cebollas cambray, en rodajas finas

80 g de chícharos frescos tiernos en su vaina, sin puntas

2 huevos grandes, ligeramente batidos

1 puñado pequeño de germen de soya

1 puñado pequeño de cilantro fresco, picado

20 g de cacahuates sin sal, machacados

1 guindilla roja fresca en rodajas para decorar (opcional)

cuartos de lima, para servir

SALSA

½ cucharadita de chile fresco finamente picada

2½ cucharadas de tamari o salsa de soya baja en sal

el jugo de ½ lima

1 cucharada de miel

Poner los fideos o tallarines en un recipiente resistente al calor y cubrir con agua hirviendo. Dejar reposar 10 minutos y luego soltar los tallarines con un tenedor. Colar y refrescar bajo un chorro de agua fría. Colar hasta que no quede agua y reservar.

Para hacer la salsa, batir el chile, el tamari o salsa de soya, el jugo de lima, la miel y dos cucharaditas de agua caliente en un tazón pequeño.

Calentar un wok a fuego alto. Añadir la mitad del aceite y girar el wok para que el aceite se esparza por toda la superficie. Calentar hasta que esté muy caliente.

Añadir la mitad del pollo y saltear durante 2–3 minutos o hasta que se dore y esté listo por dentro. Servir en un plato y reservar. Repetir los pasos anteriores con el resto del pollo.

Calentar de nuevo el wok a fuego alto. Añadir el resto del aceite y girar el wok para que el aceite se esparza por toda la superficie. Añadir la zanahoria y la cebolla cambray y saltear durante un minuto. Añadir los chícharos tiernos en su vaina y saltear un minuto o hasta que estén tiernos pero crujientes.

Hacer un hueco en el centro de las verduras y hortalizas.

Verter el huevo en el hueco y saltear 1 minuto o hasta que esté casi listo. Añadir los fideos o tallarines, el pollo y la salsa y saltear un minuto o hasta que se calienten. Añadir el germen de soya y mezclarlos con lo demás.

Para servir, dividir el pad thai en dos tazones y espolvorear con el cilantro, los cacahuates y el chile (opcional). Servir aparte los cuartos de lima.

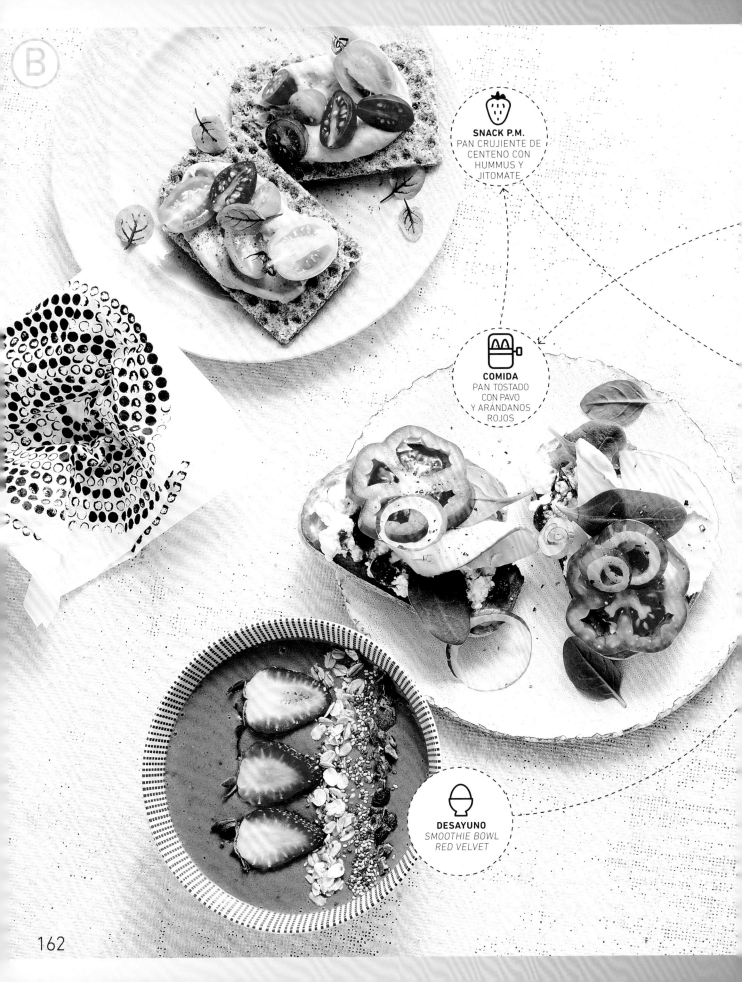

SNACK P.M.
PAN CRUJIENTE DE
CENTENO CON
HUMMUS Y
JITOMATE

COMIDA
PAN TOSTADO
CON PAVO
Y ARÁNDANOS
ROJOS

DESAYUNO
*SMOOTHIE BOWL
RED VELVET*

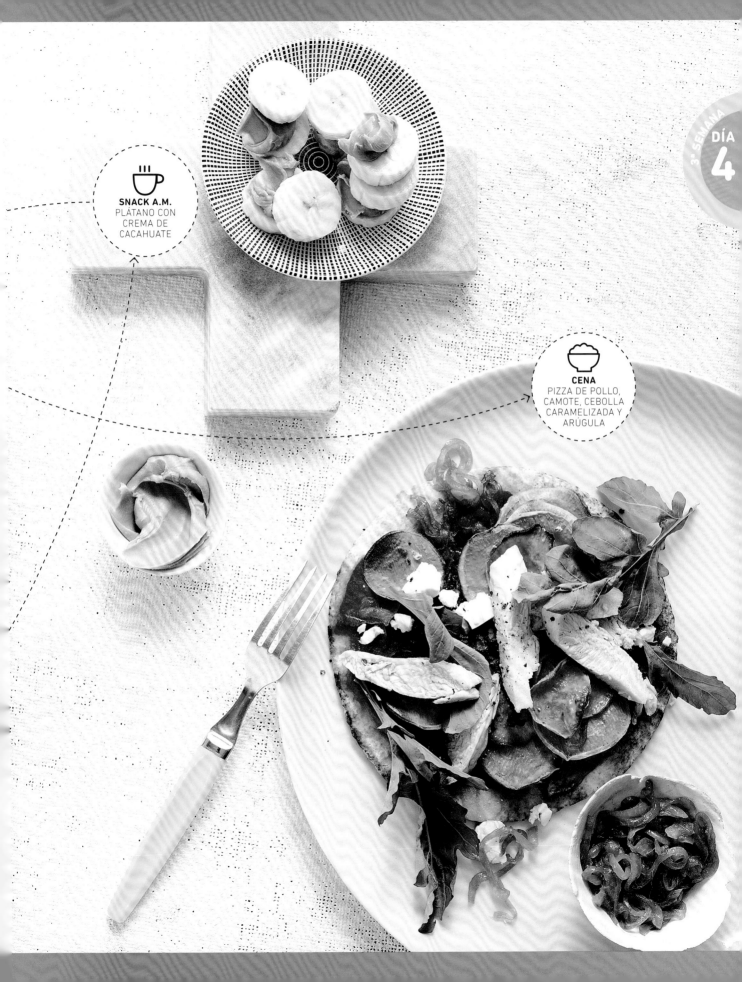

SNACK A.M.
PLÁTANO CON
CREMA DE
CACAHUATE

CENA
PIZZA DE POLLO,
CAMOTE, CEBOLLA
CARAMELIZADA Y
ARÚGULA

SMOOTHIE BOWL RED VELVET

RACIONES 1 | **PREPARACIÓN** 5 MINUTOS + 30 MINUTOS EN REMOJO | **DIFICULTAD** FÁCIL

3 dátiles medjoul, sin hueso

125 g de fresas, sin rabo

½ betabel pequeño, pelado y en trozos

2 cucharadas de harina de algarroba o 1 cucharada de cacao natural en polvo (véase página 49)

200 g de yogur natural descremado

½ taza (125 ml) de leche semidescremada

PARA DECORAR

30 g muesli natural

2 cucharaditas de semillas de chía

1 cucharada de semillas de cacao natural

En un tazón resistente al calor, cubrir los dátiles con agua hirviendo y dejar en remojo por 30 minutos para que se ablanden. Escurrir.

Poner los dátiles, las fresas (guardar una para decorar), el betabel, la harina de algarroba o el cacao en polvo, el yogur y la leche en una licuadora de alta potencia y batir hasta que no queden grumos.

Para servir, verter el *smoothie* en un *bowl* y decorar con el muesli, la chía, las semillas de cacao y la fresa.

PLÁTANO CON CREMA DE CACAHUATE

RACIONES 1 | **PREPARACIÓN** 2 MINUTOS | **DIFICULTAD** FÁCIL

2 cucharaditas de crema de cacahuate 100 % natural

½ plátano mediano, pelado y en rodajas de 1 cm de grosor

Untar en cada rodaja de plátano un poco de crema de cacahuate.

Repetir hasta que no quede ni plátano ni mantequilla de cacahuate.

PAN TOSTADO CON PAVO Y ARÁNDANOS ROJOS

RACIONES 1 | **PREPARACIÓN** 5 MINUTOS | **COCCIÓN** 2 MINUTOS | **DIFICULTAD** FÁCIL

50 g de ricotta bajo en grasa

1 cucharadita de salsa de arándanos rojos

2 rebanadas de pan integral

90 g de pechuga de pavo cocido, en rebanadas

¾ jitomate mediano, en rodajas

¼ de cebolla morada pequeña, en rodajas finas

1 puñado pequeño de espinaca *baby*

sal de mar y pimienta negra molida, al gusto

Poner el queso ricotta y la salsa de arándanos en un tazón pequeño y remover.

Tostar el pan al gusto.

Para servir, untar el pan con la mezcla de ricotta y arándanos. Colocar encima el pavo, el jitomate, la cebolla y las espinacas. Si se desea, sazonar con sal de mar y pimienta negra molida.

PAN CRUJIENTE DE CENTENO CON HUMMUS Y JITOMATE

SNACK P.M. **RACIONES** 1 | **PREPARACIÓN** 5 MINUTOS | **DIFICULTAD** FÁCIL

75 g de hummus

2 pan crujiente de centeno

1 jitomate mediano o 10 jitomates cherry, en rodajas o por la mitad

pimienta negra molida, al gusto

Para servir, untar los panes con el hummus. Colocar encima el jitomate y sazonar, si se quiere, con pimienta.

PIZZA DE POLLO, CAMOTE, CEBOLLA CARAMELIZADA Y ARÚGULA

CENA

RACIONES 2 | **PREPARACIÓN** 15 MINUTOS | **COCCIÓN** 40 MINUTOS | **DIFICULTAD** FÁCIL

1 camote mediano, pelado y en rodajas finas

aceite en *spray*

200 g de pechuga de pollo, en tiras finas

2 panes pita integrales

75g de pulpa de jitomate tipo *passata*

60 g de queso feta bajo en grasa y sal, desmenuzado

1 puñado pequeño de arúgula

sal de mar y pimienta negra molida, al gusto

CEBOLLA CARAMELIZADA

aceite en *spray*

1 cebolla pequeña, en rodajas finas

2 cucharaditas de miel de maple

1 cucharadita de vinagre balsámico

Precalentar el horno a 220 °C (200 °C horno de aire) y forrar tres bandejas de horno con papel para hornear.

Para caramelizar la cebolla, calentar un sartén antiadherente pequeño a fuego bajo y rociar con aceite en *spray*. Añadir la cebolla y pochar lentamente por 15–20 minutos o hasta que esté translúcida y blanda, removiendo de vez en cuando. Hay que evitar subir el fuego para que la cebolla no se queme. Añadir la miel de maple y el vinagre balsámico. Saltear durante 5–10 minutos hasta que la cebolla esté pegajosa y melosa, removiendo de vez en cuando. Reservar. Para ahorrar tiempo, se puede caramelizar la cebolla la noche anterior y guardarla en un recipiente hermético en el refrigerador.

Mientras, colocar el camote en una de las bandejas de horno y rociar con una capa ligera de aceite en *spray*. Hornear 8-10 minutos o hasta que esté tierno y dorado. Reservar.

Bajar el horno a 180 °C (160 °C horno de aire).

Calentar un sartén antiadherente a fuego medio y rociar con una fina capa de aceite en *spray*. Saltear en ella el pollo durante 3-4 minutos hasta que esté hecho, removiendo de vez en cuando. Reservar.

Colocar los panes pita en una superficie de trabajo limpia y untar con la pulpa de jitomate. Esparcir la cebolla caramelizada encima y cubrir con el camote, el pollo y el queso feta.

Colocar las pizzas en las bandejas de horno y hornear 8-10 minutos hasta que los ingredientes se calienten y se doren los bordes de las pitas.

Para servir, cubrir las pizzas con las hojas de arúgula y, si se desea, sazonar con sal de mar y pimienta negra molida.

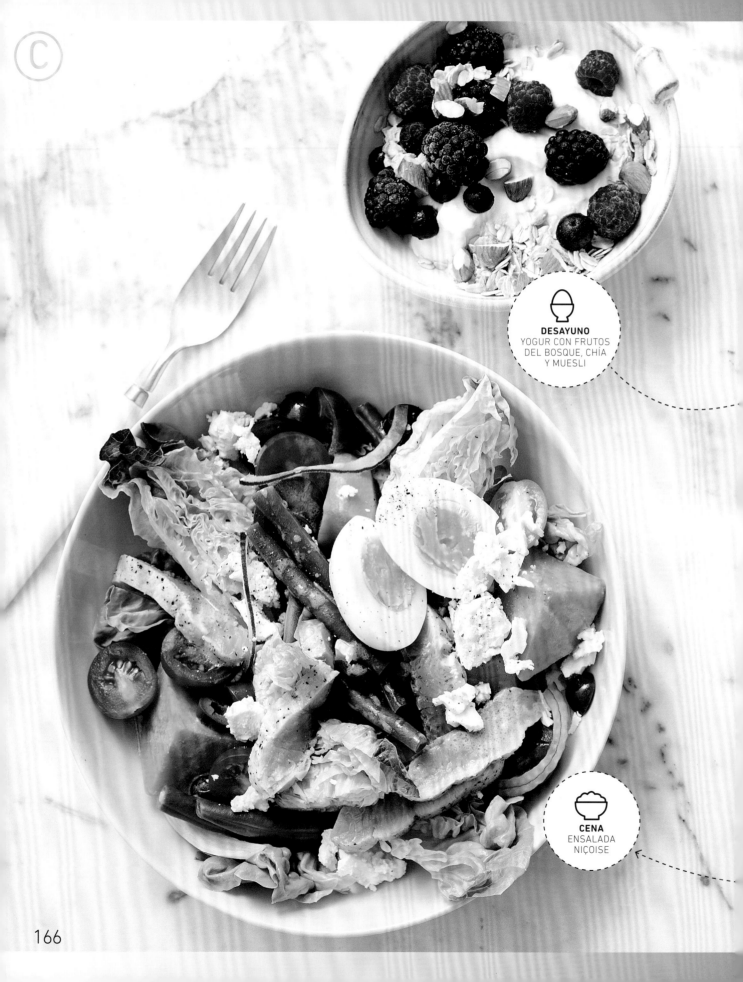

DESAYUNO
YOGUR CON FRUTOS
DEL BOSQUE, CHÍA
Y MUESLI

CENA
ENSALADA
NIÇOISE

166

COMIDA
WRAP DE
ENSALADA
VEGETARIANA

SNACK A.M.
SMOOTHIE AL
DURAZNO

SNACK P.M.
GALLETAS DE ARROZ
CON YOGUR A LA
MENTA

YOGUR CON FRUTOS DEL BOSQUE, CHÍA Y MUESLI

RACIONES 1 | **PREPARACIÓN** 5 MINUTOS | **DIFICULTAD** FÁCIL

150 g de yogur natural
descremado

1 cucharadita de semillas de chía

85 g de frutos del bosque
variados, descongelados

60 g de muesli natural

10 g de almendras, picadas

Poner el yogur, la chía y tres cuartos de los frutos del bosque
en un *bowl* pequeño y remover hasta mezclar bien.

Para servir, decorar con el muesli, las almendras y los frutos
del bosque restantes.

SMOOTHIE AL DURAZNO

RACIONES 1 | **PREPARACIÓN** 5 MINUTOS | **DIFICULTAD** FÁCIL

30 g de hojuelas de avena

1 durazno grande, sin hueso y
cortado en trozos

½ plátano mediano, pelado y en
rodajas

¾ taza (190 ml) de leche
semidescremada

50 g de yogur natural descremado

cubitos de hielo

Poner las hojuelas de avena, el durazno, el plátano, la
leche, el yogur y los cubitos de hielo en la licuadora de
alta potencia y batir hasta que no queden grumos.

Servir en un vaso de cristal o en un mezclador.

WRAP DE ENSALADA VEGETARIANA

RACIONES 1 | **PREPARACIÓN** 10 MINUTOS | **DIFICULTAD** FÁCIL

1 tortilla integral de trigo

40 g de hummus

110 g de los frijoles mixtos en lata,
escurridos y enjuagados

1 puñado pequeño de espinaca
baby

¼ de zanahoria mediana, rallada

¼ de betabel pequeño, pelado y
rallado

½ jitomate mediano, en rodajas

1 puñado pequeño de perejil
fresco, machacado

Para servir, poner la tortilla en un plato y untar en ella el
hummus. En la mitad inferior de la tortillla, colocar los frijoles
mixtos, las espinacas, la zanahoria, el betabel, el jitomate y el
perejil. Doblar uno de los extremos y enrollar la tortilla para
contener el relleno.

GALLETAS DE ARROZ CON YOGUR A LA MENTA

SNACK P.M. **RACIONES** 1 | **PREPARACIÓN** 5 MINUTOS | **DIFICULTAD** FÁCIL

12 galletas de arroz

YOGUR A LA MENTA

50 g de yogur natural descremado

2 cucharadas de menta fresca picada

¼ diente de ajo, picado

jugo de limón

sal de mar y pimienta negra molida, al gusto

Para hacer el yogur a la menta, mezclar el yogur con la menta, el ajo, el jugo de limón, la sal y la pimienta en un tazón pequeño. Para ahorrar tiempo, el yogur a la menta se puede preparar la noche anterior y guardarlo en un recipiente hermético en el refrigerador.

Servir las galletas de arroz con el yogur a la menta

ENSALADA NIÇOISE

CENA **RACIONES** 2 | **PREPARACIÓN** 10 MINUTOS | **COCCIÓN** 25 MINUTOS | **DIFICULTAD** FÁCIL

2 huevos grandes

aceite en *spray*

2 × 85 g de filetes de salmón, sin piel y sin espinas

1 camote, pelado y cortado en dados de 3 cm

15 ejotes, sin puntas y cortados por la mitad

10 jitomates cherry, cortados por la mitad

½ cebolla morada pequeña, en rodajas finas

4 aceitunas kalamata, deshuesadas y fileteadas

2 puñados grandes de hojas de lechuga

sal de mar y pimienta negra molida, al gusto

60 g de queso feta bajo en grasa y sal, desmenuzado

ADEREZO

1½ cucharadita de aceite de oliva

2 cucharaditas de vinagre de vino tinto

½ cucharadita de mostaza de Dijon

Poner los huevos en una cacerola y llenarlo de agua fría hasta que cubra los huevos 2 cm por encima. Llevar a ebullición a fuego alto. Reducir el fuego a bajo, tapar y cocer 7–8 minutos. Con una rasera, sacar los huevos y sumergirlos en un tazón con agua muy fría. Dejarlos ahí por un minuto. Con delicadeza, romper la cáscara de los huevos y pelarlos. Cortarlos por la mitad.

Calentar un sartén antiadherente a fuego medio y rociar con una fina capa de aceite en *spray*. Añadir el salmón y saltear durante 5–6 minutos o hasta que esté cocido al gusto, dándole la vuelta de vez en cuando. Transferir a un plato y dejar reposar 2 minutos. Con dos tenedores, desmenuzar el salmón en trozos del tamaño de un bocado y reservar.

Para hacer el aderezo, batir el aceite, el vinagre y la mostaza en un tazón pequeño.

Llenar una cacerola con 5 cm de agua y colocar en él una vaporera. Tapar y llevar el agua a ebullición a fuego alto, luego reducir a fuego medio. Añadir el camote y dejar que se cueza durante 7 minutos o hasta que esté tierno. Reservar.

Añadir los ejotes y cocer al vapor, tapados, durante 2-3 minutos, hasta que queden tiernos, pero crujientes. Refrescarlos bajo un chorro de agua fría y escurrir bien.

Colocar el camote, los ejotes, los jitomates, la cebolla, las aceitunas y la lechuga en una ensaladera grande. Verter encima el aderezo, sazonar con sal de mar y pimienta negra molida, al gusto, y remover con cuidado.

Para servir, poner la ensalada en dos platos y decorar con el salmón, las mitades de huevo y el queso feta.

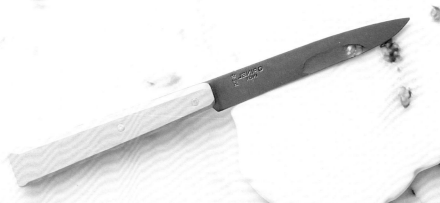

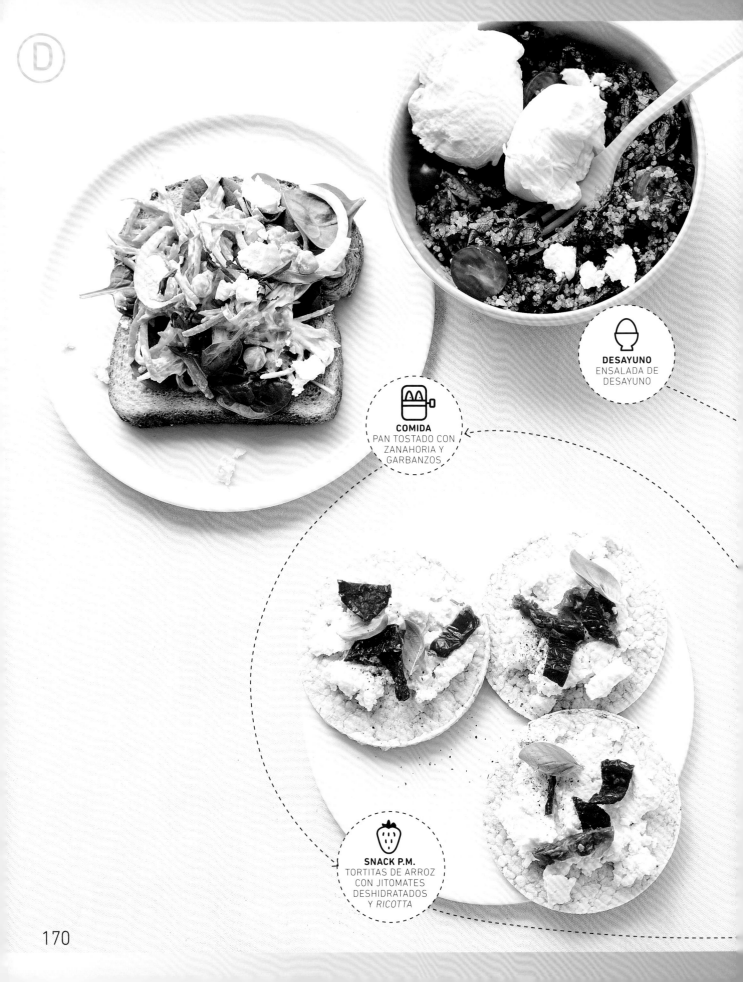

D

COMIDA
PAN TOSTADO CON
ZANAHORIA Y
GARBANZOS

SNACK P.M.
TORTITAS DE ARROZ
CON JITOMATES
DESHIDRATADOS
Y *RICOTTA*

CENA
ENSALADA DE
ARROZ INTEGRAL,
POLLO Y
NARANJA

SNACK A.M.
PARFAIT DE
CHABACANO Y
CIRUELA

ENSALADA DE DESAYUNO

RACIONES 1 | **PREPARACIÓN** 5 MINUTOS | **COCCIÓN** 20 MINUTOS | **DIFICULTAD** FÁCIL

60 g de quinoa

1½ cucharaditas de aceite de oliva

1 diente de ajo, machacado

1 puñado pequeño de hojas de col rizada, sin tallos y en trozos

sal de mar y pimienta negra molida, al gusto

1 cucharadita de vinagre blanco

2 huevos grandes

5 jitomates cherry, cortados por la mitad

60 g de queso feta bajo en grasa y sal, desmenuzado

En una cacerola, llevar a ebullición a fuego alto la quinoa y 1 taza (250) de agua, removiendo de vez en cuando. Tapar y reducir el fuego a bajo. Hervir a fuego lento 10-12 minutos o hasta que la quinoa esté tierna y haya absorbido el líquido.

Calentar el aceite en un sartén antiadherente grande a fuego medio. Añadir el ajo y saltear durante 1-2 minutos o hasta que se perciba el aroma, sin dejar de remover. Añadir la quinoa y remover. Añadir la col rizada y saltear 1-2 minutos, hasta que se ablande un poco, sin dejar de remover. Si se desea, sazonar con sal de mar y pimienta negra molida.

Llenar una cacerola con 8 cm de agua. Añadir el vinagre y llevar a ebullición a fuego medio, luego reducirlo a medio-bajo. El agua tiene que estar hirviendo a fuego lento. Romper los huevos en el agua y dejar que se cuezan 2-3 minutos para obtener una yema semilíquida o 3-4 minutos para una mayor consistencia. Con una rasera, sacar los huevos y dejarlos escurrir en papel de cocina.

Para servir, poner la mezcla de quinoa y col rizada en un *bowl* grande.

Decorar con el jitomate y los huevos escalfados y espolvorear el queso feta por encima.

PARFAIT DE CHABACANO Y CIRUELA

RACIONES 1 | **PREPARACIÓN** 5 MINUTOS + 10 MINUTOS EN EL REFRIGERADOR | **DIFICULTAD** FÁCIL

100 g de yogur natural descremado

2½ chabacanos pequeños, sin hueso y en trozos

1½ ciruelas, sin hueso y en trozos

30 g de muesli natural

miel, para aderezar

En una copa, alternar capas de yogur con capas de chabacano y de ciruela.

Dejar enfriar 10 minutos en el refrigerador.

Para servir, decorar con el muesli y aderezar con la miel.

PAN TOSTADO COM ZANAHORIA Y GARBANZOS

RACIONES 1 | **PREPARACIÓN** 10 MINUTOS | **DIFICULTAD** FÁCIL

1 zanahoria mediana, rallada

20 g de queso feta bajo en grasa y sal, desmenuzado

75g de garbanzos en lata, escurridos y enjuagados

¼ de cebolla morada pequeña, en rodajas finas

2 cucharaditas de perejil fresco machacado

2 cucharadas de yogur natural descremado

jugo de limón, al gusto

1 rebanada de pan integral

1 puñado pequeño de espinaca *baby*

Poner la zanahoria, el queso feta, los garbanzos, la cebolla, el perejil, el yogur y el jugo de limón en un tazón mediano y remover con cuidado.

Para servir, poner el pan en un plato y colocar encima la espinaca y la mezcla de zanahoria y garbanzos.

TORTITAS DE ARROZ CON JITOMATES DESHIDRATADOS Y RICOTTA

RACIONES 1 | **PREPARACIÓN** 5 MINUTOS | **DIFICULTAD** FÁCIL

50 g de ricotta bajo en grasa

3 jitomates deshidratados, machacados

albahaca fresca troceada, al gusto

3 tortitas de arroz

sal de mar y pimienta negra molida, al gusto

Poner la ricotta, los jitomates deshidratados y la albahaca en un tazón pequeño y remover hasta mezclar bien.

Para servir, untar las tortitas de arroz con la mezcla de ricotta y jitomates deshidratados. Si se desea, sazonar con sal de mar y pimienta negra molida.

ENSALADA DE ARROZ INTEGRAL, POLLO Y NARANJA

RACIONES 2 | **PREPARACIÓN** 15 MINUTOS | **COCCIÓN** 25 MINUTOS | **DIFICULTAD** MEDIA

60 g de arroz integral

2 tazas (500 ml) de caldo de pollo bajo en sal

½ diente de ajo, finamente picado

1 ramita de tomillo fresco

200 g de pechuga de pollo fileteada

1 zanahoria mediana, rallada

½ pimiento rojo mediano, sin semillas y en rodajas finas

1 naranja mediana, pelada y en gajos

1 puñado grande de espinaca *baby*

2 cebollas cambray, en rodajas finas

2 cucharadas de pasas

20 g de pistaches pelados sin sal, machacados

sal de mar y pimienta negra molida, al gusto

50 g de queso tierno de cabra, desmenuzado

ADEREZO DE NARANJA Y CILANTRO

1 cucharadita de miel

2 cucharaditas de vinagre balsámico

jugo de naranja recién exprimido, al gusto

1 cucharada de cilantro fresco finamente picado

En una cacerola pequeña, llevar a ebullición a fuego alto el arroz y 200 ml de agua, removiendo de vez en cuando. Tapar y reducir el fuego a medio-bajo. Hervir a fuego lento 20-25 minutos o hasta que el arroz esté tierno y haya absorbido el líquido. Retirar del fuego y dejar reposar tapado, durante 5 minutos. Reservar para dejar enfriar.

Mientras, poner el caldo, el ajo y el tomillo en una cacerola mediana y llevar a ebullición a fuego medio-alto. Añadir el pollo y llevar a ebullición otra vez. Reducir el fuego a bajo, tapar y cocer 15 minutos o hasta que el pollo esté listo. Retirar del fuego y dejar reposar el pollo en el caldo por 5 minutos. Transferir el pollo a un plato y reservar para dejar enfriar. Cortar el pollo en tiras finas.

Para hacer el aderezo, batir la miel, el vinagre, el jugo de naranja, el cilantro y una cucharada de agua en un recipiente pequeño.

Poner el arroz, la zanahoria, el pimiento, los gajos de naranja, las espinacas, la cebolla cambray, las pasas y los pistaches en un tazón mediano. Verter encima el aderezo, sazonar con sal de mar y pimienta negra molida, al gusto, y remover con cuidado.

Para servir, dividir la ensalada de arroz en dos platos y decorar con el pollo y el queso de cabra.

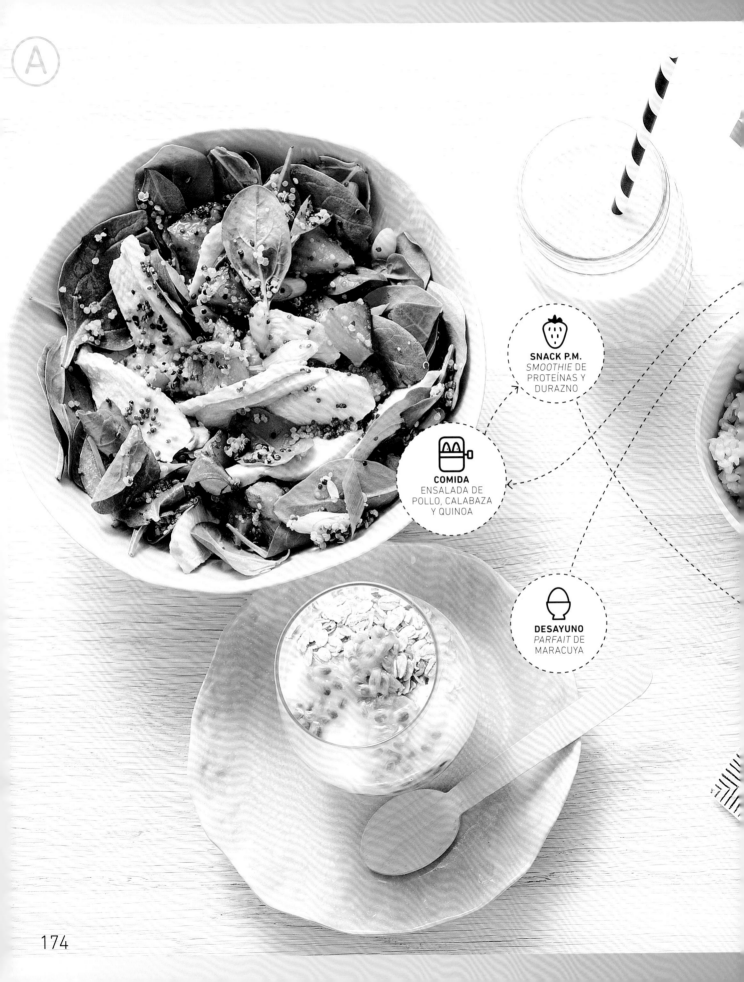

SNACK P.M.
SMOOTHIE DE
PROTEÍNAS Y
DURAZNO

COMIDA
ENSALADA DE
POLLO, CALABAZA
Y QUINOA

DESAYUNO
PARFAIT DE
MARACUYA

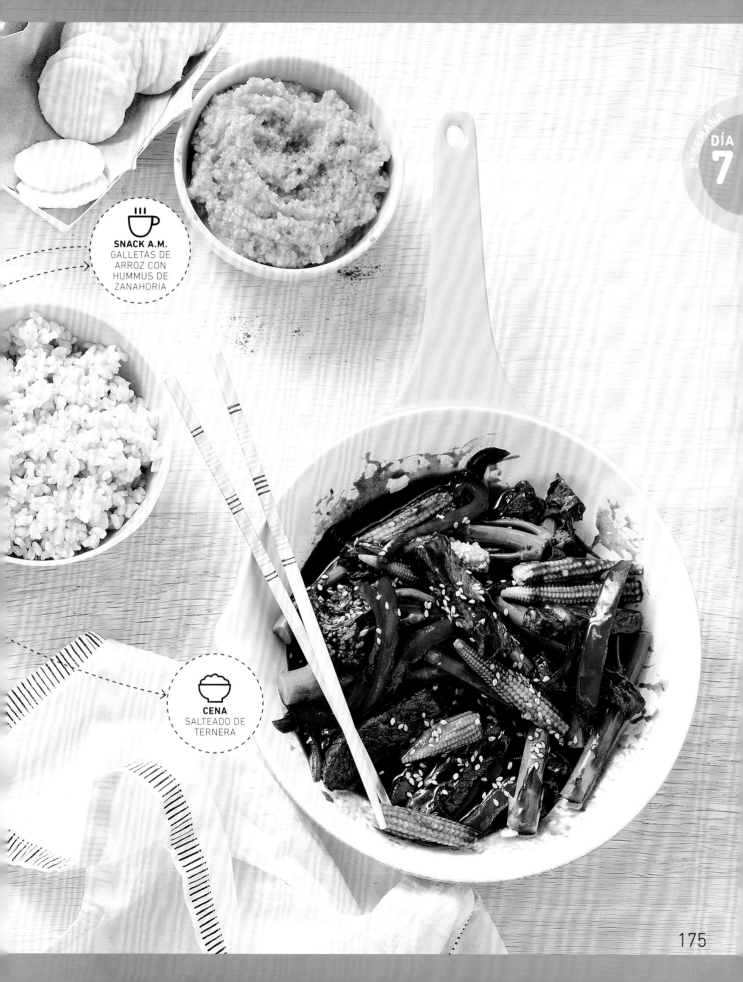

SNACK A.M.
GALLETAS DE
ARROZ CON
HUMMUS DE
ZANAHORIA

CENA
SALTEADO DE
TERNERA

PARFAIT DE MARACUYA

RACIONES 1 | **PREPARACIÓN** 5 MINUTOS + 10 MINUTOS EN EL REFRIGERADOR | **DIFICULTAD** FÁCIL

200 g de yogur natural
descremado

60 g de muesli natural

5 maracuyas, cortados por la
mitad

En una copa, alternar capas de yogur con capas de muesli y de
maracuya.

Dejar enfriar 10 minutos en el refrigerador. Servir.

GALLETAS DE ARROZ CON HUMMUS DE ZANAHORIA

SNACK A.M. **RACIONES** 1 | **PREPARACIÓN** 5 MINUTOS | **COCCIÓN** 20 MINUTOS | **DIFICULTAD** FÁCIL

12 galletas de arroz

HUMMUS DE ZANAHORIA

1 zanahoria mediana, en trozos
irregulares

75 g de garbanzos en lata,
escurridos y enjuagados

¼ de diente de ajo, machacado

jugo de limón, al gusto

una pizca de pimiento ahumado

sal de mar, al gusto

Para preparar el hummus de zanahoria, poner la zanahoria en una olla y llenarla
de agua fría hasta que la cubra. Llevar el agua a ebullición y luego reducir el
fuego a medio-bajo. Hervir a fuego lento 15-20 minutos o hasta que la zanahoria
esté tierna. Escurrir y reservar para dejar enfriar.

Poner la zanahoria, los garbanzos, el ajo, el jugo de limón, el pimiento y la sal
en un procesador de alimentos y triturar hasta que quede una textura suave y
cremosa. Para ahorrar tiempo, el hummus de zanahoria se puede preparar la
noche anterior y guardarlo en un recipiente hermético en el refrigerador.

Servir las galletas de arroz con el hummus de zanahoria.

ENSALADA DE POLLO, CALABAZA Y QUINOA

COMIDA **RACIONES** 1 | **PREPARACIÓN** 10 MINUTOS | **COCCIÓN** 25 MINUTOS | **DIFICULTAD** FÁCIL

120 g de calabaza, pelada y
cortada en dados de 3 cm

aceite en *spray*

sal de mar y pimienta negra
molida, al gusto

100 g de pechuga de pollo
fileteada

30 g de quinoa

1 cebolla cambray, en rodajas finas

1 puñado pequeño de espinaca
baby

**ADEREZO DE MIEL Y
MOSTAZA**

el jugo de ½ naranja

1 cucharadita de miel

1 cucharadita de mostaza en grano

Precalentar el horno a 180 °C (160 °C horno de aire) y forrar dos bandejas de horno con papel
para hornear.

Colocar la calabaza en una de las bandejas de horno. Rociar con aceite en *spray* y sazonar con la
sal y la pimienta, si se desea.

Colocar el pollo en la otra bandeja. Rociar con aceite en *spray* y sazonar la sal y la pimienta, si se
desea.

Asar en el horno la calabaza y el pollo durante 20-25 minutos o hasta que la calabaza esté tierna y
el pollo hecho. Darle vuelta a la calabaza con unas pinzas cada 10-12 minutos. Reservar para dejar
enfriar ligeramente. Cuando esté tibio y se pueda manipular, cortar el pollo en tiras de 5 mm de
grosor.

En una cacerola pequeña, llevar a ebullición a fuego alto la quinoa y ½ taza (125 ml) de agua,
removiendo de vez en cuando. Tapar y reducir el fuego a bajo. Hervir a fuego lento 10-12 minutos o
hasta que la quinoa esté tierna. Escurrir el exceso de líquido y reservar.

Para ahorrar tiempo, la calabaza, el pollo y la quinoa se pueden preparar la noche anterior y
guardarlas en un recipiente hermético en el refrigerador.

Para hacer el aderezo de miel y mostaza, batir el jugo de naranja con la miel y la mostaza en un
tazón pequeño.

Para servir, poner la quinoa, la calabaza, el pollo, la cebolla cambray y las espinacas en un tazón.
Verter encima el aderezo y revolver suavemente hasta mezclar bien.

SMOOTHIE DE PROTEÍNAS Y DURAZNO

RACIONES 1 | **PREPARACIÓN** 5 MINUTOS | **DIFICULTAD** FÁCIL

1 durazno grande, sin hueso y cortado en trozos del tamaño de un bocado

100 g de yogur natural descremado

1 taza (250 ml) de leche semidescremada

1 medida (30 g) de proteína en polvo (opcional)

Poner el durazno, el yogur, la leche y la proteína en polvo (opcional) en una licuadora de alta potencia y batir hasta que no queden grumos.

Servir en un vaso de cristal o en un mezclador.

SALTEADO DE TERNERA

RACIONES 2 | **PREPARACIÓN** 10 MINUTOS | **COCCIÓN** 25 MINUTOS | **DIFICULTAD** FÁCIL

120 g de arroz integral

3 cucharadas de aceite de ajonjolí

170 g de carne de ternera magra en tiras

½ cebolla pequeña, en rodajas

½ pimiento rojo mediano, sin semillas y en rodajas finas

60 g de minimazorcas de maíz

130 g de brócoli bimi, en trozos

2 dientes de ajo, machacados

2 cucharadas de salsa de ostras

2½ cucharadas de tamari o salsa de soya baja en sal

1 cucharada de semillas de ajonjolí

En una cacerola pequeña, llevar a ebullición a fuego alto el arroz y 300 ml de agua, removiendo de vez en cuando. Tapar y reducir el fuego a medio-bajo. Hervir a fuego lento 20-25 minutos o hasta que el arroz esté tierno y haya absorbido el líquido. Retirar del fuego y dejar reposar tapado, durante 5 minutos.

Calentar un wok grande a fuego alto. Añadir la mitad del aceite y girar con cuidado el wok para que el aceite se esparza por toda la superficie. Calentar hasta que esté muy caliente.

Añadir la mitad de la ternera y saltear durante 1-2 minutos o hasta que se dore y esté hecha por dentro. Colocar en un plato y reservar. Calentar otra vez el wok y repetir los pasos anteriores con el resto de la ternera.

Calentar el resto del aceite en el wok a fuego alto. Añadir la cebolla, el pimiento, las minimazorcas de maíz, el brócoli bimi y el ajo y saltear durante 2 minutos. Añadir una cucharada de agua y dejar cocer tapado durante 30-60 segundos, hasta que las verduras estén tiernas pero crujientes.

Añadir la salsa de ostras, la salsa de tamari o de soya y remover con cuidado. Añadir las semillas de ajonjolí y la ternera y saltear un minuto para que se caliente todo.

Para servir, dividir el arroz en dos bowls y cubrir con el salteado de ternera.

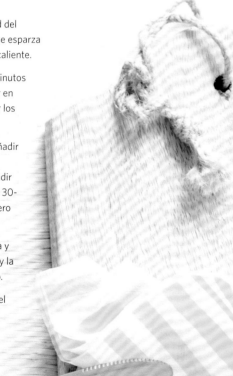

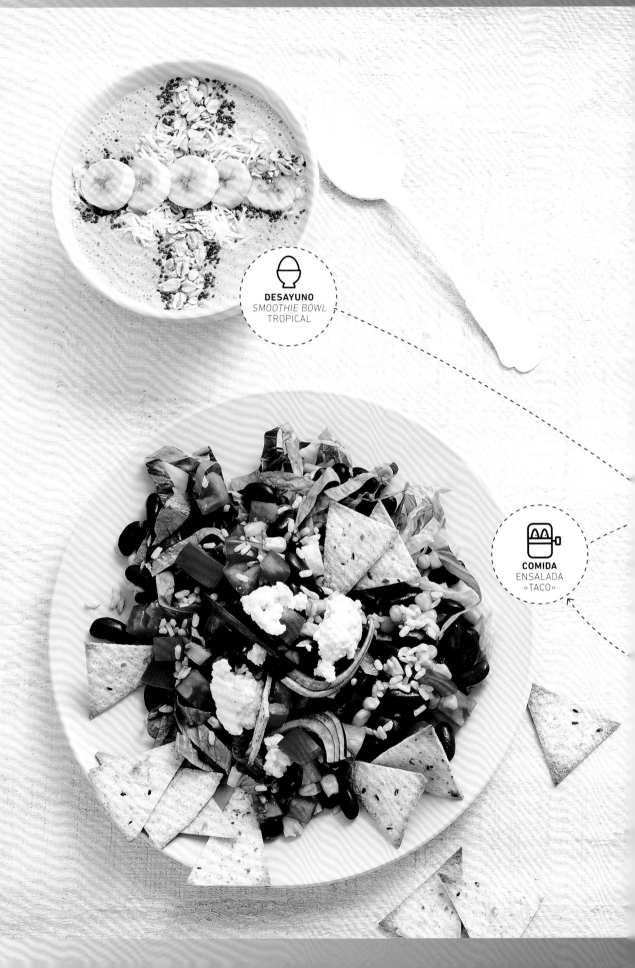

DESAYUNO
SMOOTHIE BOWL
TROPICAL

COMIDA
ENSALADA
«TACO»

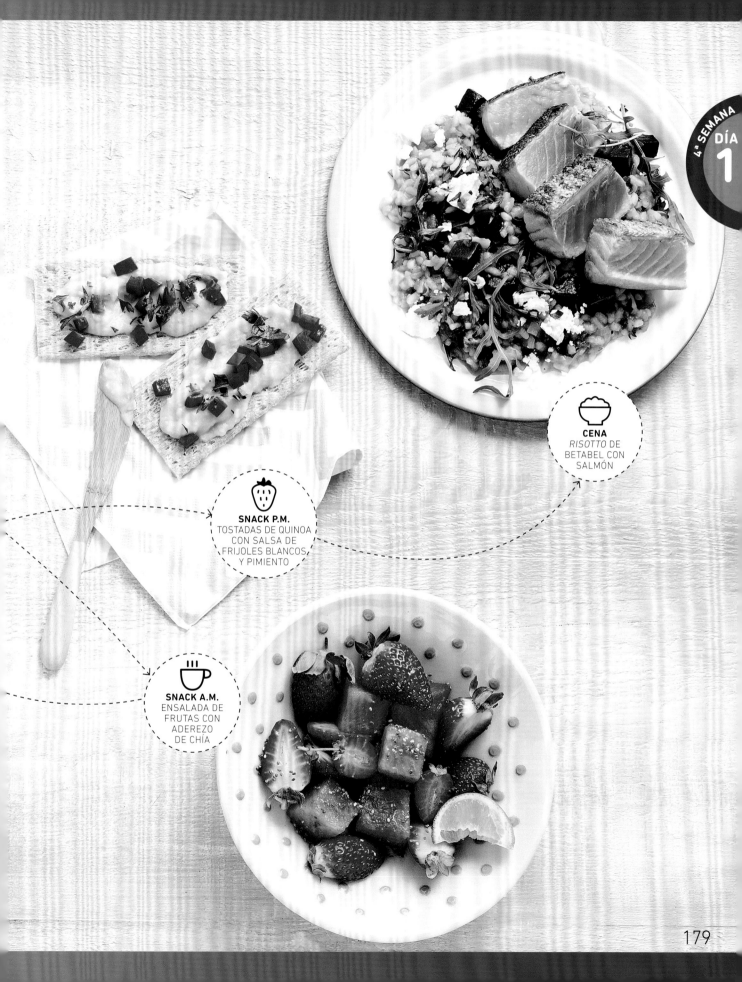

CENA
RISOTTO DE BETABEL CON SALMÓN

SNACK P.M.
TOSTADAS DE QUINOA CON SALSA DE FRIJOLES BLANCOS Y PIMIENTO

SNACK A.M.
ENSALADA DE FRUTAS CON ADEREZO DE CHÍA

SMOOTHIE BOWL TROPICAL

DESAYUNO **RACIONES** 1 | **PREPARACIÓN** 5 MINUTOS | **DIFICULTAD** FÁCIL

130 g de piña, en trozos

½ plátano mediano congelado, en trozos

1 puñado pequeño de hojas de kale, sin tallos y en trozos

200 g de yogur natural descremado

½ taza (125 ml) de leche semidescremada

PARA DECORAR

30 g de muesli natural

¼ plátano mediano, pelado y en rodajas

1 cucharadita de semillas de chía

2 cucharaditas de coco rallado

Poner la piña, el plátano, el kale, el yogur y la leche en una licuadora de alta potencia y batir hasta que no queden grumos.

Para servir, verter el *smoothie* en un bowl y decorar con el muesli, el plátano, la chía y el coco rallado.

MACEDONIA CON ADEREZO DE CHÍA

SNACK A.M. **RACIONES** 1 | **PREPARACIÓN** 5 MINUTOS | **DIFICULTAD** FÁCIL

65 g de sandía, en dados

65 g de fresas, cortadas por la mitad

ADEREZO DE CHÍA

2 cucharaditas de semillas de chía

1 cucharadita de miel

el jugo de ½ lima

Para hacer el aderezo, batir en un recipiente pequeño la chía, la miel y el jugo de lima.

Servir la sandía y las fresas en un *bowl*. Verter encima el aderezo y remover con cuidado.

ENSALADA «TACOS»

COMIDA **RACIONES** 1 | **PREPARACIÓN** 10 MINUTOS | **COCCIÓN** 30 MINUTOS | **DIFICULTAD** FÁCIL

30 g de arroz integral

½ tortilla integral de trigo cortada en cuatro triángulos

1 puñado pequeño de hojas de lechuga, en trozos

¼ de cebolla morada pequeña, en rodajas finas

½ jitomate mediano, en dados

30 g de granos de maíz en lata, escurridos y enjuagados

150 g de frijoles rojos en lata, escurridos y enjuagados

50 g de ricotta bajo en grasa

ADEREZO DE CILANTRO Y MIEL

1 cucharada de cilantro fresco machacado

2 cucharaditas de jugo de lima

½ cucharadita de miel

En una cacerola pequeña, llevar a ebullición a fuego alto el arroz y ½ taza (125 ml) de agua, removiendo de vez en cuando. Tapar y reducir el fuego a medio-bajo. Hervir a fuego lento 20-25 minutos o hasta que el arroz esté tierno y haya absorbido el líquido. Retirar del fuego y dejar reposar tapado, durante 5 minutos.

Precalentar el grill del horno a intensidad alta y forrar una bandeja de horno con papel para hornear.

Poner los cuartos de tortilla en la bandeja de horno y tostar al grill 2 minutos o hasta que se doren. Reservar.

Para hacer el aderezo, mezclar el cilantro con el jugo de lima y la miel en un tazón pequeño.

Para servir, poner la lechuga al fondo de un tazón grande y poco profundo. Poner encima el arroz, la cebolla, el jitomate, el maíz, las alubias y el queso ricotta. Verter encima el aderezo. Servir con los cuartos de tortilla tostados por un lado.

TOSTADAS DE QUINOA
CON SALSA DE ALUBIAS BLANCAS Y PIMIENTO

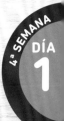

2 tostadas de quinoa

½ pimiento rojo mediano, sin semillas y en dados

perejil fresco machacado para decorar (opcional)

SALSA DE ALUBIAS BLANCAS

75 g de alubias blancas en lata, escurridas y enjuagadas

¼ diente de ajo, picado

jugo de limón, al gusto

2 cucharaditas de perejil fresco machacado

sal de mar y pimienta negra molida, al gusto

Para preparar la salsa de alubias blancas, poner las alubias blancas, el ajo, el jugo de limón, el perejil, la sal, la pimienta y una cucharada de agua en un procesador de alimentos y triturar hasta que quede una textura suave y cremosa. Para ahorrar tiempo, se puede preparar la salsa la noche antes y guardarla en en un recipiente hermético en el refrigerador.

Para servir, untar los biscotes con la salsa de alubias y decorar con el pimiento y el perejil (opcional).

RISOTTO DE BETABEL CON SALMÓN

CENA **RACIONES** 2 | **PREPARACIÓN** 10 MINUTOS | **COCCIÓN** 1 HORA Y 20 MINUTOS | **DIFICULTAD** MEDIA

2½ betabeles pequeños

3 tazas (750 ml) de caldo de verduras bajo en sal

aceite en *spray*

½ cebolla pequeña, finamente picada

1 diente de ajo, machacado

120 g de arroz arborio

2 cucharaditas de tomillo fresco

2 × 85 g de filetes de salmón, sin piel y sin espinas

1 puñado grande de arúgula

60 g de queso feta bajo en grasa y sal, desmenuzado

2 cucharadas de perejil fresco machacado

Precalentar el horno a 180 °C (160 °C horno de aire).

Envolver los betabeles y una cucharada de agua en papel de aluminio (para ayudar a que los betabeles se cuezan al vapor). Ponerlos en una fuente de horno y hornear 30-40 minutos, hasta que estén tiernos. Picar los betabeles con un tenedor. Si son fáciles de picar, es que están hechos. Reservar. Cuando estén fríos, pelarlos y trocearlos en dados. Para ahorrar tiempo, se puede asar el betabel la noche anterior y guardarlo en un recipiente hermético en el refrigerador.

Calentar el caldo en una cacerola mediana a fuego medio.

Calentar otra cacerola a fuego medio y rociar con una fina capa de aceite en *spray*. Añadir la cebolla y el ajo y pochar 5 minutos o hasta que estén ligeramente tostados y fragantes, sin parar de remover. Verter un cuarto del caldo caliente en la cacerola del arroz y cocer hasta que la mayor parte del caldo haya sido absorbido, sin parar de remover.

Añadir un cucharón con caldo a la vez y dejar que el arroz lo absorba antes de añadir el siguiente cucharón, sin dejar de remover. Cocer 20-25 minutos o hasta que no quede más caldo y el arroz esté cocido pero al dente. Si no queda caldo y el arroz sigue duro, añadir ¼ taza (60ml) de agua caliente cada vez hasta que el arroz esté listo.

Mientras, calentar un sartén antiadherente a fuego medio y rociarlo con una fina capa de aceite en *spray*. Añadir el salmón y saltear durante 5-6 minutos o hasta que esté cocido al gusto, dándole la vuelta de vez en cuando. Colocar en un plato y dejar reposar 2 minutos. Cortar en tiras gruesas.

Añadir la betabel y la arúgula al *risotto* y remover. Mantener al fuego, sin parar de remover, hasta que el betabel se caliente y la arúgula se ponga tierna.

Para servir, dividir el *risotto* en dos platos hondos y colocar el salmón encima. Espolvorear por encima el queso feta y el perejil.

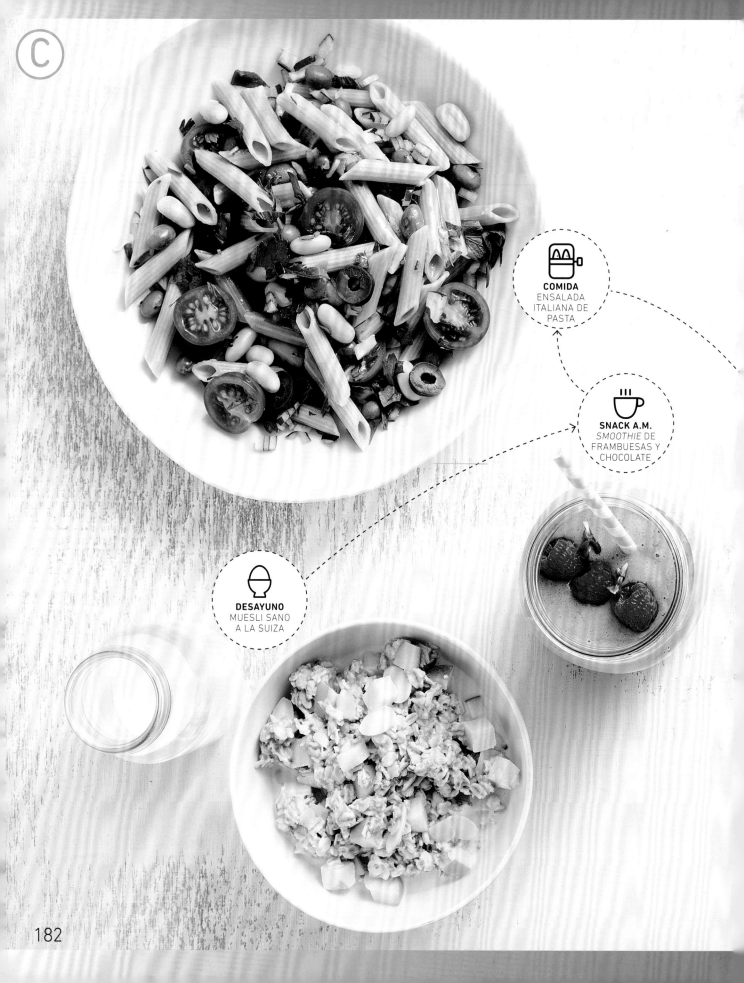

COMIDA
ENSALADA
ITALIANA DE
PASTA

SNACK A.M.
SMOOTHIE DE
FRAMBUESAS Y
CHOCOLATE

DESAYUNO
MUESLI SANO
A LA SUIZA

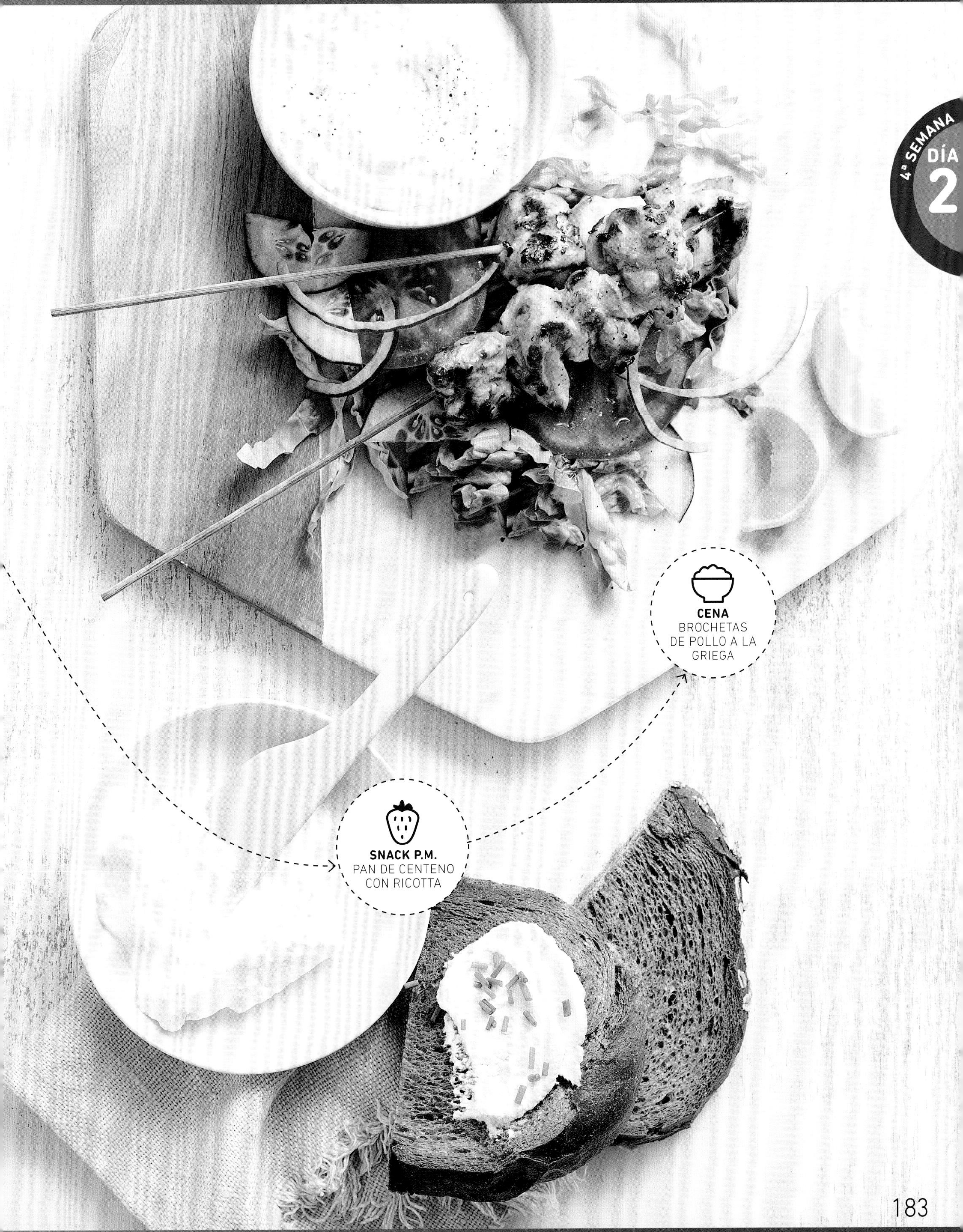

CENA
BROCHETAS
DE POLLO A LA
GRIEGA

SNACK P.M.
PAN DE CENTENO
CON RICOTTA

MUESLI SANO A LA SUIZA

DESAYUNO **RACIONES** 1 | **PREPARACIÓN** 5 MINUTOS + TODA UNA NOCHE EN EL REFRIGERADOR | **DIFICULTAD** FÁCIL

60 g de hojuelas de avena

1 cucharadita de semillas de chía

¾ taza (190 ml) de leche semidescremada

1 cucharadita de miel de maple pura

1 cucharadita de extracto de vainilla puro

10 g de almendras fileteadas

½ manzana mediana

En un recipiente, poner la avena, la chía, la leche, la miel de maple, la vainilla y las almendras y remover bien.

Tapar con envoltura plástica adherente y dejar reposar toda la noche en el refrigerador.

A la mañana siguiente, trocear la manzana.

Servir el muesli en un tazón o en un tarro, añadir la manzana y remover.

SMOOTHIE DE FRAMBUESAS Y CHOCOLATE

SNACK A.M. **RACIONES** 1 | **PREPARACIÓN** 5 MINUTOS + 30 MINUTOS EN REMOJO | **DIFICULTAD** FÁCIL

1½ dátil medjoul, sin hueso

30 g de hojuelas de avena

160 g de frambuesas

1 cucharada de harina de algarroba o 2 cucharaditas de cacao natural en polvo (véase página 49)

¾ de taza (190 ml) de leche semidescremada

50 g de yogur natural descremado

cubitos de hielo

En un recipiente resistente al calor, cubrir los dátiles con agua hirviendo y dejar en remojo 30 minutos para que se ablanden. Escurrir.

Poner los dátiles, la avena, 140 g de frambuesas, la harina de algarroba o el cacao, la leche, el yogur y el hielo en una licuadora de alta potencia y batir hasta que quede suave y sin grumos.

Servir en un vaso de cristal o en un mezclador y decorar con el resto de las frambuesas.

ENSALADA ITALIANA DE PASTA

COMIDA **RACIONES** 1 | **PREPARACIÓN** 10 MINUTOS | **COCCIÓN** 15 MINUTOS | **DIFICULTAD** FÁCIL

sal de mar

80 g de pasta integral

75 g de alubias blancas en lata, escurridas y enjuagadas

75 g de frijoles negros en lata, escurridos y enjuagados

8 jitomates cherry, cortados por la mitad

4 aceitunas kalamata, deshuesadas y fileteadas

¼ de cebolla morada pequeña, finamente picada

½ diente de ajo, machacado

1 puñado pequeño de perejil fresco, machacado

sal de mar y pimienta negra molida, al gusto

Llenar una cacerola grande con agua, añadir una pizca de sal y llevar a ebullición. Añadir la pasta y cocinar hasta que esté al dente (seguir los tiempos de cocción recomendados en la etiqueta). Escurrir y reservar para dejar enfriar. Para ahorrar tiempo, se puede hervir la pasta la noche antes y guardarla en un recipiente hermético en el refrigerador..

Servir las alubias, los frijoles, los jitomates, las aceitunas, la cebolla, el ajo, el perejil y la pasta en un tazón. Sazonar con sal de mar y pimienta negra molida, al gusto, y remover con cuidado.

PAN DE CENTENO CON RICOTTA

SNACK P.M. **RACIONES** 1 | **PREPARACIÓN** 5 MINUTOS | **DIFICULTAD** FÁCIL

1 rebanada de pan de centeno

25g de queso ricotta bajo en grasa

1 cucharada de eneldo fresco picado

Tostar el pan al gusto.

Para servir, untar el queso en la tostada y espolvorear con el eneldo picado.

BROCHETAS DE POLLO A LA GRIEGA

CENA **RACIONES** 2 | **PREPARACIÓN** 15 MINUTOS + 30 MINUTOS MARINANDO | **COCCIÓN** 10 MINUTOS | **DIFICULTAD** FÁCIL

300 g de pechuga de pollo fileteada (o 260 g de carne magra de cordero) cortada en dados de 4 cm

3 puñados grandes de hojas de lechuga

2 jitomates medianos, en rodajas

½ cebolla morada pequeña, en rodajas

1½ pepino europeo, cortado por la mitad a lo largo y en rodajas finas

200 g de tzatziki

ADEREZO

el jugo de ½ limón

1½ cucharadita de aceite de oliva

¼ de cucharadita de orégano fresco picado

ADOBO

½ diente de ajo, machacado

1 cucharadita de jugo de limón

½ cucharadita de romero fresco machacado

½ cucharadita de orégano fresco machacado

sal de mar y pimienta negra molida, al gusto

Para hacer el adobo, mezclar el ajo, el jugo de limón, el romero, el orégano, la sal y la pimienta en un recipiente pequeño. Verter el adobo en una fuente para horno grande y poco profunda.

Añadir el pollo y darle vueltas para cubrirlo con el adobo. Asegurarse de que el pollo está totalmente cubierto con el adobo. Tapar con envoltura plástica adherente y refrigerar 30 minutos.

Mientras, sumergir 4 brochetas de madera en agua fría durante 30 minutos. Así no se quemarán mientras se hace la carne.

Precalentar la plancha o el sartén tipo parrilla a fuego alto. Insertar el pollo en las brochetas y cocinar a la plancha o a la parrilla durante 8-10 minutos, dándole vueltas, hasta que esté listo.

Para hacer el aderezo, batir el jugo de limón, el aceite y el orégano en un tazón pequeño.

Poner la lechuga, el jitomate, la cebolla y el pepino en un tazón grande. Verter encima el aderezo y revolver suavemente hasta mezclar bien.

Para servir, colocar las brochetas y la ensalada en dos platos. Servir el tzatziki aparte.

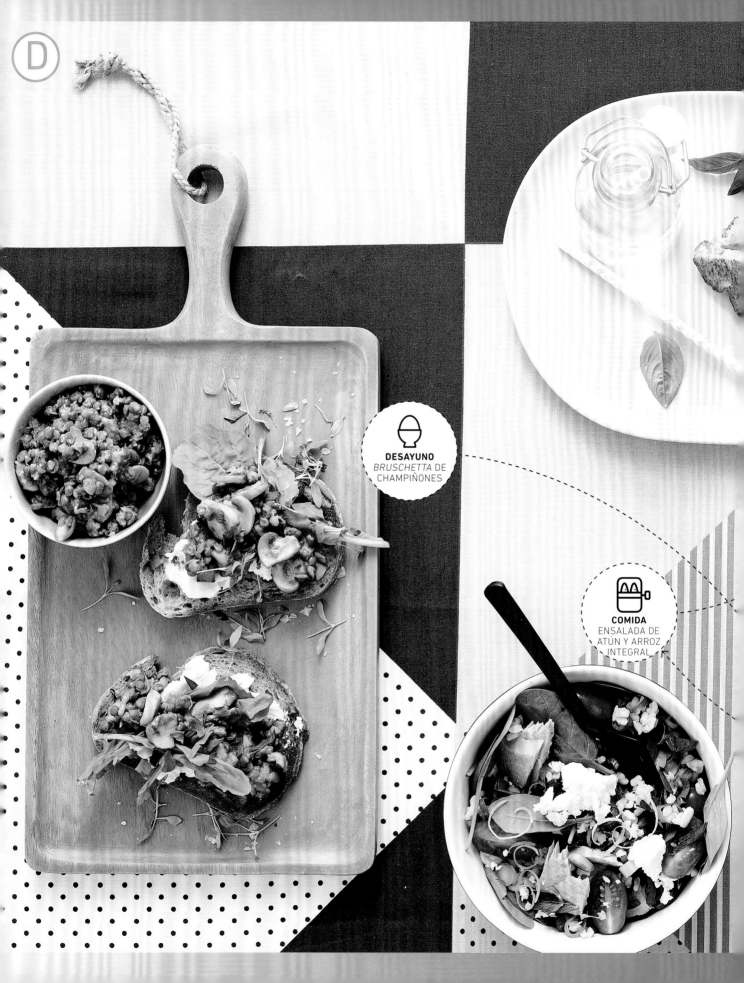

D

DESAYUNO
BRUSCHETTA DE
CHAMPIÑONES

COMIDA
ENSALADA DE
ATÚN Y ARROZ
INTEGRAL

CENA
ENCHILADAS DE POLLO

SNACK P.M.
SÁNDWICH DE QUESO Y JITOMATE

SNACK A.M.
PAN CRUJIENTE DE CENTENO CON MORAS AZULES Y RICOTTA

BRUSCHETTA DE CHAMPIÑONES

RACIONES 1 | **PREPARACIÓN** 10 MINUTOS | **COCCIÓN** 20 MINUTOS | **DIFICULTAD** FÁCIL

1½ cucharadita de aceite de oliva

½ diente de ajo, machacado

75 g de champiñones, en rodajas

1 ramita de tomillo fresco

150 g de lentejas en lata, escurridas y enjuagadas

¼ taza (60 ml) de leche semidescremada

sal de mar y pimienta negra molida, al gusto

2 rebanadas de pan integral

25 g de queso ricotta bajo en grasa

1 puñado pequeño de arúgula

1 cucharada de perejil fresco machacado

Calentar el aceite en un sartén antiadherente a fuego medio. Añadir el ajo, los champiñones y el tomillo y saltear durante 6-7 minutos o hasta que los champiñones estén tiernos y jugosos.

Añadir las lentejas y la leche y llevar a ebullición. Reducir el fuego a bajo y cocer 10 minutos o hasta que la leche se haya reducido y espesado. Si se desea, sazonar con sal de mar y pimienta negra molida.

Mientras, tostar el pan al gusto.

Para servir, untar el queso en el pan tostado y colocar encima la arúgula y la mezcla de champiñones. Espolvorear el perejil por encima.

PAN CRUJIENTE DE CENTENO CON MORAS AZULES Y RICOTTA

RACIONES 1 | **PREPARACIÓN** 2 MINUTOS | **DIFICULTAD** FÁCIL

50 g de ricotta bajo en grasa

2 panes crujientes de centeno

160 g de moras azules

Para servir, untar el queso en los panes y colocar encima los moras azules.

ENSALADA DE ATÚN Y ARROZ INTEGRAL

RACIONES 1 | **PREPARACIÓN** 10 MINUTOS | **COCCIÓN** 25 MINUTOS | **DIFICULTAD** FÁCIL

30 g de arroz integral

50 g de atún en agua en lata, escurrido

1 cebolla cambray, en rodajas finas

1 puñado pequeño de espinaca *baby*

5 jitomates cherry, cortados por la mitad

2 aceitunas kalamata, deshuesadas y fileteadas

la ralladura fina y el jugo de ½ limón

2 cucharaditas de perejil fresco machacado

30g de queso feta bajo en grasa y sal, desmenuzado

En una cacerola pequeña, llevar a ebullición a fuego alto el arroz y ½ taza (125 ml) de agua, removiendo de vez en cuando. Tapar y bajar el fuego a medio-bajo. Hervir a fuego lento 20-25 minutos o hasta que el arroz esté tierno y haya absorbido el líquido. Retirar del fuego y dejar reposar, tapado, durante 5 minutos. Reservar para dejar enfriar. Para ahorrar tiempo, se puede hervir el arroz la noche anterior y guardarlo en un recipiente hermético en el refrigerador.

Servir el arroz con el atún, la ceboolla cambray, las espinacas, el jitomate, las aceitunas, la ralladura y el jugo de limón y el perejil en una ensaladera y mezclar con cuidado. Espolvorear por encima el queso feta.

SÁNDWICH DE QUESO Y JITOMATE

SNACK P.M. **RACIONES** 1 | **PREPARACIÓN** 5 MINUTOS | **COCCIÓN** 5 MINUTOS | **DIFICULTAD** FÁCIL

1 rebanada de pan integral cortada por la mitad

½ jitomate mediano, en rodajas

20 g de queso cheddar bajo en grasa, en rebanadas

sal de mar y pimienta negra molida, al gusto

albahaca fresca, para decorar

Precalentar una sandwichera.

Poner media rebanada de pan en una tabla de cortar limpia y colocar sobre ella el jitomate y el queso. Si se desea, sazonar con sal de mar y pimienta negra molida. Cubrir con la otra media rebanada.

Poner el sándwich en la sandwichera y cerrarla con cuidado. Dejarlo en la sandwichera 3-5 minutos, hasta que el queso se haya fundido y el pan esté crujiente. Decorar con la albahaca y servir.

ENCHILADAS DE POLLO

CENA **RACIONES** 4 | **PREPARACIÓN** 15 MINUTOS | **COCCIÓN** 45 MINUTOS | **DIFICULTAD** MEDIA

aceite en *spray*

1 cebolla pequeña, finamente picada

1 pimiento rojo mediano, sin semillas y picado

1 diente de ajo, machacado

½ chile verde, picado (opcional)

1 cucharadita de chile molido

½ cucharadita de comino molido

¼ de cucharadita de pimiento ahumado

una pizca de orégano seco

sal de mar y pimienta negra molida, al gusto

600 g de jitomates machacados en lata

400 g de pechuga de pollo fileteada cortada en dados de 5 cm

340 g de piña, en dados

50 g de mango deshidratado, en dados

30 g de granos de maíz en en lata, escurridos

2 tortillas integrales de trigo

80 g de queso cheddar bajo en grasa, rallado

GUACAMOLE

100 g de aguacate

jugo de lima, al gusto

1 chile verde finamente picado, al gusto

½ cebolla morada pequeña, finamente picada

1 cucharada de cilantro fresco machacado

sal de mar y pimienta negra molida, al gusto

Precalentar el horno a 200 °C (180 °C horno de aire).

Calentar un sartén antiadherente a fuego medio y rociar con una fina capa de aceite en *spray*. Añadir la cebolla y el pimiento y saltear durante 5-7 minutos hasta que la cebolla se torne translúcida y el pimiento esté tierno. Añadir el ajo, el chile verde (opcional), el chile y el comino molidos, el pimiento, el orégano, la sal y la pimienta y saltear un minuto o hasta que se perciba el aroma, sin parar de remover.

Retirar el sartén del fuego y añadir el jitomate. Con una batidora de mano, batir con cuidado hasta que quede una textura cremosa. Transferir la mitad de la mezcla de jitomate a un tazón y reservar.

Regresar al fuego el sartén con la mezcla de jitomate restante. Dejar cocer a fuego medio-bajo. Añadir el pollo, tapar y dejar cocer durante 10-15 minutos o hasta que el pollo esté listo, removiendo de vez en cuando. Retirar del fuego y añadir la piña, el mango y el maíz. Remover.

Poner las tortillas de trigo en una tabla de cortar limpia y colocar encima la mezcla de pollo y jitomate. Enrollar la tortilla para que el relleno quede dentro. Colocar en la fuente de horno con los bordes hacia abajo.

Repartir por encima el resto de la mezcla de jitomate y espolvorear con el queso. Hornear 20 minutos, hasta que el queso se derrita y el relleno se caliente.

Mientras, para preparar el guacamole, extraer la pulpa del aguacate y ponerla en un recipiente pequeño para machacarla ligeramente con un tenedor. Añadir el jugo de lima, el chile, la cebolla y el cilantro y mezclar con cuidado. Si se desea, sazonar con sal de mar y pimienta negra molida.

Cortar las enchiladas por la mitad y servirlas en cuatro platos. Decorar por encima con el guacamole.

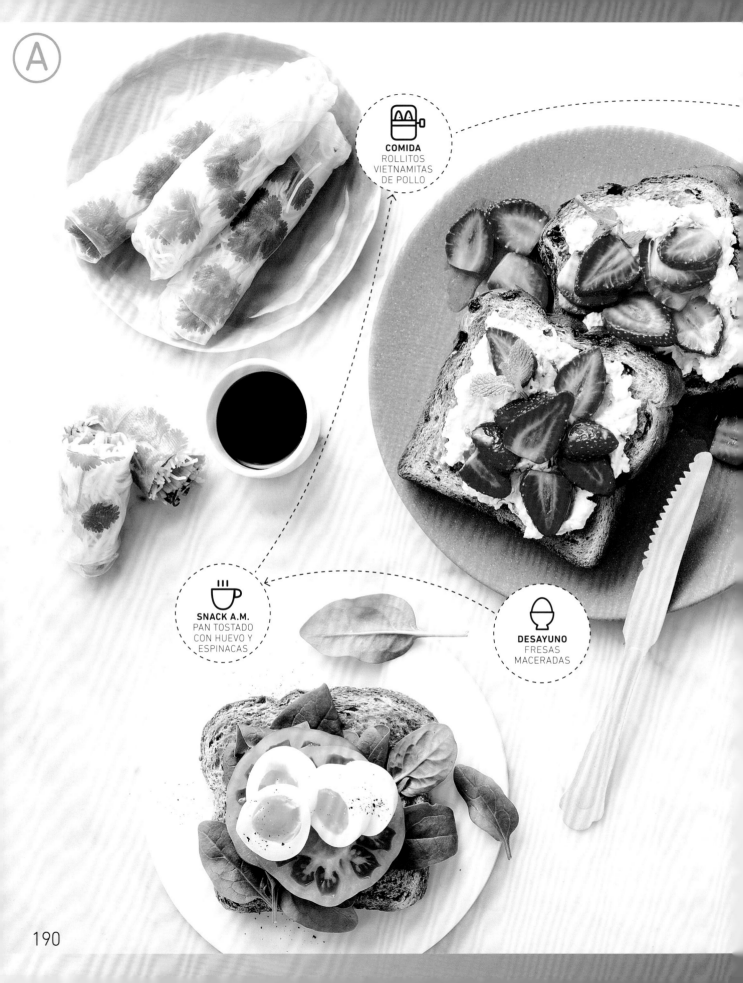

COMIDA
ROLLITOS
VIETNAMITAS
DE POLLO

SNACK A.M.
PAN TOSTADO
CON HUEVO Y
ESPINACAS

DESAYUNO
FRESAS
MACERADAS

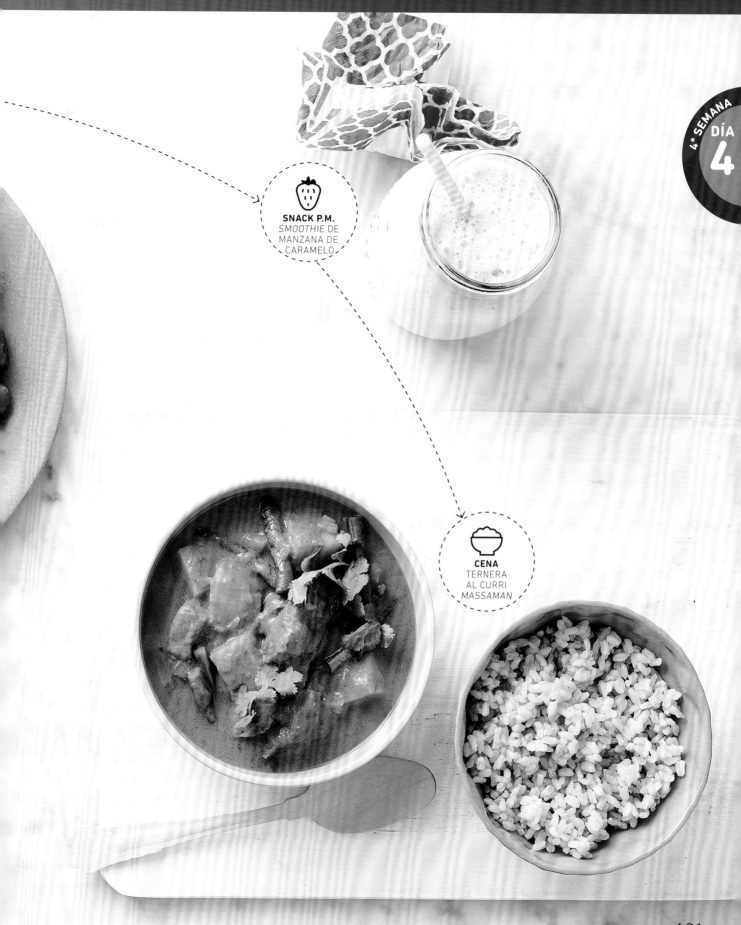

SNACK P.M.
SMOOTHIE DE
MANZANA DE
CARAMELO

CENA
TERNERA
AL CURRI
MASSAMAN

FRESAS MACERADAS

DESAYUNO | **RACIONES** 1 | **PREPARACIÓN** 5 MINUTOS + 30 MINUTOS DE REPOSO | **COCCIÓN** 2 MINUTOS | **DIFICULTAD** FÁCIL

125 g de fresas, sin rabo y en rodajas

jugo de ¼ de naranja

1 cucharadita de miel

100 g de ricotta bajo en grasa

3 hojas de menta fresca, finamente picada

2 rebanadas de pan de pasas y orejones

Poner las fresas, el jugo de naranja y la miel en un plato pequeño y remover hasta mezclar bien. Reservar durante 30 minutos a temperatura ambiente. Así las fresas se ablandarán y se pondrán melosas.

Mientras, poner el ricotta y la menta en un tazón pequeño y remover hasta mezclar bien.

Tostar el pan de pasas y orejones al gusto.

Para servir, untar la mezcla de queso ricotta en el pan de pasas y orejones y colocar encima las fresas maceradas.

PAN TOSTADO CON HUEVO Y ESPINACAS

SNACK A.M. | **RACIONES** 1 | **PREPARACIÓN** 5 MINUTOS | **COCCIÓN** 10 MINUTOS | **DIFICULTAD** FÁCIL

1 huevo grande

1 rebanada de pan integral

1 puñado pequeño de espinaca *baby*

½ jitomate mediano, en rodajas

Poner el huevo en una cacerola y llenarla de agua fría hasta que cubra el huevo 2 cm por encima. Llevar a ebullición a fuego alto. Reducir el fuego a bajo, tapar y cocer 7–8 minutos. Con una rasera, sacar el huevo y ponerlo en un tazón de agua muy fría. Dejarlo ahí por un minuto. Con delicadeza, romper la cáscara del huevo y pelarlo. Cortarlo en rodajas.

Tostar el pan al gusto.

Para servir, poner sobre el pan tostado las espinacas, el jitomate y el huevo.

ROLLITOS VIETNAMITAS DE POLLO

COMIDA | **RACIONES** 1 | **PREPARACIÓN** 15 MINUTOS + 10 MINUTOS EN REMOJO | **DIFICULTAD** FÁCIL

25 g de fideos o noodles vermicelli de arroz

4 tortillas de papel de arroz

½ pepino europeo, en rodajas finas

1 puñado pequeño de germen de soya

½ zanahoria mediana, en rodajas finas

¼ pimiento rojo mediano, sin semillas y en rodajas finas

100 g de pechuga de pollo fileteada, cocinada y desmenuzada

hojas frescas de cilantro, para decorar (opcional)

salsa tamari o salsa de soya baja en sal, para servir

Poner los fideos en un recipiente resistente al calor y cubrir con agua hirviendo. Dejar reposar 10 minutos y luego soltar los fideos con un tenedor. Colar y refrescar bajo un chorro de agua fría. Escurrir bien y reservar para enfriar. Cuando estén tibios y se puedan manipular, cortar en trozos más pequeños.

Poner las tortillas de papel de arroz, las verduras preparadas, el pollo y los fideos en una superficie limpia de trabajo, con todo listo para enrollar.

Llenar un recipiente grande con agua tibia para el papel de arroz. De uno en uno, sumergirlos un segundo en el agua para que se ablanden. Evitar remojarlos ya que se pueden reblandecer en exceso y romperse.

Poner el papel de arroz en una tabla de cortar y colocar una cuarta parte de los fideos, las verduras y el pollo en el tercio inferior del papel. Añadir unas hojas de cilantro, al gusto. Doblar la parte inferior del papel de arroz sobre el relleno, doblar los lados hacia adentro y luego enrollar hacia arriba. Reservar el rollito, con los bordes hacia abajo, mientras se prepara el resto de los rollitos. Repetir con el resto de ingredientes hasta obtener cuatro rollitos.

Servir los rollitos con un pequeño platito de salsa tamari o salsa de soya para mojar.

SMOOTHIE DE MANZANA DE CARAMELO

SNACK P.M. | **RACIONES** 1 | **PREPARACIÓN** 5 MINUTOS + 30 MINUTOS EN REMOJO | **DIFICULTAD** FÁCIL

1½ dátil medjoul, sin hueso

50 g de compota de manzana sin azúcar

1 cucharada de miel de maple pura

1 pizca de canela en polvo

1 taza (250 ml) de leche semidescremada

100 g de yogur natural descremado

cubitos de hielo

En un recipiente resistente al calor, cubrir los dátiles con agua hirviendo y dejar en remojo 30 minutos para que se ablanden. Escurrir.

Poner los dátiles, la compota de manzana, la miel de maple, la canela, la leche, el yogur y los cubitos de hielo en una licuadora de alta potencia y batir hasta que no queden grumos.

Servir en un vaso de cristal o en un mezclador.

TERNERA AL CURRI *MASSAMAN*

CENA | **RACIONES** 2 | **PREPARACIÓN** 10 MINUTOS | **COCCIÓN** 1 HORA Y 20 MINUTOS | **DIFICULTAD** FÁCIL

120 g de arroz integral

3 cucharaditas de aceite de oliva

½ cebolla pequeña, finamente picada

170 g de ternera para guisar magra, en dados de 2,5 cm

1 cucharada de pasta de curri *massaman*

1 taza (250 ml) de caldo de verduras bajo en sal

150 g de jitomates machacados en lata

120 ml de leche de coco *light*

1 papa mediana, cortada en dados de 2,5 cm

8 ejotes, sin puntas y cortados por la mitad

sal de mar y pimienta negra molida, al gusto

hojas frescas de cilantro, para decorar (opcional)

En una cacerola pequeña, llevar a ebullición a fuego alto el arroz y 300 ml de agua, removiendo de vez en cuando. Tapar y bajar el fuego a medio-bajo. Hervir a fuego lento 20-25 minutos o hasta que el arroz esté tierno y haya absorbido el líquido. Retirar del fuego y dejar reposar tapado, durante 5 minutos.

Calentar el aceite en una olla a fuego medio. Añadir la cebolla y pochar 4-5 minutos o hasta que esté translúcida y blanda, removiendo de vez en cuando. Añadir los dados de carne y cocinar durante 5 minutos o hasta que estén ligeramente dorados, removiendo frecuentemente.

Añadir la pasta de curri y saltear durante un minuto o hasta que se perciba el aroma, sin dejar de remover. Añadir el caldo, los jitomates y la leche de coco y reducir el fuego a medio-bajo. Dejar hervir a fuego lento durante 45 minutos, tapado, hasta que la carne esté blanda, removiendo de vez en cuando.

Añadir la papa, tapar y dejar hervir a fuego lento 15-20 minutos, hasta que quede tierna. Añadir los ejotes y dejar cocer otros 5 minutos o hasta que estén tiernos. Si se desea, sazonar con sal de mar y pimienta negra molida.

Para servir, dividir el arroz en dos platos hondos y colocar el curri *massaman* por encima. Espolvorear el cilantro por encima.

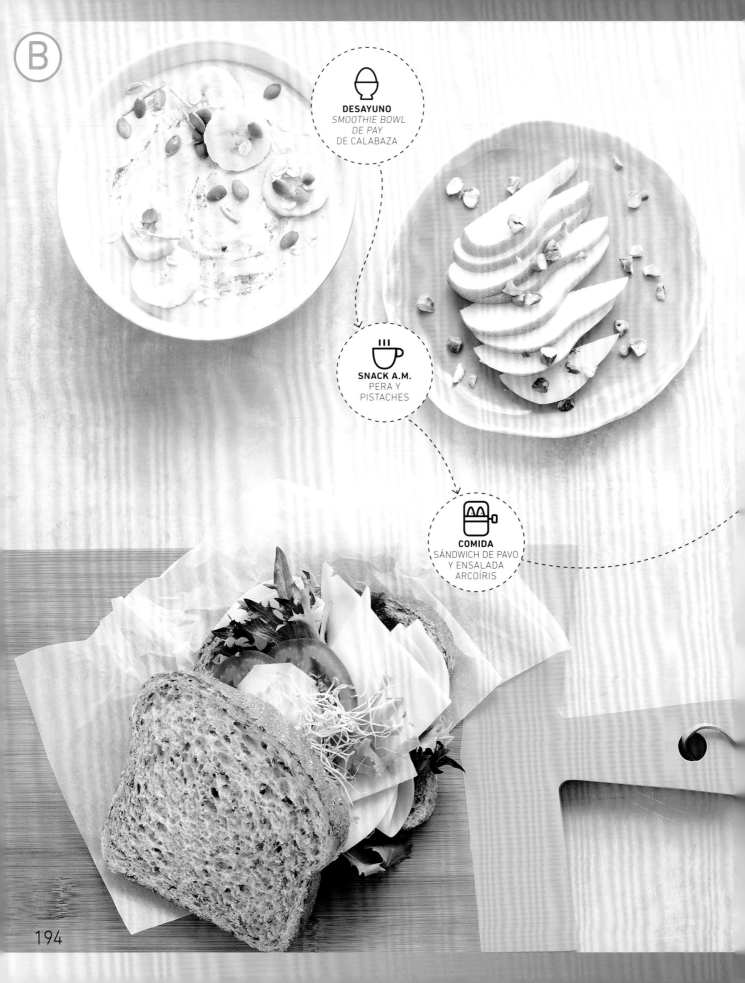

B

DESAYUNO
*SMOOTHIE BOWL
DE PAY
DE CALABAZA*

SNACK A.M.
PERA Y
PISTACHES

COMIDA
SÁNDWICH DE PAVO
Y ENSALADA
ARCOÍRIS

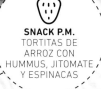

SNACK P.M.
TORTITAS DE
ARROZ CON
HUMMUS, JITOMATE
Y ESPINACAS

CENA
ESPAGUETI
MARINARA

SMOOTHIE BOWL DE PAY DE CALABAZA

DESAYUNO **RACIONES** 1 | **PREPARACIÓN** 5 MINUTOS | **COCCIÓN** 15 MINUTOS | **DIFICULTAD** FÁCIL

60 g de calabaza, en dados pequeños

1 plátano mediano congelado, en trozos

200 g de yogur natural descremado

½ taza (125 ml) de leche semidescremada

2 cucharaditas de miel de maple pura

1 pizca de canela en polvo

1 pizca de nuez moscada molida

1 pizca de jengibre molido

PARA DECORAR

30 g de muesli natural

10 g de pepitas

½ plátano mediano, pelado y en rodajas

Llenar una cacerola con 5 cm de agua y colocar en él una vaporera. Tapar y llevar el agua a ebullición a fuego alto, luego reducir a fuego medio. Añadir la calabaza y cocinar al vapor, tapada, 12-15 minutos o hasta que esté tierna. Como alternativa, se puede cocinar en el microondas, a máxima potencia, durante 8-10 minutos. Reservar para dejar enfriar.

Poner la calabaza, el plátano, el yogur, la leche, la miel de maple, la canela, la nuez moscada y el jengibre en una licuadora de alta potencia y batir hasta que no queden grumos.

Para servir, verter el *smoothie* en un *bowl* y decorar con el muesli, las pepitas y el plátano.

PERA Y PISTACHES

SNACK A.M. **RACIONES** 1 | **PREPARACIÓN** 2 MINUTOS | **DIFICULTAD** FÁCIL

½ pera pequeña, en rodajas

10 g de pistaches pelados sin sal, machacados

Servir la pera en un plato pequeño y decorar con los pistaches.

SÁNDWICH DE PAVO Y ENSALADA ARCOÍRIS

COMIDA **RACIONES** 1 | **PREPARACIÓN** 10 MINUTOS | **DIFICULTAD** FÁCIL

1 cucharadita de salsa de arándanos rojos o de mostaza de Dijon, al gusto

2 rebanadas de pan integral

90 g de pechuga de pavo cocido, en rebanadas

20 g de queso emmental, a lonchas

1 puñado pequeño de hojas de lechuga

¼ de zanahoria mediana, rallada gruesa

¼ de pepino europeo en rodajas finas

½ jitomate mediano, en rodajas

1 puñado pequeño de germen de alfalfa

Untar una rebanada de pan con la salsa de arándanos rojos o con la mostaza. Colocar encima en capas el pavo, el queso, la lechuga, la zanahoria, el pepino, el jitomate y el germen de alfalfa.

Cubrir con la otra rebanada.

Para servir, poner el sandwich en un plato y cortar por la mitad.

TORTITAS DE ARROZ CON HUMMUS, JITOMATE Y ESPINACAS

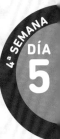

SNACK P.M. **RACIONES** 1 | **PREPARACIÓN** 5 MINUTOS | **DIFICULTAD** FÁCIL

75 g de hummus

3 tortitas de arroz

1 puñado pequeño de espinaca *baby*

5 jitomates cherry, cortados por la mitad

Para servir, untar las tortitas de arroz con el hummus. Encima, poner las espinacas y los jitomates.

ESPAGUETI MARINARA

CENA **RACIONES** 2 | **PREPARACIÓN** 15 MINUTOS | **COCCIÓN** 20 MINUTOS | **DIFICULTAD** MEDIA

160 g de espaguetis integrales

aceite en *spray*

½ cebolla pequeña, en dados pequeños

2 dientes de ajo, machacados

8 mejillones, limpios y sin barba

15 jitomates cherry, cortados por la mitad

½ chile rojo fresco, picado y sin semillas

4 hojas de albahaca fresca, picada

65 g de filetes de pescado blanco, en dados de 2 cm

5 camarones crudos, pelados, sin venas y con las colas intactas

300 g de jitomates machacados en lata

jugo de limón, al gusto

sal de mar y pimienta negra molida, al gusto

1 puñado grande de perejil fresco, finamente picado

40 g de queso parmesano, rallado

Llenar una cacerola grande con agua, añadir una pizca de sal y llevar a ebullición. Añadir los espaguetis y cocinar hasta que estén al dente (seguir los tiempos de cocción recomendados en la etiqueta). Escurrir y reservar.

Calentar un sartén antiadherente a fuego medio y rociar con una fina capa de aceite en *spray*. Añadir la cebolla y el ajo y pochar 3–4 minutos o hasta que la cebolla esté translúcida y blanda, removiendo frecuentemente.

Añadir los mejillones, los jitomates cherry, el chile, la albahaca y 2 cucharadas de agua. Subir el fuego a alto, tapar y cocinar 2-3 minutos o hasta que se abran los mejillones.

Apartar los mejillones a un lado del sartén y reducir el fuego a medio. Añadir el pescado y los camarones y cocinar 1-2 minutos, darle la vuelta con cuidado y cocinar 1-2 minutos más.

Añadir el jitomate machacado y cocinar 5-7 minutos o hasta que el pescado y el marisco estén tiernos y el jitomate se haya calentado. Si se desea, aderezar con jugo de limón, sal de mar y pimienta negra molida.

Añadir los espaguetis y el perejil y remover con cuidado.

Para servir, dividir el espagueti marinara en dos platos y espolvorear el parmesano por encima.

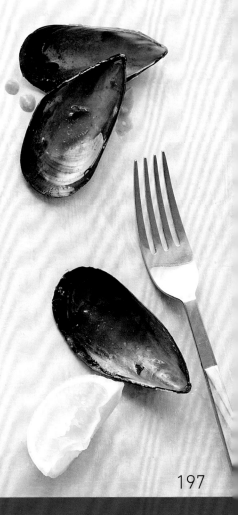

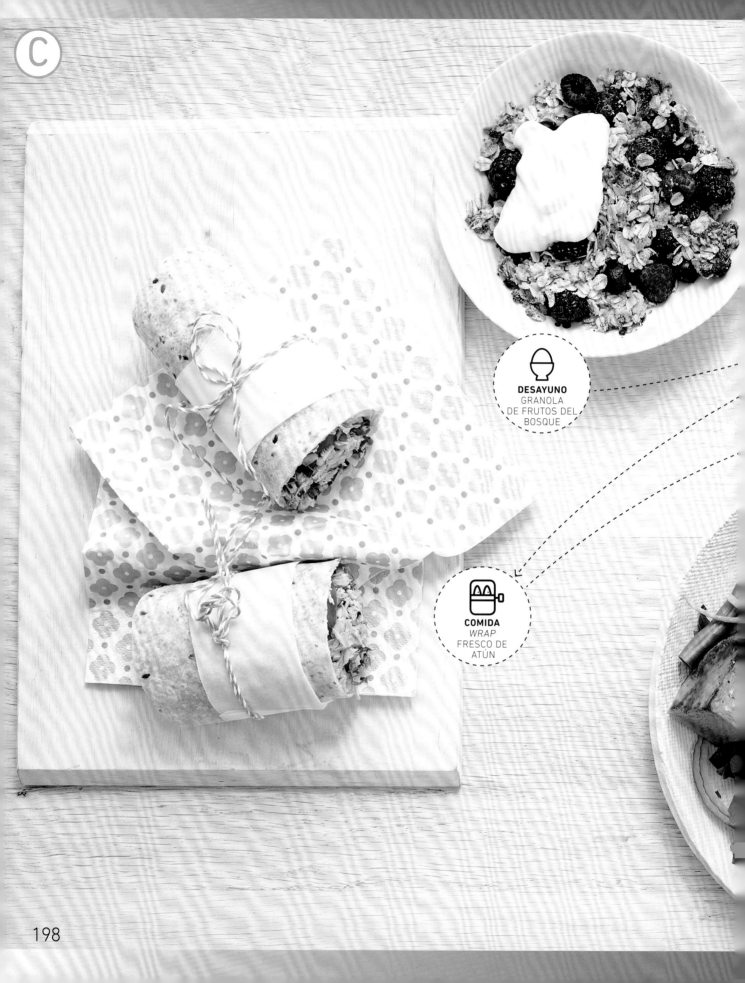

DESAYUNO
GRANOLA
DE FRUTOS DEL
BOSQUE

COMIDA
WRAP
FRESCO DE
ATÚN

198

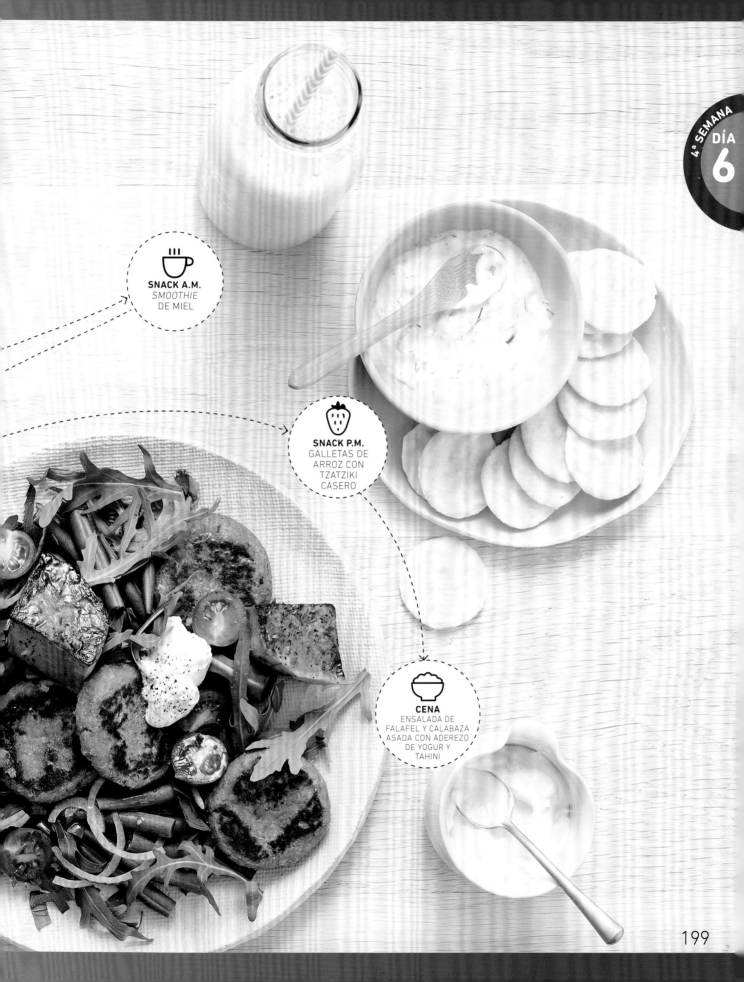

SNACK A.M.
SMOOTHIE
DE MIEL

SNACK P.M.
GALLETAS DE
ARROZ CON
TZATZIKI
CASERO

CENA
ENSALADA DE
FALAFEL Y CALABAZA
ASADA CON ADEREZO
DE YOGUR Y
TAHINI

199

GRANOLA DE FRUTAS DEL BOSQUE

RACIONES 1 | **PREPARACIÓN** 10 MINUTOS + 3 MINUTOS DE REPOSO | **COCCIÓN** 35 MINUTOS | **DIFICULTAD** FÁCIL

45 g de hojuelas de avena

1¾ cucharadas de harina integral de trigo

1½ cucharadita de aceite de coco, derretido

1 cucharadita de almendra molida

85 g de frutos del bosque variados, descongelados

150 g de yogur natural descremado

Precalentar el horno a 170 °C (180 °C horno de aire).

Poner las hojuelas de avena, la harina, el aceite de coco y la almendra molida en un tazón y remover bien.

Poner los frutos del bosque en un ramekin para horno y cubrir con la mezcla de avena.

Hornear durante 30-35 minutos o hasta que la mezcla de avena se dore. Dejar reposar unos minutos y colocar en un *bowl*.

Servir la granolaº con el yogur encima.

SMOOTHIE DE MIEL

RACIONES 1 | **PREPARACIÓN** 5 MINUTOS | **DIFICULTAD** FÁCIL

30 g de hojuelas de avena

1½ plátano mediano, pelado y en rodajas

¾ taza (190 ml) de leche semidescremada

50 g de yogur natural descremado

2 cucharaditas de miel

¼ de cucharadita de canela en polvo

cubitos de hielo

Poner los copos de avena, el plátano, la leche, el yogur, la miel, la canela y los cubitos de hielo en la batidora de inmersion y mezclar hasta que no queden grumos.

Servir en un vaso de cristal o en un mezclador.

WRAP FRESCO DE ATÚN

RACIONES 1 | **PREPARACIÓN** 10 MINUTOS | **DIFICULTAD** FÁCIL

100 g de atún en agua en lata, escurrido

¼ cebolla morada pequeña, finamente picada

1 puñado pequeño de perejil fresco, finamente picado

sal de mar y pimienta negra molida, al gusto

1 puñado pequeño de hojas de lechugas mixtas

la ralladura fina y el jugo de ¼ de limón

1 tortilla integral de trigo

2 aceitunas kalamata, deshuesadas y fileteadas

½ jitomate mediano, en rodajas

Poner el atún, la cebolla y el perejil en un recipiente pequeño y remover hasta mezclar bien. Si se desea, sazonar con sal de mar y pimienta negra molida.

Poner la lechuga, la ralladura y el jugo de limón en otro tazón pequeño y mezclar con cuidado.

Para servir, poner la tortilla de trigo en un plato y colocar en la mitad inferior de la tortillla, la mezcla de atún, la mezcla de lechuga, las aceitunas y el jitomate. Doblar el extremo inferior y enrollar la tortilla para contener el relleno.

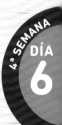

SNACK P.M.

GALLETAS DE ARROZ CON TZATZIKI CASERO

RACIONES 1 | **PREPARACIÓN** 5 MINUTOS | **DIFICULTAD** FÁCIL

12 galletas de arroz
50 g de tzatziki

Servir las galletas de arroz con el tzatziki.

CENA

ENSALADA DE FALAFEL Y CALABAZA ASADA CON ADEREZO DE YOGUR Y TAHINI

RACIONES 2 | **PREPARACIÓN** 15 MINUTOS + 30 MINUTOS EN EL REFRIGERADOR | **COCCIÓN** 35 MINUTOS | **DIFICULTAD** MEDIA

360 g de calabaza, pelada y cortada en dados de 3 cm

aceite en *spray*

sal de mar y pimienta negra molida, al gusto

15 ejotes, sin puntas y cortados por la mitad

10 jitomates cherry, cortados por la mitad

½ cebolla morada pequeña, en rodajas

1 puñado grande de arúgula

1 puñado pequeño de menta fresca, picada gruesa

1 puñado pequeño de perejil fresco, picado grueso

FALAFEL

½ cebolla pequeña, finamente picada

2 dientes de ajo, machacados

450 g de garbanzos en lata, escurridos y enjuagados

1 cucharadita de comino molido

1 cucharadita de cilantro molido

½ cucharadita de pimiento dulce

1½ de cucharadas de harina integral de trigo

jugo de limón, al gusto

sal de mar y pimienta negra molida, al gusto

aceite en *spray*

ADEREZO DE YOGUR Y TAHINI

200 g de yogur natural descremado

2 cucharaditas de tahini

1 cucharadita de miel

jugo de lima, al gusto

Precalentar el horno a 180 °C (160 °C horno de aire) y forrar dos bandejas de horno con papel para hornear.

Colocar la calabaza en una de las bandejas de horno y rociar con aceite en *spray*. Si se desea, sazonar con sal de mar y pimienta negra molida. Asar la calabaza en el horno durante 20-25 minutos o hasta que esté tierna y ligeramente dorada. Darle vuelta a la calabaza con unas pinzas cada 10 minutos. Reservar para dejar enfriar.

Para hacer el falafel, poner la cebolla, el ajo, los garbanzos, el comino, el cilantro, el pimiento, la harina, el jugo de limón, la sal y la pimienta en un procesador de alimentos y triturar hasta que casi no queden grumos. Dividir la pasta en ocho bolas y darles forma de hamburguesa. Poner en un plato, tapar con envoltura plástica adherente y refrigerar 30 minutos.

Poner los falafel en la segunda bandeja de horno forrada y rociar ligeramente con aceite en *spray*. Hornear durante 7 minutos, darles la vuelta con cuidado y hornear otros 8 minutos o hasta que se doren y estén hechos.

Mientras, para hacer el aderezo de yogur y tahini, batir el yogur con el tahini, la miel y el jugo de lima en un tazón pequeño.

Poner la calabaza, las judías, los jitomates, la cebolla, la arúgula, la menta y el perejil en un recipiente grande y remover con cuidado.

Servir la ensalada de calabaza asada en dos platos. Decorar con cuatro falafel en cada uno y rociar con el aderezo de yogur y tahini.

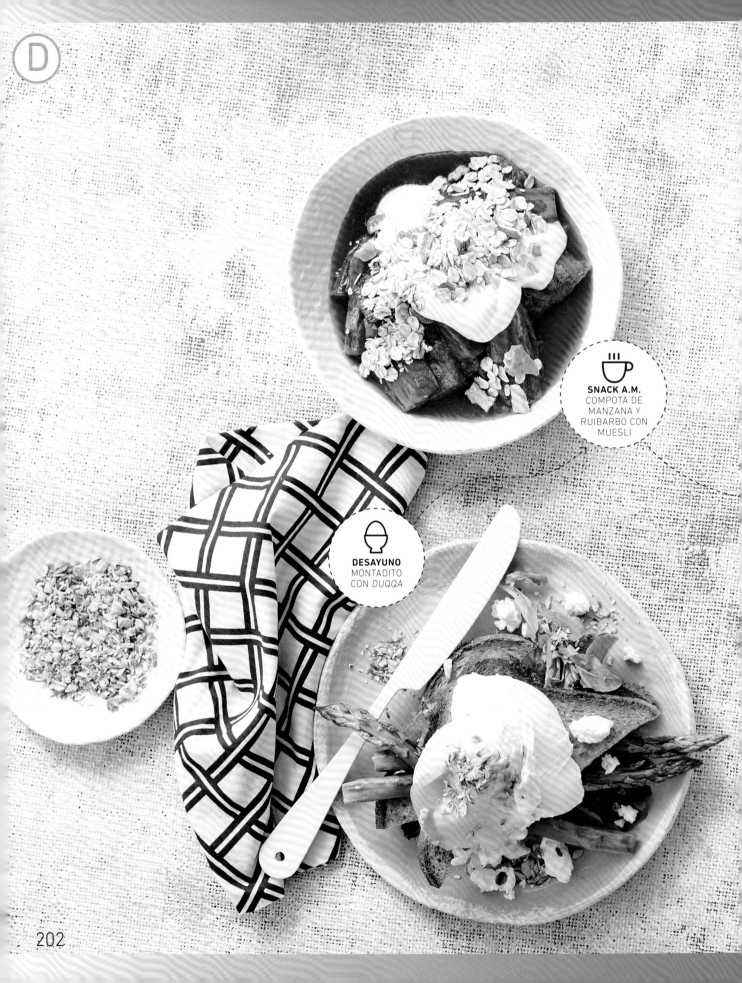

SNACK A.M.
COMPOTA DE MANZANA Y RUIBARBO CON MUESLI

DESAYUNO
MONTADITO CON *DUQQA*

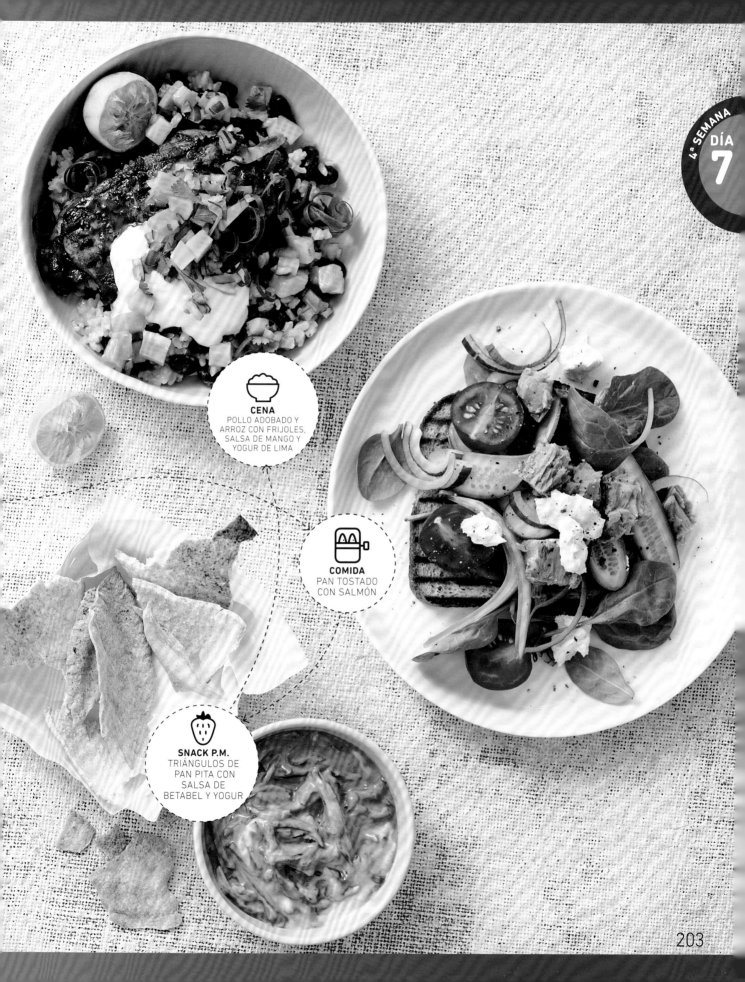

4ª SEMANA
DÍA
7

CENA
POLLO ADOBADO Y
ARROZ CON FRIJOLES,
SALSA DE MANGO Y
YOGUR DE LIMA

COMIDA
PAN TOSTADO
CON SALMÓN

SNACK P.M.
TRIÁNGULOS DE
PAN PITA CON
SALSA DE
BETABEL Y YOGUR

203

MONTADITO CON *DUQQA*

3 espárragos, sin puntas

1 cucharadita de vinagre blanco

2 huevos grandes

1½ rebanadas de pan integral

1 puñado pequeño de arúgula

30 g de queso feta bajo en grasa y sal, desmenuzado

DUQQA

1 cucharadita de avellanas, picadas

1 cucharadita de semillas de ajonjolí

15 g de hojuelas de avena

¼ de cucharadita de cilantro en grano

¼ de cucharadita de comino en grano

sal de mar y pimienta negra molida, al gusto

Para preparar el duqqa, calentar un sartén antiadherente a fuego medio. Añadir las avellanas y tostar durante 5-10 minutos sin dejar de remover. Colocar en un recipiente y reservar. Añadir el ajonjolí y tostar 2 minutos. Colocar en el recipiente de las avellanas y reservar. Dejar enfriar. Poner las avellanas, el ajonjolí, la avena, el cilantro, el comino, la sal y la pimienta en un mortero y moler hasta obtener un polvo irregular. También se puede utilizar un molinillo de café.

Calentar un sartén antiadherente a fuego medio-alto. Añadir los espárragos y saltear durante 3-5 minutos o hasta que empiecen a cambiar de color y tengan la suavidad deseada.

Llenar una cacerola con 8 cm de agua. Añadir el vinagre y llevar a ebullición a fuego medio, luego reducirlo a medio-bajo. El agua tiene que estar hirviendo a fuego lento. Romper los huevos en el agua y dejar que se cuezan 2-3 minutos para obtener una yema semilíquida o 3-4 minutos para una mayor consistencia. Con una rasera, sacar los huevos y dejarlos escurrir en papel de cocina.

Tostar el pan al gusto y cortarlo en 3 triángulos.

Para servir, poner un triángulo de pan en un plato y colocar encima la arúgula. Encima, poner otro triángulo, seguido de los espárragos. Por último, poner el tercer triángulo y, encima, los huevos pochados. Espolvorear por encima el queso feta y el duqqa.

COMPOTA DE MANZANA Y RUIBARBO CON MUESLI

½ manzana mediana, pelada, sin corazón y en rodajas

200 g de ruibarbo, sin raíces, sin hojas y en trozos

1 cucharadita de miel

½ cucharadita de extracto puro de vainilla

½ anís estrella

1 vaina de cardamomo, rota

100 g de yogur natural descremado

30 g de muesli natural

En una cacerola mediana, llevar a ebullición a fuego medio la manzana, el ruibarbo, la miel, la vainilla, el anís estrella, la vaina de cardamomo y ½ taza (125 ml) de agua, removiendo de vez en cuando. Reducir el fuego a bajo y dejar hervir a fuego lento por 8-10 minutos o hasta que la manzana y el ruibarbo estén blandos y la salsa haya espesado. Tirar a la basura el anís estrella y la vaina de cardamomo y dejar reposar la compota para que se enfríe.

Para servir, verter la compota de manzana y ruibarbo en un *bowl* y decorar con el yogur y el muesli.

PAN TOSTADO CON SALMÓN

1 rebanada de pan integral

1 puñado pequeño de espinaca *baby*

½ pepino europeo, en rodajas

¼ de cebolla morada pequeña, en rodajas finas

3 jitomates cherry, cortados por la mitad

35 g de salmón en lata, escurrido

25 g de queso tierno de cabra

pimienta negra molida, al gusto

Tostar el pan, al gusto.

Para servir, poner el pan en un plato y colocar encima las espinacas, el pepino, la cebolla, el jitomate, el salmón y el queso de cabra. Sazonar con pimienta, al gusto.

TRIÁNGULOS DE PAN PITA CON SALSA DE BETABEL Y YOGUR

SNACK P.M. **RACIONES** 1 | **PREPARACIÓN** 5 MINUTOS | **COCCIÓN** 15 MINUTOS | **DIFICULTAD** FÁCIL

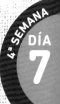

½ pan pita integral cortado en cuatro triángulos

aceite en *spray*

½ betabel pequeño, pelado y rallado

1 pizca de comino molido

1 pizca de cilantro molido

jugo de limón, al gusto

100 g de yogur natural descremado

sal de mar y pimienta negra molida, al gusto

Precalentar el horno a 200 °C (180 °C horno de aire) y forrar una bandeja de horno con papel para hornear.

Distribuir los triángulos de pita en la bandeja de horno formando una sola capa y rociar ligeramente con aceite en *spray*. Hornear durante 5 minutos, hasta que empiecen a cambiar de color.. Darles la vuelta a los triángulos y hornear otros 5-8 minutos o hasta que estén dorados por ambas caras. Dejar enfriar.

Mientras, poner la betabel, el comino, el cilantro, el jugo de limón, el yogur, la sal y la pimienta en un tazón pequeño y remover bien.

Servir los triángulos de pan pita con la salsa de yogur y betabel.

POLLO ADOBADO Y ARROZ CON FRIJOLES, SALSA DE MANGO Y YOGUR DE LIMA

CENA

RACIONES 2 | **PREPARACIÓN** 30 MINUTOS + 4 HORAS O TODA LA NOCHE MARINANDO | **COCCIÓN** 45 MINUTOS | **DIFICULTAD** MEDIA

200 g de pechuga de pollo fileteada

aceite en *spray*

cuartos de lima, para servir

ADOBO

½ cebolla pequeña, finamente picada

1 cebolla cambray, en rodajas

½ chile rojo fresco, picado y sin semillas

1 diente de ajo, machacado

2 cucharaditas de jengibre fresco, rallado

2 cucharaditas de tomillo fresco, finamente picado

1 cucharada de tamari o salsa de soya baja en sal

2 cucharaditas de miel

1 pizca de canela en polvo

1 pizca de nuez moscada molida

½ cucharadita de pimienta gorda molida

2 cucharaditas de jugo de lima

ARROZ CON ALUBIAS

60 g de arroz integral

120 ml de leche de coco *light*

1 cebolla cambray, en rodajas finas

1 diente de ajo, machacado

¼ de cucharadita de tomillo fresco, finamente picado

150 g de alubias rojas en lata, escurridas y enjuagadas

SALSA DE MANGO

2 mangos medianos, pelados, sin hueso y en dados

½ cebolla morada pequeña, finamente picada

1 cucharada de cilantro fresco machacado

1 cucharada de jugo de lima

1 cucharada de jugo de naranja

sal de mar y pimienta negra molida, al gusto

YOGUR DE LIMA

200 g de yogur natural descremado

ralladura y jugo de una lima, al gusto

Para hacer el adobo, poner la cebolla, la cebolla cambray, el chile, el ajo, el jengibre, el tomillo, el tamari o salsa de soya, la miel, la canela, la nuez moscada, la pimienta gorda y el jugo de lima en un procesador de alimentos y picar hasta obtener una pasta. Verter el adobo en una fuente para horno poco profunda. Con guantes de cocina, añadir el pollo a la fuente y untarlo con el adobo. Tapar con envoltura plástica adherente y dejar adobar 4 horas, o toda la noche, en el refrigerador.

Para preparar el arroz con frijoles, llevar a ebullición a fuego alto el arroz, la leche de coco, la cebolla cambray, el ajo, el tomillo y 80 ml de agua. Reducir el fuego a bajo, tapar y cocer durante 20-25 minutos o hasta que el arroz esté tierno y haya absorbido el líquido. Retirar del fuego, añadir los frijoles, tapar y dejar reposar 5 minutos.

Mientras, para hacer la salsa, poner el mango, la cebolla, el cilantro, el jugo de lima, el jugo de naranja, la sal y la pimienta en un recipiente pequeño y remover. Reservar.

Precalentar la plancha o el sartén tipo parrilla a fuego alto. Colocar el pollo en la plancha o en la parrilla y untar con una brocha el adobo. Asar durante 5-6 minutos, darle la vuelta y asar otros 5-6 minutos más o hasta que esté hecho. Colocar en un plato y reservar.

Para hacer el yogur de lima, poner el yogur, el jugo y la ralladura de lima en un tazón pequeño y remover.

Para servir, dividir la mezcla de arroz con alubias en dos platos. Colocar encima el pollo y la salsa de mango. Rociar con la salsa de yogur y servir con los cuartos de lima.

RACIONES RECOMENDADAS PARA CADA GRUPO DE ALIMENTOS

GRUPO DE ALIMENTOS	RACIONES RECOMENDADAS
PANES DE SEMILLAS Y CEREALES	PANES ½ panecito ½ tortilla para wrap ½ pan pita integral ½ tortilla de trigo integral 1 rebanada de pan integral CEREALES 30 g de muesli 30 g de hojuelas de avena SEMILLAS Y CEREALES 90 g de arroz integral hervido 100 g de cuscús hervido 100 g de fideos de huevo frescos 90 g de cuscús perla hervido 120 g de polenta cocida 90 g de quinoa hervida 100 g de fideos vermicelli de arroz hervidos 100 g de espelta cocida 80 g de pasta integral hervida 8 *wrap* de papel de arroz
FRUTA	1 manzana mediana 5 chabacanos pequeños 1 plátano mediano 170 g de frutos del bosque 200 g de zarzamoras 160 g de moras azules 250 g de melón 20 cerezas 3 dátiles medjoul 2 higos medianos 125 ml de jugo de fruta (sin azúcares añadidos) 150 g de ensalada de frutas 1 toronja mediana 25 uvas 3 guayabas 2 kiwis 3 limones 2 mandarinas pequeñas 1 mango mediano 2 nectarinas medianas 1 naranja mediana 5 maracuyás 1 melocotón grande 1 pera pequeña 170 g de piña 3 ciruelas pequeñas 1 granada 160 g de frambuesas 400 g de ruibarbo 250 g de sandía

GRUPO DE ALIMENTOS	RACIONES RECOMENDADAS
VERDURAS Y LEGUMBRES	RICOS EN ALMIDÓN 60 g de maíz (congelado o en conserva) ½ mazorca de maíz 30 g de chícharos frescos o congelados ½ papa mediana ½ camote mediano POBRES EN ALMIDÓN 1 puñado grande de brotes de alfalfa ½ berenjena mediana 1 puñado grande de espinaca *baby* 15 ejotes 1 puñado grande de germen de soya 1 betabel pequeño 120 g de bok choy 90 g de floretes de brócoli 4 coles de Bruselas 100 g de col (blanca o morada) 1 zanahoria mediana 100 g de floretes de coliflor 2 ramas de apio 10 jitomates cherry 1 calabacita mediana 1 pepino mediano 1 bulbo de hinojo pequeño 1 puñado grande de hojas de kale ½ poro grande 1 puñado grande de hojas de lechuga 100 g de champiñones 1 champiñón portobello (100g) 8 aceitunas kalamata 1 cebolla pequeña, blanca o morada 1 rábano pequeño ½ pimiento mediano 120 g de calabaza 4 rábanos medianos 1 puñado grande de arúgula 2 cebollas cambray grandes 80 g de chícharos frescos tiernos en su vaina 150 g de jitomate triturado en conserva 1 jitomate mediano 5 jitomates deshidratados LEGUMBRES 75 g de legumbres cocidas (alubias blancas, garbanzos, lentejas) 75 g de frijoles negros cocidos 75 g de habas cocidas 75 g de alubias blancas cocidas 75 g de garbanzos cocidos 75 g de frijoles rojos cocidos 75 g de lentejas cocidas 75 g de chícharos secos cocidos

GRUPO DE ALIMENTOS	RACIONES RECOMENDADAS
CARNES MAGRAS, MARISCOS, HUEVOS Y ALTERNATIVAS A LA CARNE	CARNE ROJA (cortes magros) 65 g de ternera cocida 65 g de cordero cocido 1 chuleta de cordero mediana 65 g de cerdo cocido 65 g de ternera blanca cocida 65 g de carne de venado cocida PAVO Y POLLO 80 g de pechuga o muslo de pollo cocido 90 g de pechuga de pavo PESCADO Y MARISCOS 120 g de calamar cocido 100 g de pescado blanco 8 mejillones medianos 120 g de pulpo cocido 10 camarones medianos 70 g de salmón ahumado o en conserva 100 g de atún en lata o en conserva ALTERNATIVAS 2 huevos grandes 150 g de legumbres cocidas (alubias blancas, garbanzos, lentejas) 150 g de frijoles negras cocidos 150 g de habas cocidas 150 g de alubias blancas cocidas 150 g de garbanzos cocidos 150 g de frijoles rojas cocidos 150 g de lentejas cocidas 150 g de chícharos secos cocidos 170 g de tofu al natural
PRODUCTOS LÁCTEOS Y ALTERNATIVAS	LECHE 300 ml de leche de almendras con calcio añadido 250 ml de leche de otras leches vegetales con calcio añadido 250 ml de leche de vaca semidescremada YOGUR 200 g de yogur natural descremado 200 g de yogur de soya enriquecido con calcio QUESO 40 g de mini mozzarella 40 g de queso cheddar bajo en grasa 120 g de queso fresco bajo en grasa 50 g de queso blanco descremado para untar 60 g de queso feta bajo en grasa y sin sal 50 g de queso tierno de cabra 50 g de queso halloumi 40 g de mozzarella 40 g de queso parmesano 100 g de ricotta bajo en grasa 40 g de queso de soya

GRUPO DE ALIMENTOS	RACIONES RECOMENDADAS
GRASAS SANAS	FRUTOS SECOS Y SEMILLAS 10 g de almendras 10 g de nueces de Brasil 10 g de nueces de la India 10 g de castañas 10 g de chía (2 cucharaditas) 10 g de avellanas 10 g de nueces de macadamia 10 g de cacahuates 10 g de nueces 10 g de piñones (2 cucharaditas) 10 g de pistaches 10 g de ajonjolí (2 cucharaditas) 10 g de semillas de girasol 10 g de nueces ACEITES 1½ cucharadita de aceite de almendras 1½ cucharadita de aceite de aguacate 1½ cucharadita de aceite de colza 1½ cucharadita de aceite de coco 1½ cucharadita de aceite de maíz 1½ cucharadita de aceite de linaza 1½ cucharadita de aceite de macadamia 1½ cucharadita de aceite de oliva 1½ cucharadita de aceite de cacahuate 1½ cucharadita de aceite de germen de arroz 1½ cucharadita de aceite de cártamo 1½ cucharadita de aceite de ajonjolí 1½ cucharadita de aceite de girasol 1½ cucharadita de aceite de nuez MANTEQUILLAS VEGETALES 2 cucharaditas de crema de frutos secos 2 cucharaditas de crema de cacahuate 2 cucharaditas de tahini OTROS 25 g de aguacate 2 cucharaditas de margarina 60 ml de leche de coco light

DE CRUDO A COCIDO

A lo largo del libro he usado el peso en crudo para la mayoría de los cereales y semillas y de los alimentos proteicos. Si vas a modificar mis recetas o crear tus propias porciones recomendadas, es importante que tengas en cuenta el cambio de peso que experimentan los ingredientes una vez cocinados. Para ayudarte, estas tablas proporcionan los pesos en crudo y cocidos de muchos alimentos comunes.

PROTEÍNAS

CARNES MAGRAS (ternera, cordero, cerdo, ternera blanca y venado)

Crudo	Cocinado	Raciones
45 g	35 g	½
85 g	65 g	1
130 g	100 g	1½
170 g	130 g	2
340 g	260 g	4

FILETES DE SALMÓN

Crudo	Cocinado	Raciones
45 g	35 g	½
85 g	70 g	1
125 g	105 g	1½
170 g	140 g	2
340 g	280 g	4

AVES (pechuga de pollo, muslo de pollo)

Crudo	Cocinado	Raciones
50 g	40 g	½
100 g	80 g	1
150 g	120 g	1½
200 g	160 g	2
400 g	320 g	4

PULPO Y CALAMAR

Crudo	Cocinado	Raciones
75 g	60 g	½
150 g	120 g	1
225 g	180 g	1½
300 g	240 g	2
600 g	480 g	4

AVES (pechuga de pavo)

Crudo	Cocinado	Raciones
55 g	45 g	½
110 g	90 g	1
170 g	135 g	1½
225 g	180 g	2
450 g	360 g	4

LEGUMBRES SECAS

Crudo	Cocinado	Raciones
35 g	75 g	½
70 g	150 g	1
105 g	225 g	1½
140 g	300 g	2
280 g	600 g	4

FILETES DE PESCADO BLANCO

Crudo	Cocinado	Raciones
65 g	50 g	½
125 g	100 g	1
190 g	150 g	1½
250 g	200 g	2
500 g	400 g	4

SEMILLAS Y CEREALES

QUINOA

Crudo	Agua necesaria	Cocinado	Raciones
30 g	125 ml	90 g	1
60 g	160 ml	180 g	2
90 g	185 ml	270 g	3
120 g	320 ml	360 g	4

ARROZ INTEGRAL

30 g	125 ml	90 g	1
60 g	200 ml	180 g	2
90 g	250 ml	270 g	3
120 g	300 ml	360 g	4

CUSCÚS

35 g	125 ml	100 g	1
70 g	170 ml	200 g	2
100 g	250 ml	300 g	3
135 g	375 ml	400 g	4

CUSCÚS PERLA

30 g	200 ml	90 g	1
60 g	400 ml	180 g	2
90 g	800 ml	270 g	3
120 g	1,2 L	360 g	4

PASTA

40 g	500 ml	80 g	1
60 g	750 ml	120 g	1½
80 g	1 L	160 g	2
120 g	1,5 L	240 g	3
160 g	2 L	320 g	4

FIDEOS VERMICELLI DE ARROZ

25 g	250 ml	50 g	½
50 g	500 ml	100 g	1
75 g	750 ml	150 g	1½
100 g	1 L	200 g	2
200 g	2 L	400 g	4

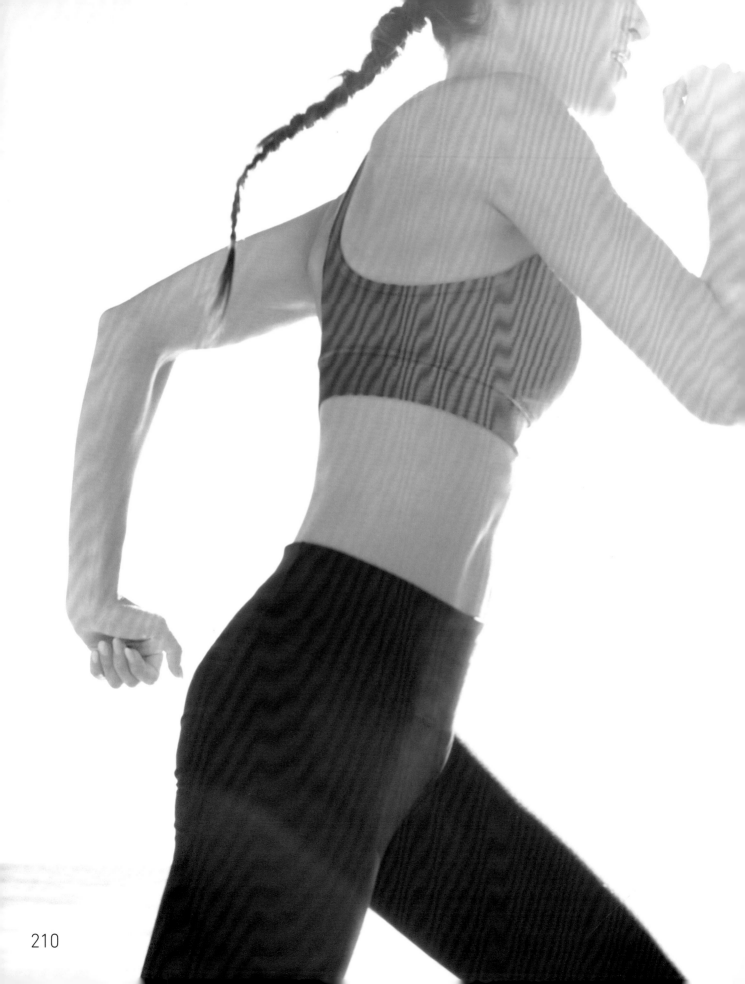

PLAN DE ENTRENAMIENTO DE 28 DÍAS PARA PRINCIPIANTES

Esta guía consiste en dos semanas de entrenamientos que hay que completar dos veces.
Todas las semanas incluyen:

- TRES ENTRENAMIENTOS DE RESISTENCIA DEDICADOS A TRES ZONAS DISTINTAS: PIERNAS, BRAZOS Y ABDOMINALES Y CUERPO ENTERO (las ilustraciones están en el póster del principio del libro)

- DE DOS A TRES SESIONES DE ENTRENAMIENTO EN ESTADO CONSTANTE Y DE BAJA INTENSIDAD DE CARDIO (LISS) (los ejemplos incluyen: caminar, nadar o andar en bici durante   30-45 minutos)

- UNA SESIÓN DE ENFRIAMIENTO (RECUPERACIÓN)
  (un breve paseo de 5-10 minutos seguidos de automasaje con un rodillo de espuma y estiramientos)

También es importante que dediques un día a darle a tu cuerpo tiempo para descansar y recuperarse.

Aquí tienes un horario de muestra que incorpora todos estos elementos a lo largo de 4 semanas:

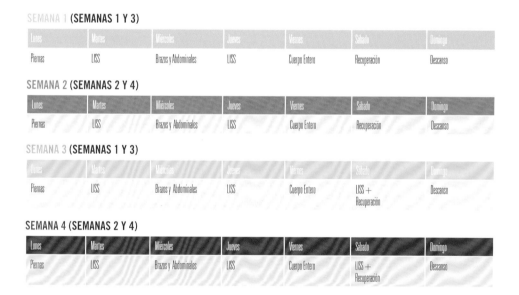

SEMANA 1 **(SEMANAS 1 Y 3)**

Lunes	Martes	Miércoles	Jueves	Viernes	Sábado	Domingo
Piernas	LISS	Brazos y Abdominales	LISS	Cuerpo Entero	Recuperación	Descanso

SEMANA 2 **(SEMANAS 2 Y 4)**

Lunes	Martes	Miércoles	Jueves	Viernes	Sábado	Domingo
Piernas	LISS	Brazos y Abdominales	LISS	Cuerpo Entero	Recuperación	Descanso

SEMANA 3 **(SEMANAS 1 Y 3)**

Lunes	Martes	Miércoles	Jueves	Viernes	Sábado	Domingo
Piernas	LISS	Brazos y Abdominales	LISS	Cuerpo Entero	LISS + Recuperación	Descanso

SEMANA 4 **(SEMANAS 2 Y 4)**

Lunes	Martes	Miércoles	Jueves	Viernes	Sábado	Domingo
Piernas	LISS	Brazos y Abdominales	LISS	Cuerpo Entero	LISS + Recuperación	Descanso

Este horario tal vez no sea adecuado para todo el mundo y no pasa nada. Lo bonito de este plan es que es muy **flexible** y se puede modificar para adaptarlo a las necesidades de cualquier estilo de vida. Simplemente asegúrate de seguir estas pautas cuando planifiques tu horario de entrenamiento.

- No hagas más de dos entrenamientos el mismo día.
- Si decides hacer dos entrenamientos el mismo día, no los hagas seguidos. Haz uno por la mañana y otro por la noche.
- La recuperación es una modalidad de ejercicio de baja intensidad y se puede realizar después de cualquier entrenamiento de resistencia o de cardio.

Aquí tienes las instrucciones paso a paso de los ejercicios que aparecen en el póster recortable en la cubierta del libro.

ABDOMINALES DE BICICLETA

1 Túmbate en el suelo con la espalda en la colchoneta y las piernas estiradas.

2 Flexiona los codos y lleva las manos detrás de las orejas.

3 Levanta los pies, la cabeza y los omóplatos del suelo. Esta es la posición inicial.

4 Al mismo tiempo, extiende la pierna izquierda justo por encima del suelo y lleva la rodilla derecha hacia tu pecho.

5 Extiende la pierna derecha por completo justo por encima del suelo y lleva la rodilla izquierda hacia tu pecho. El movimiento es muy parecido a «pedalear» en el aire.

6 Cuando te salga con naturalidad, incorpora un giro de la parte superior del tronco y lleva la rodilla hacia el codo opuesto. Es decir, cuando lleves la rodilla derecha hacia el pecho, gira el cuerpo hacia la derecha para que la rodilla pueda tocar el codo izquierdo.

7 Sigue alternando izquierda y derecha el número de repeticiones indicado.

ELEVACIÓN DE PIERNAS FLEXIONADAS

1 Túmbate en el suelo con la espalda en la colchoneta y las manos debajo del coxis.

2 Estira las piernas y para activar los abdominales, haz fuerza para pegar el ombligo a la espina dorsal. Esta es la posición inicial.

3 Con los pies juntos, contraer los abdominales y flexionar las piernas para llevar las rodillas al pecho.

4 Lentamente, estirar las piernas y bajarlas pero sin que lleguen a tocar el suelo.

5 Realiza el número de repeticiones indicado.

SALTOS LARGOS

1 Pon los pies en el suelo, con las piernas abiertas un poco más que el ancho de hombros.

2 Flexiona cadera y rodillas. Asegúrate de que tienes las rodillas alineadas con los dedos de los pies y no más adelantadas.

3 Sigue flexionando las rodillas hasta que tengas los muslos paralelos al suelo. Procura mantener la espalda en ángulo de 45-90° con la cadera. A eso se le llama posición de sentadilla.

4 Impulsa el cuerpo hacia arriba y hacia adelante en el aire.

5 Aterriza en posición de sentadilla. Cuando aterrices, asegúrate de que tienes las rodillas «relajadas» para evitar lesiones.

6 Realiza el número de repeticiones indicado.

BURPEE

1 Pon los pies en el suelo, con las piernas abiertas un poco más que el ancho de hombros. Flexiona cadera y rodillas y coloca las manos en el suelo, justo delante de los pies.

2 Con el peso del cuerpo en las manos, impulsa los pies de un salto hacia atrás para que tus piernas queden extendidas detrás de ti, apoyadas en las almohadillas del pie. Tu cuerpo tiene que formar una línea recta de pies a cabeza.

3 Impulsa de un salto los pies hacia las manos. Asegúrate de que los pies siguen estando separados, a una distancia un poco mayor que el ancho de tus hombros.

4 Impulsa el cuerpo hacia arriba de un salto. Extiende las piernas y levanta los brazos por encima de la cabeza.

5. Aterriza de pie, en posición normal, con las rodillas «relajadas» para evitar lesiones.

6 Realiza el número de repeticiones indicado.

FLEXIONES «PLANCHA»

1 Apoya los antebrazos en el suelo (de la muñeca al codo) y estira las piernas hacia atrás, apoyándote en la almohadilla de los pies. A esto se le llama posición de plancha.

2 Levanta el antebrazo derecho y apoya la mano derecha firmemente en el suelo, justo debajo de tu hombro derecho.

3 Apóyate en la mano derecha para levantar el cuerpo e, inmediatamente, repite el paso anterior y este con la izquierda. Tienes que hacer fuerza con los abdominales para evitar que se hunda las cadera.

4 Vuelve a la posición de plancha relajando la mano derecha y apoyando el antebrazo derecho en el suelo. Haz lo mismo con la izquierda.

5 Repite el ejercicio empezando por la izquierda. Sigue alternando izquierda y derecha el número de repeticiones indicado.

FLEXIONES DE BÍCEPS + IMPULSIÓN DE HOMBROS

1 Brazos extendidos a los lados del cuerpo con una mancuerna en cada mano. Pon los pies en el suelo, con las piernas abiertas un poco más que el ancho de hombros.

2 Flexiona los codos y sube las manos para acercar las mancuernas a tu pecho. Las cabezas de las mancuernas apuntan hacia el frente.

3 Extiende los brazos e impulsa las mancuernas hacia arriba, por encima de tu cabeza.

4 Despacio, baja las mancuernas hacia el pecho y extiende los brazos hacia tus costados.

5 Realiza el número de repeticiones indicado.

SENTADILLAS E IMPULSIÓN DE HOMBROS

1 Brazos extendidos a los lados del cuerpo con una mancuerna en cada mano. Pon los pies en el suelo, con las piernas abiertas un poco más que el ancho de hombros.

2 Flexiona cadera y rodillas. Asegúrate de que tienes las rodillas alineadas con los dedos de los pies y no más adelantadas. Sin soltarlas, deja que las mancuernas bajen con suavidad por la parte exterior de tus piernas.

3 Sigue flexionando las rodillas hasta que tengas los muslos paralelos al suelo. Procura mantener la espalda en ángulo de 45-90° con la cadera.

4 Haz fuerza sobre los talones para extender las piernas, flexiona los codos y sube las manos para acercar las mancuernas a tu pecho. Las cabezas de las mancuernas apuntan hacia el frente.

5 Extiende los brazos e impulsa las mancuernas hacia arriba, por encima de tu cabeza.

6 Despacio, baja las mancuernas hacia el pecho y extiende los brazos hacia tus costados.

7 Realiza el número de repeticiones indicado.

ELEVACIÓN DE RODILLAS

1 Pon los pies en el suelo, con las piernas abiertas un poco más que el ancho de hombros.

2 Apoya el peso del cuerpo en el pie izquierdo, flexiona la rodilla derecha y acércala al pecho.

3 Baja la pierna derecha y apoya el pie en el suelo.

4 Apoya el peso del cuerpo en el pie derecho, flexiona la rodilla izquierda y acércala al pecho. Cuando te acostumbres al movimiento, aumenta la velocidad hasta que saltes de un pie a otro.

5 Sigue alternando izquierda y derecha el número de repeticiones indicado. Cada elevación de rodilla equivale a una repetición.

FLEXIONES INCLINADAS

1 Coloca frente a ti un banco en horizontal.

2 Pon las dos manos en el banco, con una separación ligeramente mayor que el ancho de tus hombros, y los pies juntos en el suelo, hacia atrás, apoyados en la almohadilla de los pies. Esta es la posición inicial.

3 Con la espalda recta y los abdominales firmes para estabilizarte, flexiona los codos y baja el pecho hacia el banco.

4 Haz fuerza con el pecho para extender los brazos y levantar el cuerpo hasta volver a la posición inicial.

5 Realiza el número de repeticiones indicado.

SENTADILLAS CON SALTO

1 Pon los pies en el suelo, con las piernas separadas un poco más que el ancho de tus hombros.

2 Flexiona cadera y rodillas. Asegúrate de que tienes las rodillas alineadas con los dedos de los pies y no más adelantadas.

3 Sigue flexionando las rodillas hasta que tengas los muslos paralelos al suelo. Procura mantener la espalda en ángulo de 45-90° con la cadera. A eso se le llama posición de sentadilla.

4 Impulsa el cuerpo hacia arriba de un salto. Extiende las piernas y la cadera antes de aterrizar en posición de sentadilla. Cuando aterrices, asegúrate de que tienes las rodillas «relajadas» para evitar lesiones.

5 Realiza el número de repeticiones indicado.

RODILLAS ARRIBA

1 Coloca frente a ti un banco en horizontal y pon los pies en el suelo, con las piernas separadas un poco más que el ancho de tus hombros.

2 Planta el pie derecho firmemente en el banco y vigila que la rodilla esté alineada con la punta del pie (nunca más adelantada).

3 Presiona el banco con el talón del pie derecho y haz fuerza para extender la pierna derecha. Evita hacer fuerza con la punta del pie para no añadir más presión a tus espinillas, rodillas y cuádriceps.

4 Al extender la pierna derecha, flexiona la rodilla izquierda y acércala al pecho.

5 Baja la rodilla izquierda del pecho y vuelve a colocar el pie izquierdo en el suelo.

6 Repite la mitad de las repeticiones especificadas con la misma pierna antes de completar las repeticiones restantes con la otra pierna.

ZANCADAS LATERALES

1 Pon los pies en el suelo, con las piernas separadas un poco más que el ancho de tus hombros. Esta es la posición inicial.

2 Con el pie izquierdo apoyado en el suelo, levanta el derecho y da una zancada hacia la derecha.

3 Cuando plantes el pie en el suelo, flexiona la rodilla y asegúrate de que la pierna izquierda permanece extendida.

4 Haz fuerza con el talón derecho para llevar los pies de nuevo a la posición inicial.

5 Repite el mismo movimiento dando la zancada hacia la izquierda con la pierna izquierda. Sigue alternando izquierda y derecha el número de repeticiones indicado.

FLEXIONES DESDE SUELO

1 Túmbate en el suelo con el abdomen sobre la colchoneta, los brazos estirados hacia adelante y las piernas estiradas hacia atrás. Coloca la punta de los pies hacia el suelo.

2 Flexiona los codos y acerca los brazos al cuerpo, coloca las manos en el suelo, debajo de tus hombros.

3 Haz fuerza con el pecho para extender los brazos y levantar el cuerpo en posición de flexión y apoya el peso de las piernas en la almohadilla de los pies.

4 Mantén la espalda recta y contrae los abdominales para estabilizar el tronco.

5 Despacio, baja el cuerpo hasta recostarte en el suelo y extiende los brazos hacia adelante.

6 Realiza el número de repeticiones indicado.

PASO DEL ESCALADOR

1 Pon las dos manos en el suelo, con una separación ligeramente mayor que el ancho de tus hombros, y los pies juntos en el suelo, hacia atrás, apoyados en la almohadilla de los pies. Esta es la posición inicial.

2 Con el pie izquierdo en el suelo, flexiona la rodilla derecha y acércala al pecho.

3 Extiende la pierna derecha y vuelve a colocarla en la posición inicial.

4 Con el pie derecho en el suelo, flexiona la rodilla izquierda y acércala al pecho.

5 Extiende la pierna izquierda y vuelve a colocarla en la posición inicial.

6 Sigue alternando izquierda y derecha el número de repeticiones indicado. Poco a poco, aumenta la velocidad. Recuerda que la pierna que está en movimiento no debe tocar el suelo.

SALTOS CORTOS RÁPIDOS HACIA FUERA

1 Pon las manos en el suelo, con una separación ligeramente mayor que el ancho de tus hombros, y los pies juntos en el suelo, hacia atrás, apoyados en la almohadilla de los pies. Esta es la posición inicial.

2 Rápidamente, impulsa los pies hacia fuera de un salto para que la distancia que los separa sea mayor que la de tu cadera.

3 Impulsa los pies hacia dentro de un salto para volver a la posición inicial.

4 Sigue alternando pies-juntos, pies-separados el número de repeticiones indicado.

PLANCHA

1 Apoya los antebrazos en el suelo (de la muñeca al codo).

2 Extiende las piernas hacia atrás, apoyándote en la punta de los pies.

3 Contrae los abdominales y mantén la espalda recta. Los codos tienen que permanecer justo debajo de tus hombros.

4 Mantén esta posición el tiempo indicado.

FLEXIONES

1 Pon las manos en el suelo, con una separación ligeramente mayor que el ancho de tus hombros, y los pies juntos en el suelo, hacia atrás, apoyados en la almohadilla de los pies. Esta es la posición inicial.

2 Con la espalda recta y los abdominales firmes para estabilizarte, flexiona los codos y baja el pecho hacia el suelo hasta que tus brazos formen un ángulo de 90°.

3 Haz fuerza con el pecho para extender los brazos y levantar el cuerpo hasta volver a la posición inicial.

4 Realiza el número de repeticiones indicado.

ZANCADA INVERSA + RODILLAS ARRIBA

1 Pon los pies en el suelo, con las piernas separadas un poco más que el ancho de tus hombros. Con cuidado, da una zancada hacia atrás con el pie izquierdo.

2 Cuando plantes el pie en el suelo, flexiona las rodillas aproximadamente 90° y asegúrate de que repartes tu peso por igual entre ambas piernas. Si lo has hecho bien, la rodilla derecha habrá quedado alineada con tu tobillo y la rodilla izquierda está muy cerca del suelo pero sin tocarlo.

3 Extiende ambas piernas y transfiere todo tu peso al pie derecho.

4 Al mismo tiempo, extiende la pierna izquierda y lleva la rodilla izquierda hacia tu pecho.

5 Baja la rodilla izquierda del pecho y vuelve a colocar el pie izquierdo en el suelo.

6 Repite la mitad de las repeticiones especificadas con la misma pierna antes de completar las repeticiones restantes con la otra pierna.

TORSIÓN RUSA

1 Túmbate en el suelo con la espalda en la colchoneta y las manos entrelazadas delante del pecho.

2 Flexiona las rodillas y planta los pies en el suelo. Manteniendo los pies juntos, levántalos del suelo y extiende las rodillas hasta que las piernas estén casi completamente estiradas. Esta es la posición inicial.

3 Gira el torso hacia la derecha de modo que tu mano derecha toque el suelo.

4 Gira el torso hacia las piernas y vuelve a la posición inicial.

5 Gira el torso hacia la izquierda de modo que tu mano izquierda toque el suelo.

6 Gira el torso hacia las piernas y vuelve a la posición inicial.

7 Sigue alternando izquierda y derecha el número de repeticiones indicado.

ABDOMINALES QUEBRADOS

1. Recuéstate en el suelo con la espalda en la colchoneta.

2. Flexiona las rodillas y planta los pies en el suelo. Gira la pierna izquierda hacia fuera y apoya el tobillo en la pierna derecha, justo debajo de la rodilla.

3. Llévate las manos detrás de las orejas. Lentamente, levanta la cabeza y los omóplatos del suelo. Para activar los abdominales, haz fuerza como si quisieras pegar el ombligo a la espina dorsal.

4. Gira el torso hacia la derecha de modo que tu codo derecho toque el suelo. Esta es la posición inicial.

5. Gira el torso hacia la izquierda para que tu codo derecho toque la rodilla izquierda (o lo más lejos que llegues). Trata de mantener la rodilla inmóvil y que sea el codo el que se acerca a la rodilla, no la rodilla al codo.

6. Lentamente, relaja el torso y vuelve a la posición inicial.

7. Repite la mitad de las repeticiones especificadas con la misma pierna antes de completar las repeticiones restantes con la otra pierna.

SALTOS CON CUERDA

1. De puntitas, sujeta un extremo de la cuerda con la mano derecha y el otro con la izquierda.

2. Para empezar, coloca los pies delante de la cuerda.

3. Pasa la cuerda por encima de tu cabeza con una pequeña rotación de muñeca.

4. Cuando la cuerda esté a punto de tocar el suelo, da un salto rápido hacia arriba para permitir que la cuerda pase por debajo de tus pies y siga ascendiendo por detrás.

5. Realiza el número de repeticiones indicado.

SALTOS CORTOS RÁPIDOS

1. Pon los pies en el suelo, con las piernas separadas un poco más que el ancho de tus hombros. Flexiona cadera y rodillas y coloca las manos en el suelo, justo delante de los pies.

2. Con el peso del cuerpo en las manos, impulsa los pies de un salto hacia atrás para que tus piernas queden extendidas detrás de ti, apoyadas en las almohadillas de los pies.

3. Impulsa de un salto los pies hacia las manos. Asegúrate de que los pies siguen estando separados, a una distancia un poco mayor que el ancho de tus hombros.

4. Realiza el número de repeticiones indicado.

SENTADILLAS DINÁMICAS

1. Pon los pies juntos en el suelo. Esta es la posición inicial.

2. Flexiona las rodillas e impulsa el cuerpo hacia arriba de un salto.

3. Recoloca las piernas para aterrizar en posición de sentadilla sumo (abierta).

4. Sigue flexionando las rodillas hasta que tengas los muslos paralelos al suelo. Recuerda mantener la espalda en ángulo de 90° con la cadera.

5. Vuelve a impulsar el cuerpo hacia arriba de un salto.

6. Recoloca las piernas para juntar los pies y volver a la posición inicial. Mantén las rodillas «relajadas» para evitar lesiones.

7. Realiza el número de repeticiones indicado.

SENTADILLAS

1. Pon los pies en el suelo, con las piernas separadas un poco más que el ancho de tus hombros. Esta es la posición inicial.

2. Mira al frente, flexiona cadera y rodillas. Asegúrate de que tienes las rodillas alineadas con los dedos de los pies y no más adelantadas.

3. Sigue flexionando las rodillas hasta que tengas los muslos paralelos al suelo. Procura mantener la espalda en ángulo de 45-90° con la cadera.

4. Haz fuerza con los talones para estirar las piernas y volver a la posición inicial.

5. Realiza el número de repeticiones indicado.

ZANCADAS SIMPLES

1. Pon los pies en el suelo, con las piernas separadas un poco más que el ancho de tus hombros. Con cuidado, da una zancada hacia adelante con el pie izquierdo.

2. Cuando plantes el pie en el suelo, flexiona las rodillas aproximadamente 90°. Si lo has hecho bien, la rodilla derecha habrá quedado alineada con tu tobillo y la rodilla izquierda está muy cerca del suelo pero sin tocarlo.

3. Con cuidado, toca el suelo con la rodilla derecha antes de extender ambas rodillas.

4. Repite la mitad de las repeticiones especificadas con la misma pierna antes de completar las repeticiones restantes con la otra pierna.

ESCALERAS ARRIBA

1 Coloca frente a ti un banco en horizontal.

2 Pon los pies en el suelo, con las piernas separadas un poco más que el ancho de tus hombros.

3 Planta el pie izquierdo firmemente en el banco y vigila que la rodilla esté alineada con la punta del pie (nunca más adelantada).

4 Presiona contra el banco con el talón del pie izquierdo y haz fuerza para extender la pierna izquierda. Evita hacer fuerza con la punta del pie para no añadir más presión en espinillas, rodillas y cuádriceps.

5 Al extender la pierna izquierda, flexiona la rodilla derecha y plántate en el banco.

6 Haz la serie de movimientos contraria para volver al suelo. Empieza por la pierna izquierda. Repite el ejercicio empezando por la derecha.

7 Sigue alternando izquierda y derecha el número de repeticiones indicado.

ELEVACIÓN DE PIERNAS RECTAS

1 Recuéstate en el suelo con la espalda en la colchoneta y las manos debajo del coxis.

2 Para activar los abdominales, haz fuerza como si quisieras pegar el ombligo a la espina dorsal.

3 Levanta despacio las piernas del suelo manteniendo los pies juntos.

4 Sigue levantando las piernas hasta que formen un ángulo de 90° con tu cadera.

5 Lentamente, baja las piernas pero sin que lleguen a tocar el suelo.

6 Realiza el número de repeticiones indicado.

ABDOMINALES CON PIERNAS RECTAS

1 Recuéstate en el suelo con la espalda en la colchoneta y las manos detrás de las orejas.

2 Para activar los abdominales, haz fuerza como si quisieras pegar el ombligo a la espina dorsal. Esta es la posición inicial.

3 Con los talones firmemente plantados en el suelo, levanta muy despacio la cabeza, los hombros y el torso del suelo. Son los abdominales los que inician el movimiento. No utilices los brazos para tomar impulso.

4 Al incorporarte, extiende los brazos y tócate la punta de los pies con las manos (o hasta donde llegues).

5 Lentamente, relaja brazos y torso y vuelve a la posición inicial.

6 Realiza el número de repeticiones indicado.

SENTADILLAS SUMO

1 Pon los pies en el suelo, con las piernas separadas un poco más que el ancho de tus hombros. Gira los pies un poco hacia fuera. Esta es la posición inicial.

2 Mira al frente, flexiona cadera y rodillas. Asegúrate de que tienes las rodillas alineadas con los dedos de los pies y no más adelantadas.

3 Sigue flexionando las rodillas hasta que tengas los muslos paralelos al suelo. Procura mantener la espalda en ángulo de 45-90° con la cadera.

4 Haz fuerza con los talones para estirar las piernas y volver a la posición inicial.

5 Realiza el número de repeticiones indicado.

FLEXIONES DE TRÍCEPS

1 Empieza sentada en un banco.

2 Pon las manos en el borde del banco, debajo de los glúteos, justo a la altura dè los hombros. Los dedos tienen que apuntar hacia adelante.

3 Mueve los glúteos hacia adelante y despégalos del banco. Esta es la posición inicial.

4 Baja el cuerpo flexionando los codos para formar un ángulo de 90°. Los hombros, codos y muñecas permanecen siempre alineados unos con otros.

5 Haz fuerza con la palma de las manos para estirar los brazos y volver a la posición inicial. Evita ayudarte con las piernas y procura mantenerte siempre erguida.

6 Realiza el número de repeticiones indicado.

SALTO CRUZADO

1 Pon los pies en el suelo, con las piernas separadas un poco más que el ancho de tus hombros.

2 Mira al frente, flexiona cadera y rodillas. Asegúrate de que tienes las rodillas alineadas con los dedos de los pies y no más adelantadas.

3 Sigue flexionando las rodillas hasta que tengas los muslos paralelos al suelo. Inclina el cuerpo un poco hacia adelante hasta poder tocar el pie izquierdo con la mano derecha.

4 Impulsa el cuerpo hacia arriba de un salto. Extiende las piernas y la cadera antes de aterrizar en posición de sentadilla. Cuando aterrices, asegúrate de que tienes las rodillas «relajadas» para evitar lesiones.

5 Inclina el cuerpo un poco hacia adelante hasta poder tocar el pie derecho con la mano izquierda.

6 Impulsa el cuerpo hacia arriba de un salto. Extiende las piernas y la cadera antes de aterrizar en posición de sentadilla.

7 Sigue alternando izquierda y derecha el número de repeticiones indicado.

AGRADECIMIENTOS

Al equipo de Pan Macmillan: Ross Gibb, Ingrid Ohlsson, Ariane Durkin, Virginia Birch, Sally Devenish, Charlotte Ree y Naomi van Groll por su apoyo incondicional, por sus consejos y su entusiasmo durante todo el proceso.

Gracias también a las siguientes personas: Trisha Garner, Elissa Webb, Kathleen Gandy, Rachel Carter, Anthony Calvert, Tammi Kwok, Angela Devlin, Erin Shaw, Ania Milczarczyk, Tash McCammon, Anny Duffy, Carole Tonkinson, Elizabeth Beier y Nutrition Professionals Australia.

A Jeremy Simons, por ser el mejor fotógrafo con el que he trabajado y a Michelle Noerianto por convertir mis ideas en platos.

Gracias a toda la comunidad BBG por su apoyo incondicional, por animarme y por su amistad.

A Bec Sealey, Soraya Amoy, Kirsten Hicks y el resto de mi equipo. Son increíbles y esto no habría sido posible sin ustedes. Les tengo un cariño infinito.

Muchas gracias a mi supermamá, a mi padre, a mi hermana, a mi *yiayia* y a mi *papou* por creer siempre en mí. Soy muy afortunada de tenerlos en mi vida.

Y mi mayor agradecimiento es para Tobi, por hacer realidad este libro, mi empresa y mis sueños. No hay palabras para explicar lo que significan para mí tu amor y tu apoyo. Eres increíble.

Kayla :)

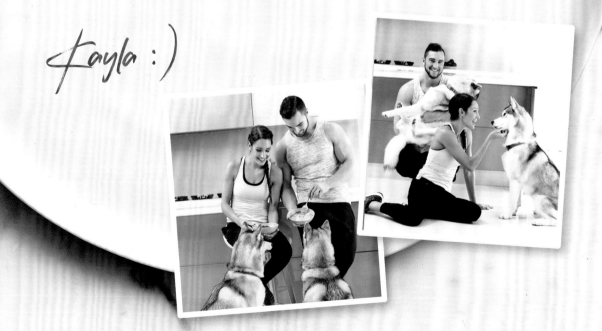

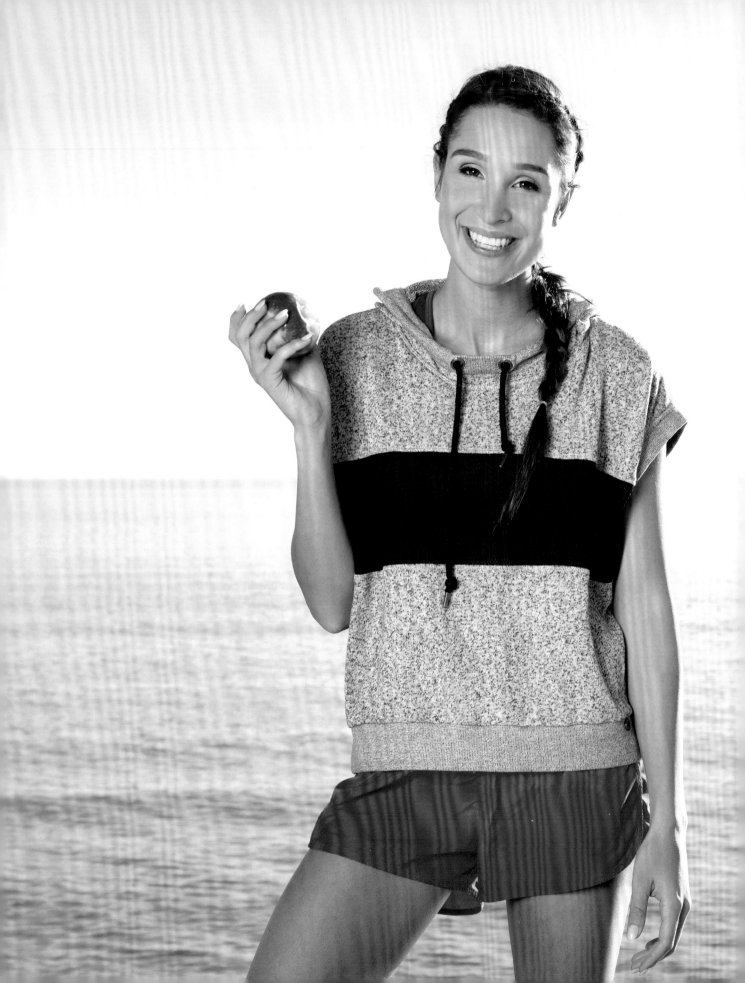

ÍNDICE

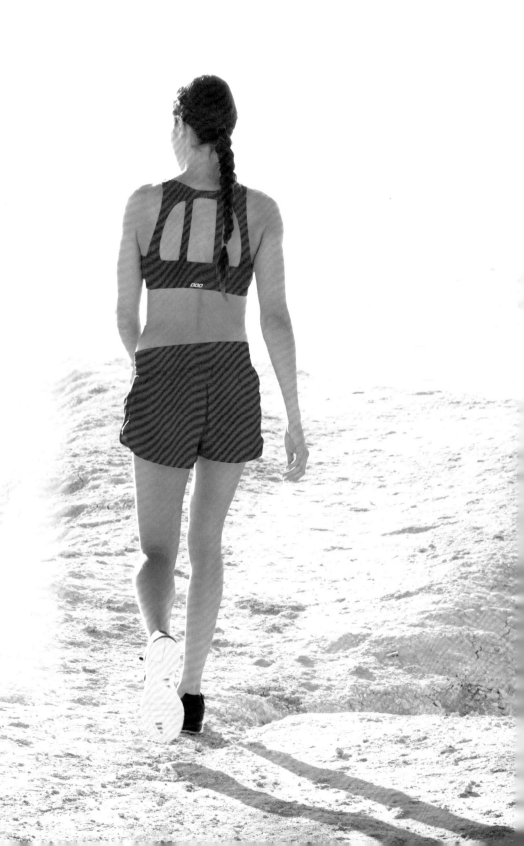